FANSHE LIAOFA ZHIBAIBING
——CHANGJIANBING ZUSHOU ANMO ZHILIAO TUJIE

反射疗法治百病

——常见病足手按摩治疗图解

主　编　周　新　杨木兰

副主编　黄永超　兰水英　肖贻方

编　者　陈宇帆　王林峰　宋立洲

河南科学技术出版社
·郑州·

内容提要

本书共分四部分。第一部分概论，分别介绍了反射疗法的定义、适应证和禁忌证，反射疗法作用及特点，实施反射疗法前施术者和被施术者须知的问题，反射疗法的操作手法以及影响疗效的主要因素。第二部分详细介绍了临床常见的 24 种疾病的足、手按摩治疗，包括治疗处方、反射区定位、按摩操作手法等。第三部分介绍了 13 种儿童常见病症的足、手按摩的具体方法、步骤等内容。第四部分详细介绍了中老年常见疾病的足、手按摩治疗方法、步骤以及食疗方，同时介绍了中老年养生保健常用的几种按摩方法，如益肺固表、养心安神、调和脾胃、疏肝解郁、强肾生精、消除疲劳的具体按摩操作方法。本书内容丰富，图文并茂，通俗易懂，实用性、操作性强，适于反射疗法师以及足疗按摩从业人员学习参考，也可供注重保健并喜爱中医按摩的广大朋友阅读查询。

图书在版编目（CIP）数据

反射疗法治百病：常见病足手按摩治疗图解/周新，杨木兰主编． —郑州：河南科学技术出版社，2018.4

ISBN 978-7-5349-9094-6

Ⅰ.①反… Ⅱ.①周… ②杨… Ⅲ.①手－按摩疗法（中医）－图解②足－按摩疗法（中医）－图解 Ⅳ.①R244.1-64

中国版本图书馆 CIP 数据核字（2018）第 010664 号

出版发行：河南科学技术出版社
　　　　　北京名医世纪文化传媒有限公司
　　　　　地址：北京市丰台区丰台北路 18 号院 3 号楼 511 室　　邮编：100073
　　　　　电话：010-53556511　010-53556508
策划编辑：杨德胜　欣　逸
文字编辑：伦踪启
责任审读：周晓洲
责任校对：龚利霞
封面设计：中通世奥
版式设计：王新红
责任印制：陈震财
印　　刷：北京盛通印刷股份有限公司
经　　销：全国新华书店、医学书店、网店
幅面尺寸：170 mm×240 mm　　印张：21.75　字数：418 千字
版　　次：2018 年 4 月第 1 版　　2018 年 4 月第 1 次印刷
定　　价：98.00 元

如发现印、装质量问题，影响阅读，请与出版社联系并调换

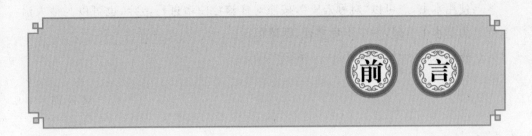

前 言

　　反射疗法（足部、手部按摩）的治病和保健作用是在人们的怀疑中发展起来并逐渐被大众接受和认可的，其间也经历了若干挫折。其实，任何事物都是这样的：当人们对某种事物不认识时，都有一个逐渐认识、接受的过程。所以说，在没有认清某一事物之前，不能轻而易举地说该事物好不好。好的东西（如足、手按摩）终究会因其疗效好而深受人们的喜爱和欢迎的。

　　足部、手部按摩是反射疗法中最常用的一种，也是一种纯物理的治疗方法，它具有安全有效、作用迅速、经济实用、简便易行等特点，是经过历代先贤无数次临床实践所验证的，在保护人类健康方面有着不可磨灭的功劳。为了让更多人受益于足、手按摩疗法，能以简单的方法快速地除去所患的病痛，笔者总结自己20余年从事反射疗法临床工作的实践经验，编写出《反射疗法治百病——常见病足手按摩治疗图解》，希望本书对广大读者的身体健康发挥其应有的作用。

　　全书分为四部分。第一部分为概论，分别介绍了反射疗法基本概念，如该疗法的适应证及禁忌证、作用、特点；实施反射疗法前施术者（医生）和被施术者（病人）必须了解的问题，即反射疗法的注意事项、治疗后可能出现的正常反应；反射疗法的常用操作手法、影响疗效的主要因素等。第二部分为常见病的足、手按摩治疗，详细介绍了24种常见病的足、手按摩具体操作方法，包括治疗处方、反射区定位、示范操作手法等。第三部分为儿童常见病症按摩治疗，详细介绍了13种儿童常见病症的足、手按摩治疗的具体步骤以及食疗等内容。第四部分为中老年常见病足、手按摩治疗，详细介绍20种中老年最常见病症的足、手按摩具体步骤、食疗方等内容。

　　为了便于大家学习和理解，书中配有大量图谱，通俗易懂，非常直观，一看就懂，一学就会。为了便于读者更好地掌握操作中的技巧，我们还专门录制反射疗法操作视频，收录了不同反射区定位的分解动作及不同病症的操作手法精要，可帮助读者轻松而快捷地学习使用。

使用本书,您可以"对号入座",按照对症治疗图谱进行治疗,也可以为他人治疗。由于水平有限,书中不足之处,敬请指正!

咨询电话:0797-8223144　13803577261

周　新

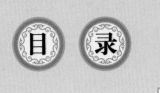

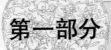

第一部分

概 论

一、反射疗法的基本概念

（一）定义

通过某种手段刺激远距患处的特定部位而达到治病和保健的目的，并能取得较好效果的方法，称为"反射疗法"。中医针灸、拔罐、推拿按摩等众多物理方法都属于反射疗法的范畴。

什么是反射区？反射区是人体生理信息、病理信息的汇集之处，反射区是疾病的反应部位，也是治疗的刺激部位。

本书所讲的"反射疗法"，是指通过手法刺激足部和（或）手部相应的反射区，调节人体器官的生理功能，并使已退化或功能已丧失的组织器官或多或少地恢复原有的生理功能，从而达到有病治病，无病强身之目的。

（二）作用

俗话说："头痛医头，脚痛医脚。"对反射疗法来说，由于双足、双手上存在着与全身各脏腑器官相对应的反射区，所以，不管是头痛、足痛、腰痛，还是其他器官的疾病，都是采用"医足、手"的办法。反射疗法对全身的影响，主要表现在以下几方面。

1. 促进血液循环　双足处于人体最低下的部位，离心脏最远，很容易出现末梢循环障碍，供血不足，静脉回流不畅，一些新陈代谢的废料可能在足部沉积下来，产生某种毒素，侵犯各个关节和器官，引起关节炎和一些器官的病变。通过对足部按摩刺激，使足部的血液循环通畅，可带走在足部积存的代谢产物，运到肾处理后排出体外。由于双足处于距心脏最远的一端，双足的血液循环改善，将促进全身的血液循环亦处于良好状态。

2. 调节各脏腑器官的功能　对足、手部反射区施加的刺激，通过神经反射作用，能调整其所对应的脏腑器官的功能，延缓这些脏腑器官的衰老过程，使处于紊乱失衡状态的脏器功能转为正常。例如，对足、手部的心脏反射区施加适当的刺激，能改善心脏的功能，使心动过速、心动过缓或心律失常的患者，恢复较正常的心律,比使用药物更为安全可靠。

3. 增强内分泌系统功能　对足、手部各腺体反射区施加的刺激,能有效地调节各内分泌腺的功能。由于内分泌腺所分泌的激素通过血液循环能到达人体各个部位,因此,可对全身状况产生广泛而持久的影响。例如,针对足部、手部的垂体反射区施加刺激,可增强垂体的功能。由于垂体能分泌生长激素,并促使其他内分泌腺分泌出对人体功能起重要作用的种种激素,经常对垂体反射区给予良性刺激,对人体健康,特别是对调整少儿的发育(增高),可起良好作用。

4. 提高自我防御能力　对足、手部的脾反射区及淋巴系统反射区施加按摩刺激,可增强人体的免疫功能。人体本来具备着一定的自我防御能力,但如果免疫系统的功能存在着缺陷,或者由于衰老而降低了自身的抗病能力,就很容易得病。反射疗法能改善免疫系统的功能,对免疫功能低下或变态反应性疾病(过敏性疾病,如哮喘、过敏性鼻炎、荨麻疹等)均有较好的治疗效果。

5. 消除疲劳紧张状态　几十分钟的反射疗法可使被施术者得到充分的放松休息。接受反射疗法后,被施术者一般能有良好的睡眠和食欲,大小便通畅,许多临床症状缓解,减轻精神上、肉体上的痛苦,从而使人精神焕发,自我感觉良好,身心轻快,对保健或养病都极有裨益。

（三）特点

1. 经济实用,疗效显著　反射疗法是一种非常经济实用的自然疗法,既不必服用药物,也不必备医疗器械,只要一双手就可以防病治病了。因此,学会反射疗法,可以极大地节约医疗开支,节省许多宝贵时间,对个人、对集体、对国家都有利。

临床实践证明,反射疗法对一些疾病,如腹泻、便秘、遗尿、扁桃腺炎等疗效显著。这个方法不用打针吃药,无创伤性,无任何不良反应,有病治病,无病可以强身,完全符合当今医学界推崇的"无创伤医学"和"自然疗法"的要求。

2. 简便直观,操作方便　反射疗法无需任何药物和医疗器械,也不讲究诊治场所,只凭视觉、触觉和痛觉,就可直接从手部和足部的反射区上得知各脏腑器官的生理病理变化,及时做出诊断。进行治疗时用双手施术即可。每日利用空余时间,按照书上提供的反射疗法处方、操作步骤进行治疗1～2次,每次30～45分钟,就可以达到防病治病的目的。相对于我们现行的某些常规诊疗方法来说,反射疗法应该是更简单、更直观、更易行。

反射疗法是一种无针、无药、无创伤、无不良反应的物理疗法,是一种标本兼治的全身治疗方法,不受时间、地点、环境、条件的限制,又有易学、易掌握、易操作、方便灵活、见效快等优点。反射疗法适用每一个家庭,有病治病,无病防病。

（四）适应证及禁忌证

1. 适应证

(1)急性疼痛性疾病:轻者一次即可治愈,重者经数次按摩,也可显效或痊愈。

如胃痉挛、肠痉挛、胆绞痛、心绞痛、偏头痛、急性咽喉痛、声音嘶哑、上呼吸道感染、三叉神经痛、急性扁桃体炎、痛经、落枕、急性腰扭伤、距小腿（踝）关节扭伤、急性乳腺炎、急性胃肠炎、牙痛、急性软组织损伤、晕车、晕船、便血、肛裂等。

（2）单一慢性病：只要坚持 1 个以上的疗程，完全可以收到明显效果，以至疾病的痊愈。

如慢性胃炎、胃溃疡、十二指肠溃疡、小儿消化不良、脑外伤综合征、失眠、神经衰弱、神经官能症、高血压、眩晕、自主神经功能紊乱、坐骨神经痛、过敏、风湿性关节炎、腰腿痛、骨性关节炎、膝关节软组织损伤、闭经、月经不调、经前紧张综合征、颈椎病、颈肩综合征、遗尿、慢性鼻炎、慢性咽喉炎、前列腺肥大症、肱骨外上髁炎（网球肘）、下肢水肿、下肢静脉曲张、无名热等。

（3）疑难病症：需要 2 个以上疗程的反射疗法按摩，就会收到可喜的疗效。关键是："三心（恒心、信心、耐心）"，贵在坚持。

如脑血管疾病（脑出血、脑栓塞、脑血栓后遗症）、脑性麻痹、心血管（严重的心律失常、反复发作的心绞痛、冠心病）、慢性肾炎、银屑病、糖尿病、再生障碍性贫血、子宫肌瘤、胆囊炎并胆结石、肿瘤放化疗的恢复、泌尿系结石等。

2. 禁忌证

（1）各种严重的出血患者。

（2）肺结核活动期。

（3）急性心肌梗死病情不稳者。

（4）严重肾衰竭、心力衰竭、肝坏死等危重病人。

二、实施反射疗法须知

(一)注意事项

1. 对患者态度要和蔼可亲、热情、耐心、体贴，让患者处在一个心情愉快的治疗环境中。

2. 实施反射疗法治病，患者要有信心、恒心、耐心，这是治疗的前提。

3. 饭后 1 小时内，不能进行反射疗法治疗，否则会造成胃肠不适。

4. 反射疗法治疗前，应检查心脏反射区，以确定对病人用力的标准。

5. 在治疗期间，患者要做到两配合：要穿宽松的衣服，系宽松的腰带，穿宽松的鞋子，穿透气的袜子，不要穿高跟鞋，使足处于自然放松的状态中；注意多吃含维生素类的食物。

6. 治疗期间要停止服用消炎药、镇静药，但治疗心血管的药仍需服用。

7. 避免在皮下组织少的部位施以重按，以免造成肿胀；小孩、老年人，只用拇指、示指采用捏、按手法，禁止强刺激。

8. 足部有外伤、疮疖时，应避开或另选相似或相关对称的同名反射区代替。

初次反射疗法治疗造成部位淤血或红肿,可搽红花乙醇溶液。

9. 女性妊娠期慎用本法,月经期间禁止按摩刺激生殖腺反射区。

10. 慢性病、疑难病症患者接受反射疗法治疗,应告诉患者有时因病情及体质差异,多数需要经过 10 次以上治疗才能出现疗效。

11. 对炎症病人,不可忽视对其淋巴腺等反射区的按摩,因为这样可以调动人体的免疫功能。

12. 对一些疑难病症的按摩,特别要重视对患者足部、手部、头部反射区的按摩。实践证明,这样实施治疗常能取得良好的效果。

13. 有些疑难病症,在治疗中会出现"马鞍形"或"驼峰形"疗效,应坚持治疗,就会达到预计目的。

14. 反射疗法治疗后 30 分钟内,要饮用温开水 300~500ml。

15. 反射疗法治疗后,要注意双足保温(尤其冬天),夏天勿直接对着按摩的双足开风扇,不可在按摩后立即接触凉水。

16. 长期服药的患者,接受反射疗法治疗效果较慢,需持之以恒。

17. 每次反射疗法治疗后,施术者不能直接用冷水洗手(否则易造成关节炎),应在数分钟后用温水洗净。每月用药水洗手 1 次可以预防关节炎。

附:洗手药方

[药物组成] 木瓜 9g,细辛 6g,生地黄 9g,红花 9g,骨碎补 9g,苏木 9g,泽泻 9g,当归 9g,生姜 18g。

[用法用量] 上药加水 3000ml,煎煮 30 分钟,凉温后,外用洗手并浸泡 20 分钟。

(二)治疗后可能出现的正常反应

反射疗法后,绝大多数人反映反射疗法好,如能多吃饭,大便正常,体质越来越好,但也有个别人出现各种各样的正常反应,常在短期内迅速消失,无不良后果。

1. 立刻反应

(1)在进行足反射法治疗中有"口干"的反应,可以一边接受反射治疗一边喝开水。

(2)全身发热,是血液循环的良好反应。

(3)手心或全身出汗,这是气血畅通现象。

(4)患病部位有舒适的感觉。

2. 事后反应

(1)足踝肿胀:特别是那些患有淋巴阻塞的病人尤为明显。但随着病情好转肿胀会自然消失。

(2)反射区局部疼痛:当第 1 次反射疗法后,第 2 次反射疗法治疗时反射区一

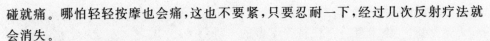

碰就痛。哪怕轻轻按摩也会痛,这也不要紧,只要忍耐一下,经过几次反射疗法就会消失。

(3)曲张的静脉肿胀更明显:这是因为静脉血流量增加的缘故,一般3~4天就会消失。

(4)下肢皮肤破溃并流水:这是由于某些患者不能从大小便中顺利排泄毒素,只好从皮肤汗腺排出,而有时大部分汗腺闭塞,而毒素就随着血液流到下肢堆积,而下肢的血液循环本来就不好,加之有毒素,故易在下肢部形成排毒的出口。这种反应是好事,不用害怕,随着毒素的逐渐排出,病情也逐渐好转,破口也就会愈合。

(5)发热:这是刺激了淋巴腺反射区后的常见反应,表明患者身体某器官有了炎症,发热是体内的免疫反应。

(6)引发病痛:经反射疗法后,体内潜在的病情可被引发出来,病痛的程度和持续时间常与所患病症轻重呈正比。另外,如果病人同时患有多种病症,其引发的病痛可能轮流出现,但一般不会同时发作,病痛引发数日后可自动消退。

(7)症状加重:如关节炎、坐骨神经痛、腰背痛等反射疗法按摩后疼痛加剧,但过3~4天就会缓解或消失。

(8)粪变黑、小便变黄或带红黑色,并伴臭味:这是体内毒素从大小便中排出的表现。

(9)其他反应:口渴、睡意、打哈欠、尿量增加、肛门排气增多、流眼泪、流鼻涕、妇女白带增多、足部出现臭味、身体的某一处产生酸麻、疼痛等。

三、反射疗法的常用手法

(一)施术前准备工作

反射法治疗按摩前的工作:用温水清洁及浸泡双足、双手10分钟,修剪指(趾)甲,以防在治疗中刺伤皮肤。铺好治疗巾,在按摩的足上罩上塑料袋子,塑料袋子外罩上白色的治疗巾,这样可以预防足部皮肤的交叉感染。也可以涂些按摩膏在需要按摩的反射区部位,起到保护皮肤的作用。

最好能平躺在治疗床上接受治疗,这样能全身放松,对治疗有好处;或坐在靠背椅上接受治疗。

刺激反射区开始由轻到重逐渐加力,在足、手反射法治疗过程中,要细心观察患者的反应,与患者亲切交谈,注意进行心理治疗。如患者的情绪稳定,心情舒畅,信心很足,则会有较好的治疗效果,反之,效果就要受到影响。

要注意观察患者的表情有无异常,对疼痛能否忍受,有无出汗及虚脱休克等症状,发现异常及时处理。采取头低足高卧位,静卧休息即好。

(二)常用的操作手法

手法是反射疗法取得效果的重要一环,现介绍几种常用的手法。

1. 单示指扣拳法

[要领] 施术者一手扶持受术者的足,另一手半握拳,中指、环指、小指的第1与2指间关节屈曲,以示指中节近第1指间关节(近侧指间关节)背侧为施力点,作定点顶压。(图1-1)

[适用范围] 此法适用于肾上腺、肾、小脑和脑干、大脑、心、脾、胃、胰、小肠、大肠、生殖腺等足底反射区。

2. 双指钳法

[要领] 操作者的环指、小指第1与2指间关节各屈曲90°度紧扣于掌心,中指微屈后插入到被按摩足趾与另一足

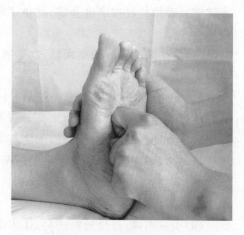

图1-1 单示指扣拳法

趾之间作为衬托,示指第1指关节屈曲90°,第2指关节的尺侧面(靠小指侧)放在要准备按摩的反射区上,拇指指腹紧按在示指第2指关节的桡侧面上,借拇指指关节的屈伸动作按压示指第2指关节刺激反射区。(图1-2)

[发力点] 靠拇指指关节的屈伸动作带动示指对反射区发力。中指不发力只起辅助衬托作用。

[适用范围] 颈椎反射区、甲状旁腺反射区。

3. 拇指腹按压法

[要领] 拇指腹按压法是指以拇指指腹为着力点进行按压。(图1-3)

[适用范围] 内肋骨、外肋骨、气管、腹股沟等反射区。

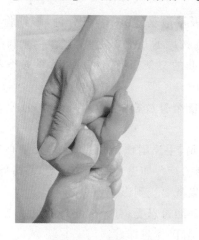

图1-2 双指钳法

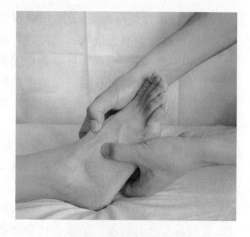

图1-3 拇指腹按压法

4. 单示指钩掌法

［要领］　操作者的中指、环指、小指的第1与第2指关节屈曲90°紧扣于掌心，示指第1指关节屈曲，第2指关节屈曲45°，示指末节指腹指向掌心，拇指指关节微屈，虎口开大，形成与示指对持的架式，形似一镰刀状。（图1-4）

［发力点］　示指第1指关节屈曲90°后顶点的桡侧（靠拇指侧）或示指末节指腹的桡侧或示指第2指关节屈曲45°后的顶点。

［适用范围］　足底反射区、足内侧反射区、足外侧反射区。

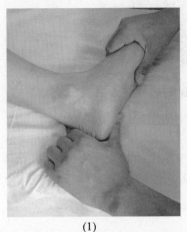 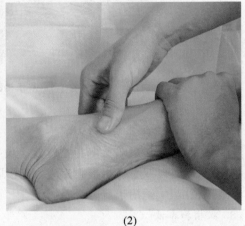

(1)　　　　　　　　　　　　　　(2)

图1-4　单示指钩掌法

5. 拇指推掌法

［要领］　操作者的示指、中指、环指、小指的第1与2指间关节微屈，拇指指腹与其他4指对掌，虎口开大。（图1-5）

［发力点］　拇指指腹的桡侧。

［适用范围］　足内侧反射区、足外侧反射区、足背反射区。

6. 双示指刮压法

［要领］　双手示指弯曲呈镰刀状，以双手示指桡侧缘（靠近拇指侧）同时施力刮压。（图1-6）

［适用范围］　适用于足背膈反射区。

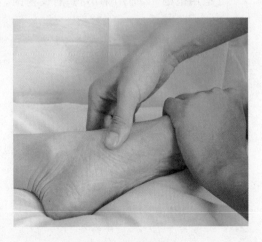

图1-5　拇指推掌法

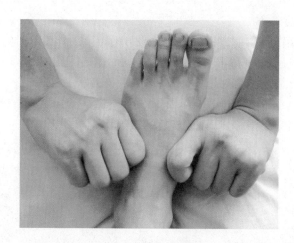

图 1-6　双示指刮压法

7. 双拇指指腹推压法

［要领］　施术者以双手拇指指腹置于被按摩足的相应反射区上，其余 4 指扶持、固定足，同时以双手拇指指腹为施力点按压。（图 1-7）

［适用范围］　适用于肩胛骨、胸反射区。

8. 双指扣拳法

［要领］　一手持足，另一手半握拳，示指、中指弯曲，以示指、中指的指关节顶点施力按摩。（图 1-8）

［适用范围］　适用于小肠、肘反射区。

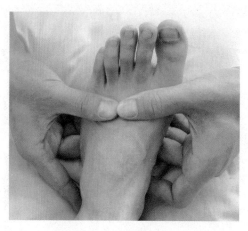

图 1-7　双拇指指腹推压法

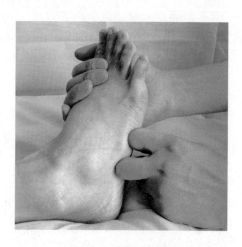

图 1-8　双指扣拳法

(三)影响疗效的主要因素

1. **反射区位置**　反射区位置准确是决定足手疗疗效的关键;反射区位置不准,会影响效果,一些人治疗按摩无效就是这个原因。

2. **力度**　足手疗按摩时的力度大小要依患者的年龄、性别、体质以及不同病情而定。一般来说,对反射区刺激量应大致相等,不能这里重,那里轻。当然,对一些比较敏感的区域(如心脏、肾上腺、肾反射区),或遇到特别敏感的患者,应特别对待,力度适当减轻,以被施术者能够承受的力度为准。之后,还要边按摩边询问病人的反应,便于及时调整手力。

3. **手法**　手法的选用,要根据反射区的位置和操作方便,一般采用拇指或示指指间关节施力,这种方法对于初学者、体弱乏力者比较适用。

4. **时间**

(1)肾、输尿管、膀胱反射区各按摩 2～3 分钟,头颈部反射区大约 3 分钟,每一个淋巴腺反射区大约 2 分钟,其他反射区按摩大约 2 分钟。双足合起时间 30～45 分钟。

(2)每一个反射区按摩时间不宜超过 5～10 分钟,尤其是肝、肺反射区,脊椎、关节反射区可长些。

(3)治疗时应以病变部位反射区为主,按摩时间可长些,以保证病变反射区所需的刺激量和治疗量。

5. **节奏(频率)**　慢性病按摩时节奏宜缓慢,急性病按摩时节奏宜快,并适当加重反射力。

6. **疗程**　科学的疗程安排是:第 1 疗程,一天治疗 2 次,7 天为 1 个疗程,经过 4～5 天治疗后,即会有疗效出现;第 2 个疗程,一天治疗 1 次,14 天为 1 个疗程;第 3 个疗程,每 2 天治疗 1 次,1 个月为 1 个疗程;往后的治疗时间可以逐渐延长。这样可保证疾病疗效的长久性。

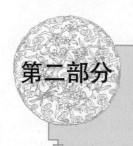

第二部分
临床常见病对症治疗篇

一、外科病症

(一)腰扭伤

【足部反射疗法】

1. 处方　按摩腰椎、腰痛点反射区各3分钟。

2. 定位及操作手法

(1)腰椎反射区

定位：位于双足足弓内侧缘，内侧(第一)楔骨至足舟骨处，上接胸椎反射区下连骶骨反射区。(图2-1)

操作手法：一手持足，另一手拇指的指腹施力，沿着足弓内侧缘从足趾向足跟方向按摩。力度以反射区产生酸痛为宜。(图2-2)

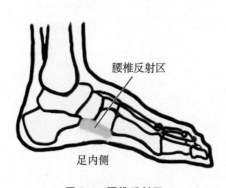

图2-1　腰椎反射区

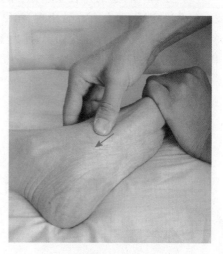

图2-2　腰椎反射区操作手法

(2)腰痛点反射区

定位:双足足背足舟骨与骰骨的两侧凹陷处,即肋骨反射区后方。(图2-3)

操作手法:拇指指端施力,定点按压。(图2-4)

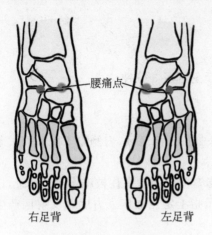

右足背　　　　　左足背

图2-3　腰痛点反射区

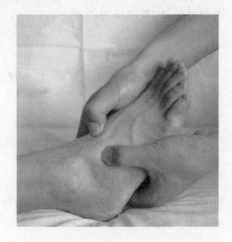

图2-4　腰痛点反射区操作手法

【手部反射疗法】

1. 处方　按摩腰椎反射区3分钟。

2. 定位及操作手法

腰椎反射区

定位:位于双手掌第1掌骨外侧面胸椎反射区后方。(图2-5)

操作手法:以拇指施力,沿拇指外侧远端向腕部推压,力度以反射区产生酸痛为宜。(图2-6)

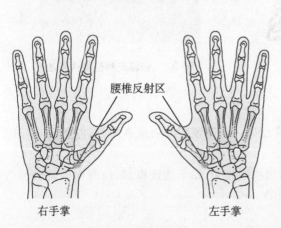

右手掌　　　　　左手掌

图2-5　腰椎反射区

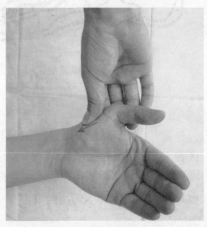

图2-6　腰椎反射区操作手法

【注意事项】

1. 按摩足手部的反射区要有酸痛感，否则无效果。

2. 治疗时先按摩手部反射区，然后再按摩足部反射区，足手反射疗法治疗 1 次即可见效，数次即可治好。

(二)落枕

【足部反射疗法】

1. 处方　按摩颈椎、颈项、斜方肌、肝反射区各 3 分钟。

2. 定位及操作手法

(1)颈椎反射区

定位：位于双足蹞趾根部内侧横纹尽头处的凹陷区域，内侧第 1 趾骨间关节前后处。（图 2-7）

操作手法：一手持足，另一手示指、中指弯曲成钳状夹住被施术者的蹞趾，以示指的侧缘固定在反射区位置上，以拇指在示指上定点加压。力度以反射区产生酸痛为宜。（图 2-8）

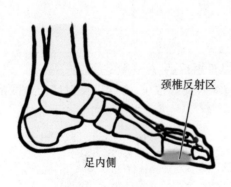

图 2-7　颈椎反射区

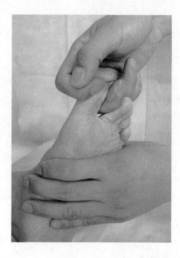

图 2-8　颈椎反射区操作手法

(2)颈项反射区

定位：位于双足蹞趾趾腹根部横纹处。右侧颈项反射区在左足，左侧颈项反射区在右足。（图 2-9）

操作手法：一手持足，另一手拇指指端施力，沿着蹞趾根部，由外向内旋转。力度以反射区产生酸痛为宜。（图 2-10）

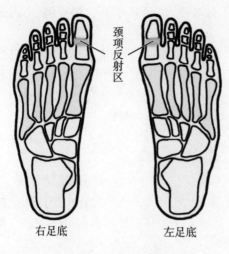

右足底　　　　左足底

图 2-9　颈项反射区

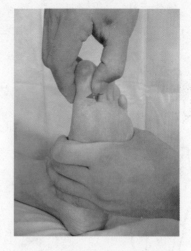

图 2-10　颈项反射区操作手法

（3）斜方肌反射区

定位：位于双足足底的眼、耳反射区下约一拇指宽的甲状腺反射区与肩反射区之间的横带状区。（图 2-11）

操作手法：一手持足，另一手半握拳，以示指指关节顶点施力，由外侧（小趾一侧）向内侧按摩。力度以反射区产生酸痛为宜。（图 2-12）

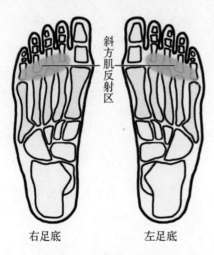

右足底　　　　左足底

图 2-11　斜方肌反射区

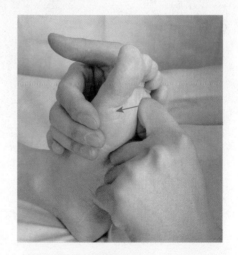

图 2-12　斜方肌反射区操作手法

（4）肝反射区

定位：位于右足足底第 4 与 5 跖骨体间。（图 2-13）

操作手法：一手握足，另一手半握拳，示指弯曲，以示指指关节顶点施力，向足趾方向按摩。力度以反射区产生酸痛为宜。（图2-14）

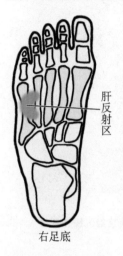

肝反射区

右足底

图2-13　肝反射区

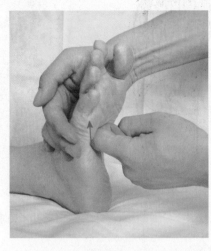

图2-14　肝反射区操作手法

【手部反射疗法】

1. 处方　按摩颈椎、颈项、肝反射区各2分钟。

2. 定位及操作手法

（1）颈椎反射区

定位：位于双手拇指根部桡侧尽头。（图2-15）

操作手法：以示指与中指夹住拇指关节按压，力度以反射区产生酸痛为宜。（图2-16）

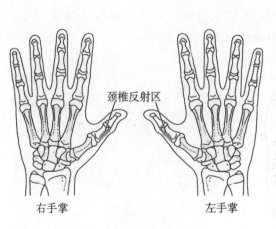

颈椎反射区

右手掌　　　　　左手掌

图2-15　颈椎反射区

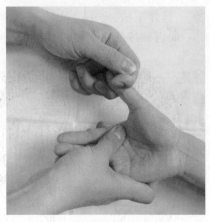

图2-16　颈椎反射区操作手法

（2）颈项反射区

定位：位于双手拇指近节掌侧，拇指关节横纹处。左侧颈项反射区在右手上，右侧颈项反射区在左手上。（图2-17）

操作手法：由外向内方向按摩，力度以反射区产生酸痛为宜。（图2-18）

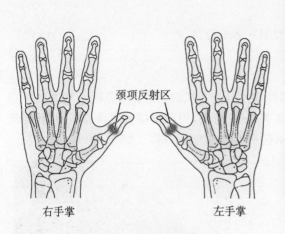

右手掌　　　　　　左手掌

图 2-17　颈项反射区

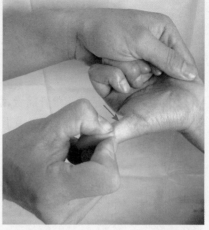

图 2-18　颈项反射区操作手法

（3）肝反射区定位

定位：位于右手掌侧第 4 与 5 掌骨之间的中间的一段。（图 2-19）

操作手法：定点按摩，力度以反射区产生酸痛为宜。（图 2-20）

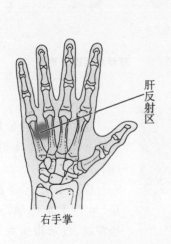

右手掌

图 2-19　肝反射区

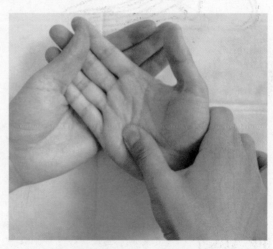

图 2-20　肝反射区操作手法

【注意事项】

1. 反射疗法对本病有较好的疗效，要用重手法刺激反射区，治疗 1 次即可见效，数次治愈。刺激反射区要有酸痛感（以能忍受为度），没有酸痛感将影响疗效。

2. 如配合针刺颈痛穴（针刺穴位嘱患者活动颈项，可使疼痛逐渐缓解）效果更佳。

(三)膝关节痛

【足部反射疗法】

1. 处方　按摩膝、肝、脾、下肢反射区各 3 分钟。

2. 定位及操作手法

(1)膝反射区

定位:位于双足外侧跟骨前缘,骰骨、距骨下方形成的半圆形凹陷处。(图 2-21)

操作手法:一手持足,另一手半握拳,示指弯曲,用示指指关节顶点施力,环绕反射区的半月形周边按摩。力度以反射区产生酸痛为宜。(图 2-22)

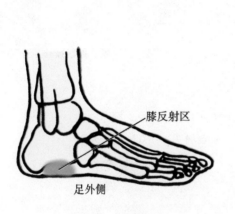

图 2-21　膝反射区

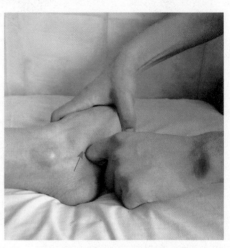

图 2-22　膝反射区操作手法

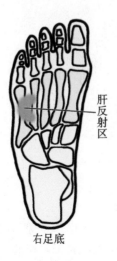

图 2-23　肝反射区

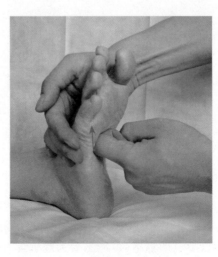

图 2-24　肝反射区操作手法

(2)肝反射区

定位:位于右足足底第 4 与 5 距骨体间。(图 2-23)

操作手法:一手握足,另一手半握拳,示指弯曲,以示指指关节顶点施力,向足趾方向按摩。力度以反射区产生酸痛为宜。(图 2-24)

(3)脾反射区

定位:位于左足底

第4与5跖骨体间,心脏反射区下一拇指宽处。(图2-25)

操作手法:一手握足,另一手半握拳,示指弯曲,以示指指关节顶点施力,定点按压。力度以反射区产生酸痛为宜。(图2-26)

(4)下肢反射区

定位:位于双足底升结肠、降结肠反射区的外侧带。(图2-27)

操作手法:一手持足,另一手的示指指关节定点按压。力度以反射区产生酸痛为宜。(图2-28)

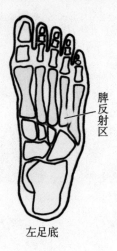

图 2-25　脾反射区

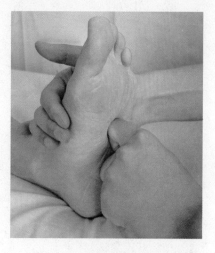

图 2-26　脾反射区操作手法

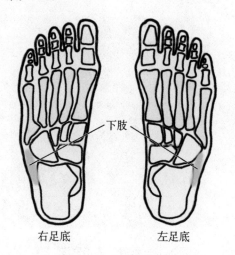

图 2-27　下肢反射区

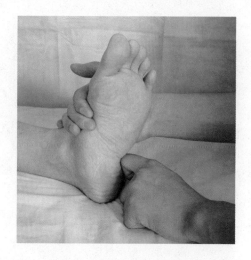

图 2-28　下肢反射区操作手法

【手部反射疗法】

1. 处方　按摩膝、肝反射区各3分钟。

2. 定位及操作手法

(1)膝反射区

定位:位于双手肘关节反射区下端的凹陷处。(图2-29)

操作手法:用拇指按揉,力度以反射区产生酸痛为宜。(图2-30)

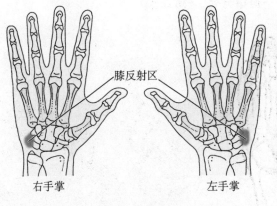

右手掌　　　　　　　　左手掌

图 2-29　膝反射区

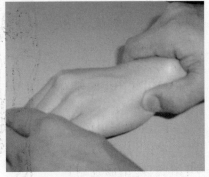

图 2-30　膝反射区操作手法

(2)肝反射区

定位:位于右手掌侧第 4 与 5 掌骨之间的中间的一段。(图 2-31)

操作手法:定点按摩,力度以反射区产生酸痛为宜。(图 2-32)

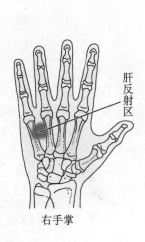

右手掌

图 2-31　肝反射区

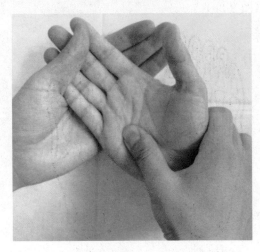

图 2-32　肝反射区操作手法

【注意事项】

1. 反射疗法治疗 1 次可以见效。

2. 平时应避免过分劳累和受凉,天气转凉时,膝关节宜戴护膝,加以保温。

(四)肘关节痛

【足部反射疗法】

1. 处方　按摩肘、上肢、肝反射区各 3 分钟。

2. 定位及操作手法

(1)肘反射区

定位:位于双足外侧第 5 跖骨粗隆前后凹陷处。(图 2-33)

操作手法:一手持足,另一手半握拳,示、中指弯曲,用示、中指指关节顶点施力按压。力度以反射区产生酸痛为宜。(图 2-34)

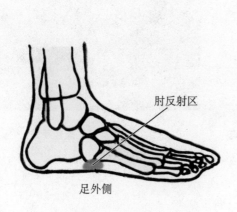

图 2-33　肘反射区

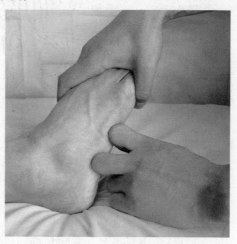

图 2-34　肘反射区操作手法

(2)上肢反射区

定位:位于双足底第 5 跖骨外侧,成带状区。(图 2-35)

操作手法:一手持足,另一手的示指指关节顶点按压。力度以反射区产生酸痛为宜。(图 2-36)

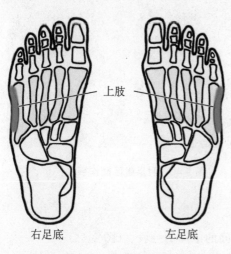

图 2-35　上肢反射区

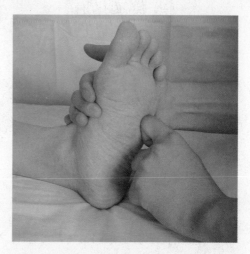

图 2-36　上肢反射区操作手法

（3）肝反射区

定位：位于右足足底第 4 与 5 跖骨体间。（图 2-37）

操作手法：一手握足，另一手半握拳，示指弯曲，以示指指关节顶点施力，向足趾方向按摩。力度以反射区产生酸痛为宜。（图 2-38）

【手部反射疗法】

1. 处方　按摩肘、肝反射区各 3 分钟。

2. 定位及操作手法

（1）肘反射区

定位：位于双手第 5 掌骨根部。（图 2-39）

操作手法：用拇指按揉，力度以反射区产生酸痛为宜。（图 2-40）

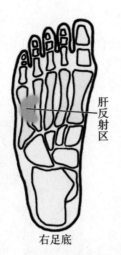

右足底

图 2-37　肝反射区

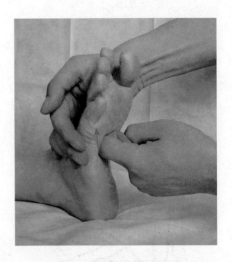

图 2-38　肝反射区操作手法

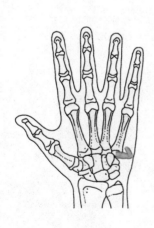

图 2-39　肘反射区

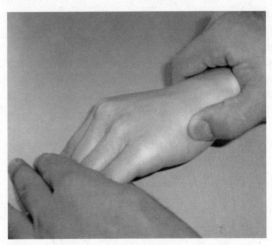

图 2-40　肘反射区操作手法

（2）肝反射区

定位：位于右手掌侧第 4 与 5 掌骨之间的中间的一段。（图 2-41）

操作手法：定点按摩，力度以反射区产生酸痛为宜。（图 2-42）

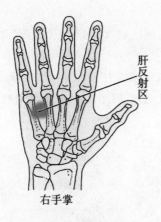

右手掌

图 2-41　**肝反射区**

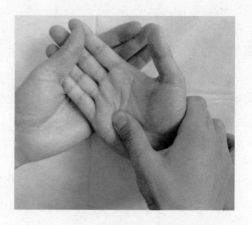

图 2-42　**肝反射区操作手法**

【注意事项】

1. 足手反射疗法对于本病有较好的效果,配合针刺膝痛穴效果更佳。1 次治疗可见效,刺激反射区要有酸痛感(以能忍受为度),没有酸痛感将影响疗效。

2. 治疗期间嘱患者尽量休息患肢,可配合局部按摩。

(五)尾骨痛

【足部反射疗法】

1. 处方　按摩骶骨及尾骨、颈椎、肝、脾反射区各 3 分钟。

2. 定位及操作手法

(1)骶骨及尾骨反射区

定位:位于双足足弓内侧缘,起于足舟状骨后方经距骨下方到跟骨前缘。(图 2-43)

操作手法:一手握足,另一手以拇指指腹施力,沿着足弓内侧缘由足趾向足跟方向按摩,力度以反射区产生酸痛为宜。(图 2-44)

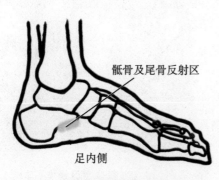

骶骨及尾骨反射区

足内侧

图 2-43　**骶骨及尾骨反射区**

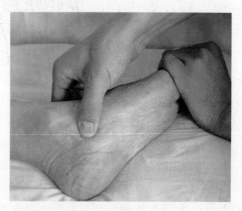

图 2-44　**骶骨及尾骨反射区操作手法**

（2）颈椎反射区

定位：位于双足姆趾根部内侧横纹尽头处的凹陷区域，内侧第1趾骨间关节前后处。（图2-45）

操作手法：一手持足，另一手示指、中指弯曲成钳状夹住被施术者的足姆趾，以示指的侧缘固定在反射区位置上，以拇指在示指上定点加压。力度以反射区产生酸痛为宜。（图2-46）

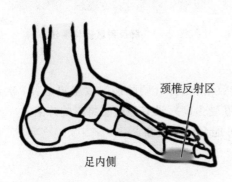

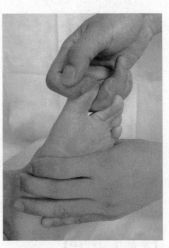

图2-45　颈椎反射区　　　　　　　　图2-46　颈椎反射区操作手法

（3）肝反射区

定位：位于右足足底第4与5跖骨体间。（图2-47）

操作手法：一手握足，另一手半握拳，示指弯曲，以示指指关节顶点施力，向足趾方向按摩。力度以反射区产生酸痛为宜。（图2-48）

（4）脾反射区

定位：位于左足底第4与5跖骨体间，心脏反射区下一拇指宽

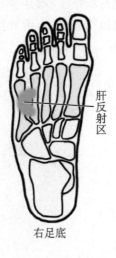

图2-47　肝反射区

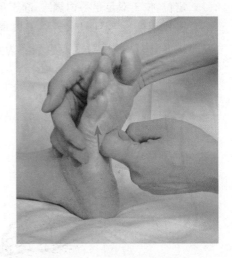

图2-48　肝反射区操作手法

处。(图 2-49)

操作手法:一手握足,另一手半握拳,示指弯曲,以示指指关节顶点施力,定点按压。力度以反射区产生酸痛为宜。(图 2-50)

【手部反射疗法】

1. 处方 按摩尾骨、肝反射区各 3 分钟。

2. 定位及操作手法

(1)尾骨反射区

定位:位于双手掌腕部大多角骨处,上接骶骨反射区。(图 2-51)

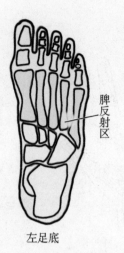

左足底

图 2-49 脾反射区

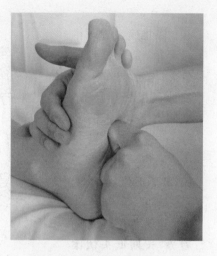

图 2-50 脾反射区操作手法

操作手法:以拇指施力按摩,力度以反射区产生酸痛为宜。(图 2-52)

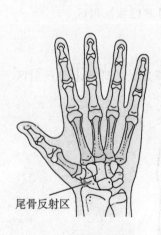

尾骨反射区

图 2-51 尾骨反射区

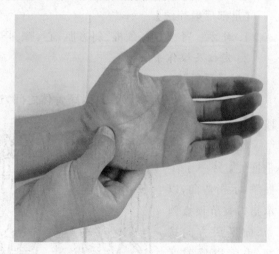

图 2-52 尾骨反射区操作手法

(2)肝反射区

定位:位于右手掌侧第 4 与 5 掌骨之间的中间的一段。(图 2-53)

操作手法:定点按摩,力度以反射区产生酸痛为宜。(图 2-54)

【注意事项】 足手反射疗法治疗 1 次即能见效。注意休息。

（六）颈椎病

颈椎病又称颈椎综合征,是颈椎骨关节炎、增生性颈椎炎、颈神经根综合征、颈椎间盘脱出症的总称,它的主要症状是头、颈、肩、背、手臂酸痛,脖子僵硬,活动受限。多见于中老年人,但现有年轻化的趋势,长期低头伏案工作者易得此病,如会计、教师、电脑操作

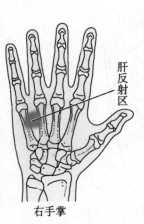

图 2-53　肝反射区

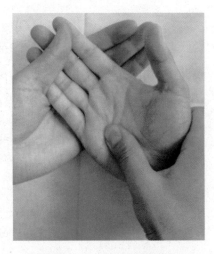

图 2-54　肝反射区操作手法

员等。中医学认为,由于长期低头,颈项姿势不正,或受凉,或外伤,或年老肾气不足,气血两亏,引起筋骨、筋脉失养,局部经脉痹阻不通而发病。

【足部反射疗法】

1. 处方　肾、颈项、颈椎、斜方肌、心、脾、肝、上身淋巴腺反射区。

2. 定位及操作手法

（1）肾反射区

定位:位于双足足底第 2 与 3 跖骨体之间,近跖骨底处。即肾上腺反射区下一横指处。（图 2-55）

操作手法:一手握足,另一手半握拳,示指弯曲,以示指指关节顶点施力,向足跟方向按摩,力度以反射区产生酸痛为宜。（图 2-56）

按摩时间:3分钟。

（2）颈项反射区

定位:位于双足

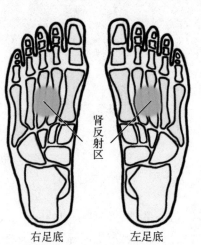

右足底　　　左足底

图 2-55　肾反射区

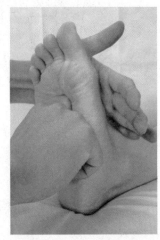

图 2-56　肾反射区操作手法

蹈趾趾腹根部横纹处。右侧颈项反射区在左足，左侧颈项反射区在右足。（图2-57）

操作手法：一手握足，另一手以拇指指腹施力，沿着蹈趾根部，由外向内旋转，力度以反射区产生酸痛为宜。（图2-58）

按摩时间：3分钟。

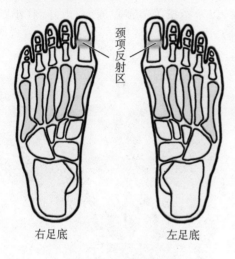

图2-57　颈项反射区

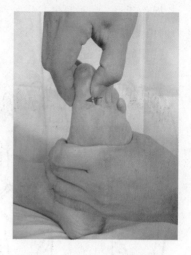

图2-58　颈项反射区操作手法

（3）颈椎反射区

定位：位于双足蹈趾根部内侧横纹尽头处的凹陷区域，内侧第1趾骨间关节前后处。（图2-59）

操作手法：一手握足，另一手示指、中指弯曲成钳状夹住足蹈趾，示指的侧缘固定在反射区位置上，以手拇指在示指上定点加压，力度以反射区产生酸痛为宜。（图2-60）

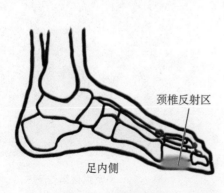

图2-59　颈椎反射区

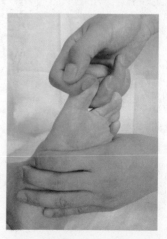

图2-60　颈椎反射区操作手法

按摩时间:3分钟。

(4)斜方肌反射区

定位:位于双足足底的眼、耳反射区下约一拇指宽的甲状腺反射区与肩反射区之间的横带状区。(图2-61)

操作手法:一手握足,另一手半握拳,以示指指关节顶点施力,由外侧(小趾一侧)向内侧按摩,力度以反射区产生酸痛为宜。(图2-62)

按摩时间:3分钟。

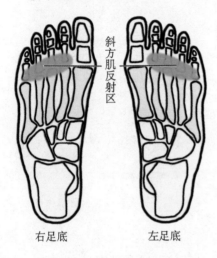

图2-61　斜方肌反射区

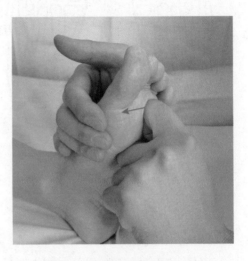

图2-62　斜方肌反射区操作手法

(5)心反射区

定位:位于左足底第4与5跖骨体间,在肺反射区后方(近足跟方向)。(图2-63)

操作手法:一手握足,另一手半握拳,示指弯曲,以示指指关节顶点施力,定点按压,力度以反射区产生酸痛为宜。(图2-64)

按摩时间:3分钟。

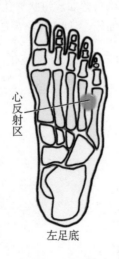

图2-63　心反射区

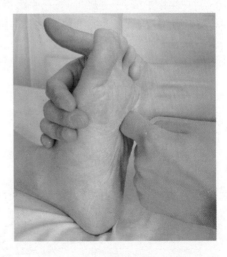

图2-64　心反射区操作手法

（6）脾反射区

定位：位于左足底第4与5跖骨体间，心脏反射区下一拇指宽处。（图2-65）

操作手法：一手握足，另一手半握拳，示指弯曲，以示指指关节顶点施力，定点按压，力度以反射区产生酸痛为宜。（图2-66）

按摩时间：3分钟。

（7）肝反射区

定位：位于右足足底第4与5跖骨体间。（图2-67）

操作手法：一手握足，另一手半握拳，示指弯曲，以示指指关节顶点施力，向足趾方向按摩，力度以反射区产生酸痛为宜。（图2-68）

按摩时间：3分钟。

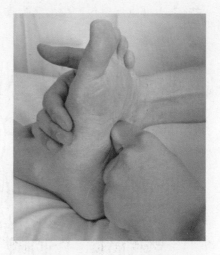

脾反射区

左足底

图2-65 脾反射区

图2-66 脾反射区操作手法

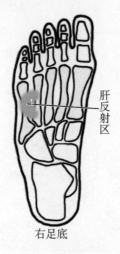

肝反射区

右足底

图2-67 肝反射区

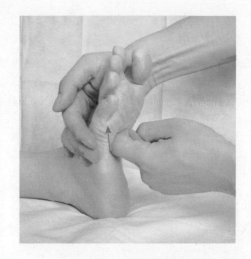

图2-68 肝反射区操作手法

（8）上身淋巴腺反射区

定位：位于双足外踝与腓骨、距骨间形成的凹陷部位。（图2-69）

操作手法：一手握足，另一手半握拳，示指弯曲，以示指指关节顶点施力，定点

按压,力度以反射区产生酸痛为宜。(图 2-70)

按摩时间:2 分钟。

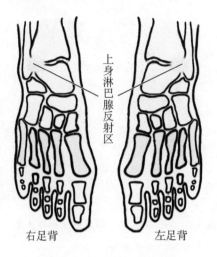

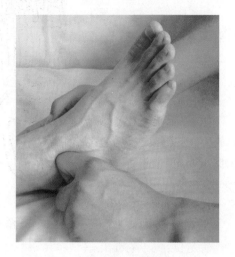

图 2-69　上身淋巴腺反射区

图 2-70　上身淋巴腺反射区操作手法

【手部反射疗法】

1. 处方　肾上腺、颈项、颈椎、心、脾、肝反射区。

2. 定位及操作手法

(1)肾上腺反射区

定位:位于双手掌第 2 与 3 掌骨体之间,距离第 2 与 3 掌骨头约一拇指宽处。(图 2-71)

操作手法:采用拇指指腹定点揉按,力度以反射区可以耐受及酸痛为宜。(图 2-72)

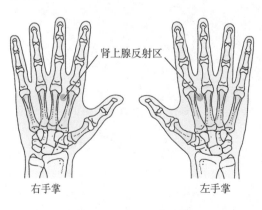

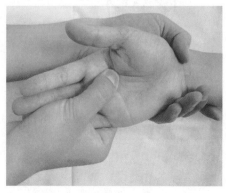

图 2-71　肾上腺反射区

图 2-72　肾上腺反射区操作手法

按摩时间:3分钟。

(2)颈项反射区

定位:位于双手拇指近节掌侧,拇指关节横纹处。右侧颈项反射区在左手,左侧颈项反射区在右手。(图 2-73)

操作手法:用拇指指腹,由外(小手指侧)向内(拇指侧)方向按摩。力度以反射区可以耐受及酸痛为宜。(图 2-74)

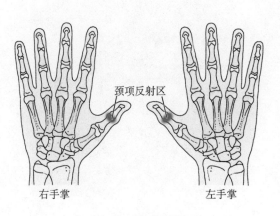

图 2-73　颈项反射区

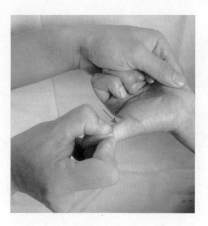

图 2-74　颈项反射区操作手法

按摩时间:3分钟。

(3)颈椎反射区

定位:位于双手拇指根部桡侧尽头。(图 2-75)

操作手法:以示指与中指夹住拇指关节,做正反方向旋转动作。力度以反射区可以耐受及酸痛为宜。(图 2-76)

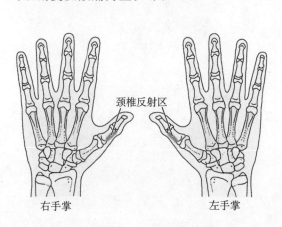

图 2-75　颈椎反射区

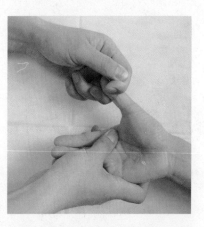

图 2-76　颈椎反射区操作手法

按摩时间：3分钟。

（4）心反射区

定位：位于左手掌第4与5掌骨之间，近掌骨头处。（图2-77）

操作手法：用拇指端从手腕向手指方向推按，力度以反射区可以耐受及酸痛为宜。（2-78）

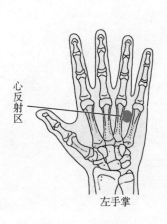

图2-77　心反射区

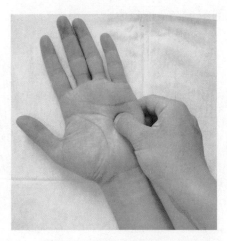

图2-78　心反射区操作手法

按摩时间：2分钟。

（5）脾反射区

定位：位于左手掌第4与5掌骨间远端，心脏反射区下一拇指处。（图2-79）

操作手法：拇指指腹揉按，力度以反射区可以耐受及酸痛为宜。（图2-80）

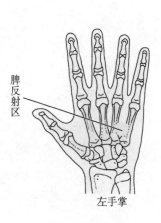

图2-79　脾反射区

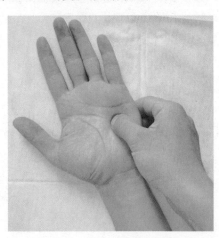

图2-80　脾反射区操作手法

按摩时间:2.5分钟。

(6)肝反射区

定位:位于右手掌侧第4与5掌骨之间的中间的一段。(图2-81)

操作手法:拇指指腹定点按摩,力度以反射区可以耐受及酸痛为宜。(图2-82)

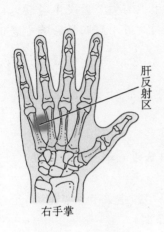

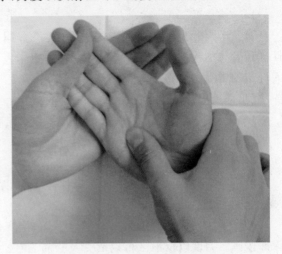

图2-81　肝反射区　　　　　图2-82　肝反射区操作手法

按摩时间:3分钟。

【食疗方】

方一:将胡桃肉3个及鲜荷蒂8个捣碎,水煎服。

方二:紫苏子6g,伏龙肝10g水煎去渣取汁,与粳米50g煮粥服。

【注意事项】

1. 反射疗法对颈椎病有较好的效果,1次可以见效,30～40次症状消失,需要恒心、信心、决心。

2. 不可以在颈部过于劳累的状态下工作、看书、上网等,如果长期在颈部劳累的状态下工作只会导致颈部劳损更严重。

3. 必须要有充足的睡眠,睡眠充足才可以根本地消除颈部疲劳。

4. 如果您的眼睛也累的话,建议多做些眼保健操等的眼部按摩,因为眼睛劳累也会导致颈部劳累。

5. 如果您是必须长期工作没有多余的时间做颈部运动的话,也可以借助一些颈椎病预防和治疗的方法来减轻颈部的劳累程度,避免长期颈部做重复的动作。

6. 防止颈椎的损伤,做好劳动、运动、演出前的准备活动,防止颈椎和其他部位的损伤。

7. 保证良好的坐姿。

8. 纠正不适当的睡势。

9. 防止颈部受风受寒。

10. 加强锻炼,增强体质。

11. 合理用膳。

(七)肩关节周围炎

肩关节周围炎简称肩周炎,是一种肩关节周围软组织与关节囊发生慢性退行性病理变化的疾病。多见于 50 岁左右的中年人,故俗称"五十肩",是影响中老年人健康的常见病和多发病。

【足部反射疗法】

1. 处方 肾上腺、颈项、斜方肌、心、脾、肝、肩、肩胛骨、上肢、上身淋巴腺反射区。

2. 定位及操作手法

(1)肾上腺反射区

定位:位于双足足底第 2 与 3 跖骨体之间,距跖骨头近心端一拇指宽处。(图2-83)

操作手法:一手握足,另一手半握拳,示指弯曲,以示指指关节顶点施力,定点深部按压。力度以反射区可以耐受及酸痛为宜。(图 2-84)

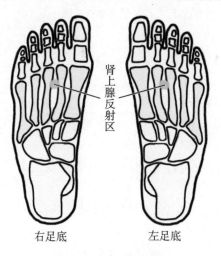

右足底　　　　左足底

图 2-83　肾上腺反射区

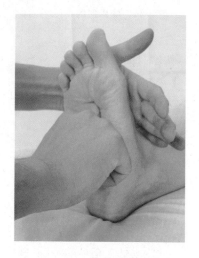

图 2-84　肾上腺反射区操作手法

按摩时间:2 分钟。

(2)颈项反射区

定位:位于双足蹬趾趾腹根部横纹处。右侧颈项反射区在左足,左侧颈项反射区在右足。(图 2-85)

操作手法:一手握足,另一手以拇指指腹施力,沿着蹬趾根部,由外向内旋转,

力度以反射区产生酸痛为宜。（图2-86）

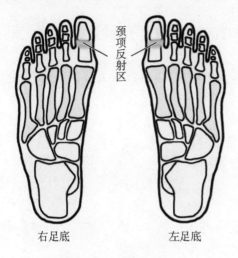
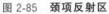

右足底　　　　左足底

图 2-85　颈项反射区

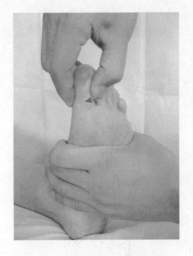

图 2-86　颈项反射区操作手法

按摩时间：2.5分钟。

（3）斜方肌反射区

定位：位于双足足底的眼、耳反射区下约一拇指宽的甲状腺反射区与肩反射区之间的横带状区。（图2-87）

操作手法：一手握足，另一手半握拳，以示指指关节顶点施力，由外侧（小趾一侧）向内侧按摩，力度以反射区产生酸痛为宜。（图2-88）

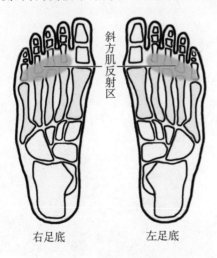

右足底　　　　左足底

图 2-87　斜方肌反射区

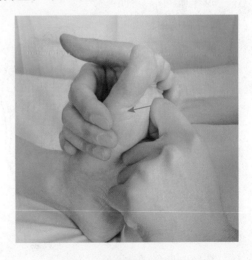

图 2-88　斜方肌反射区操作手法

按摩时间:2.5分钟。

(4)心反射区

定位:位于左足底第4与5跖骨体间,在肺反射区后方(近足跟方向)。(图2-89)

操作手法:一手握足,另一手半握拳,示指弯曲,以示指指关节顶点施力,定点按压,力度以反射区产生酸痛为宜。(图2-90)

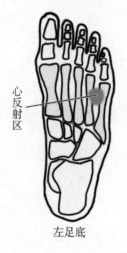

图 2-89　心反射区

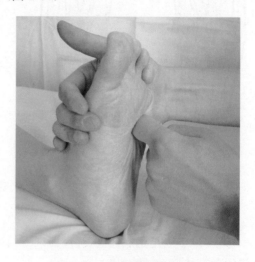

图 2-90　心反射区操作手法

按摩时间:2分钟。

(5)脾反射区

定位:位于左足底第4与5跖骨体间,心脏反射区下一拇指宽处。(图2-91)

操作手法:一手握足,另一手半握拳,示指弯曲,以示指指关节顶点施力,定点按压,力度以反射区产生酸痛为宜。(图2-92)

按摩时间:3分钟。

(6)肝反射区

定位:位于右足足底

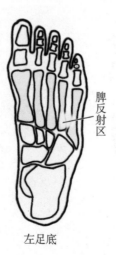

图 2-91　脾反射区

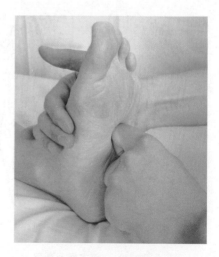

图 2-92　脾反射区操作手法

第4与5跖骨体间。（图2-93）

操作手法：一手握足，另一手半握拳，示指弯曲，以示指指关节顶点施力，向足趾方向按摩，力度以反射区产生酸痛为宜。（图2-94）

按摩时间：3分钟。

（7）肩反射区

定位：位于双足外侧第5跖趾关节后方凹陷处。（图2-95）

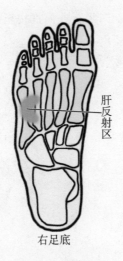

右足底

图2-93　肝反射区

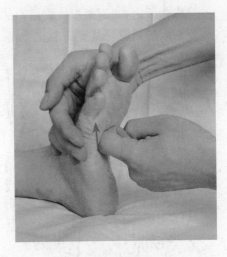

图2-94　肝反射区操作手法

操作手法：一手握足，另一手半握拳，示指弯曲，用示指指关节顶点施力按压，力度以反射区可以耐受及酸痛为宜。（图2-96）

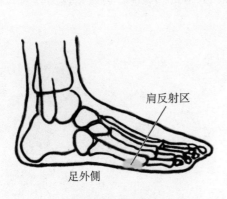

足外侧

图2-95　肩反射区

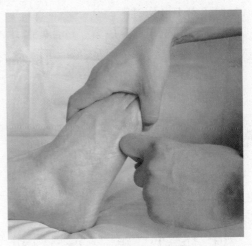

图2-96　肩反射区操作手法

按摩时间：3分钟。

（8）肩胛骨反射区

定位：位于双足足背第4与5跖骨间延伸到骰骨处稍向两侧分开的带状区域。（图2-97）

操作手法:双手拇指指腹沿着足趾向足背方向推按至骰骨处向左右分开,力度以反射区可以耐受及酸痛为宜。(图2-98)

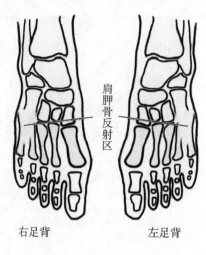

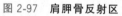

肩胛骨反射区

右足背　　　　　左足背

图2-97　肩胛骨反射区

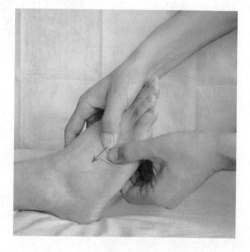

图2-98　肩胛骨反射区操作手法

按摩时间:3分钟。

(9)上肢反射区

定位:位于双足底第5跖骨外侧,成带状区。(图2-99)

操作手法:一手握足,另一手的示指指间关节定点按压。力度以反射区可以耐受及酸痛为宜。(图2-100)

按摩时间:3分钟。

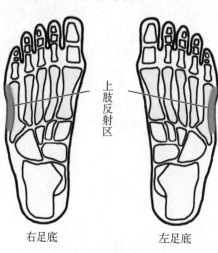

上肢反射区

右足底　　　　　左足底

图2-99　上肢反射区

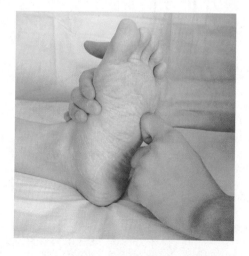

图2-100　上肢反射区操作手法

（10）上身淋巴腺反射区

定位：位于双足外踝与腓骨、距骨间形成的凹陷部位。（图2-101）

操作手法：一手握足，另一手半握拳，示指弯曲，以示指指关节顶点施力，定点按压，力度以反射区产生酸痛为宜。（图2-102）

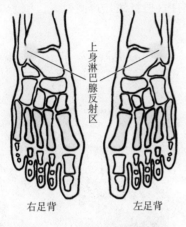

右足背　　　　左足背

图2-101　上身淋巴腺反射区

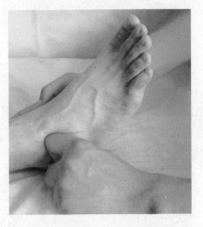

图2-102　上身淋巴腺反射区操作手法

按摩时间：2分钟。

【手部反射疗法】

1. 处方　肾上腺、颈项、脾、肝、肩反射区。

2. 定位及操作手法

（1）肾上腺反射区

定位：位于双手掌第2与3掌骨体之间，距离第2与3掌骨头约一拇指宽处。（图2-103）

操作手法：采用拇指指腹定点揉按，力度以反射区可以耐受及酸痛为宜。（图2-104）

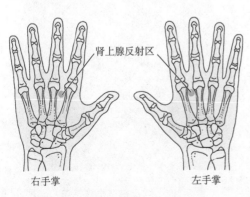

右手掌　　　　左手掌

图2-103　肾上腺反射区

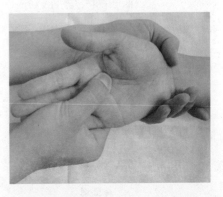

图2-104　肾上腺反射区操作手法

按摩时间：2分钟。

（2）颈项反射区

定位：位于双手拇指近节掌侧，拇指关节横纹处。右侧颈项反射区在左手，左侧颈项反射区在右手。（图2-105）

操作手法：用拇指指腹，由外（小手指侧）向内（拇指侧）方向按摩。力度以反射区可以耐受及酸痛为宜。（图2-106）

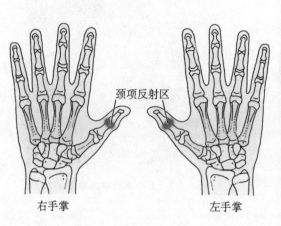

颈项反射区

右手掌　　　　　　　　左手掌

图2-105　颈项反射区

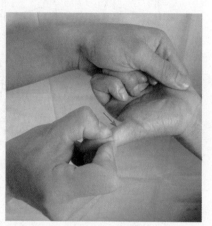

图2-106　颈项反射区操作手法

按摩时间：2分钟。

（3）脾反射区

定位：位于左手掌第4与5掌骨间远端，心脏反射区下一拇指处。（图2-107）

操作手法：拇指指腹揉按，力度以反射区可以耐受及酸痛为宜。（图2-108）

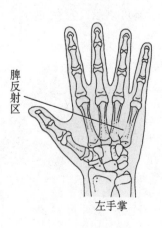

脾反射区

左手掌

图2-107　脾反射区

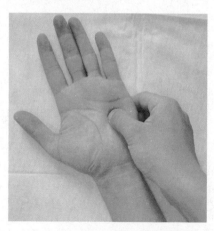

图2-108　脾反射区操作手法

按摩时间：2.5分钟。

（4）肝反射区

定位：位于右手掌侧第4与5掌骨之间的中间的一段。（图2-109）

操作手法：拇指指腹定点按摩，力度以反射区可以耐受及酸痛为宜。（图2-110）

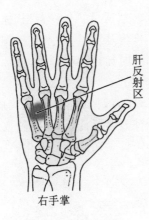

图2-109 肝反射区

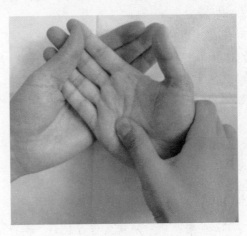

图2-110 肝反射区操作手法

按摩时间：3分钟。

（5）肩反射区

定位：位于双手尺侧（小指侧）第5掌骨、指骨关节尺侧凹陷处。（图2-111）

操作手法：用拇指按揉，力度以反射区可以耐受及酸痛为宜。（图2-112）

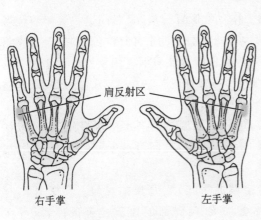

图2-111 肩反射区

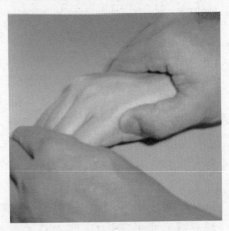

图2-112 肩反射区操作手法

按摩时间:3分钟。

【食疗方】

方一:取黄芪 30g,当归 20g,童子鸡 1 只,生姜、盐各适量。先将童子鸡宰杀去毛及内脏后洗干净,再将黄芪、当归、生姜用水洗净后放入鸡腹中,入砂锅内加适量水及盐,用小火慢炖 2 小时,吃鸡肉喝汤,随量食用,3 天 1 剂,有补气养血、祛风通络的功效。

方二:取葛根 30g,桂枝 15g,薏苡仁 30g,粳米 60g,盐适量。先将葛根、桂枝用水洗净后放锅内,加适量水煮沸 30 分钟后去渣留汁,再将薏苡仁、粳米分别淘洗干净,放入上述药汁中,煮沸后必用文火慢熬,至米烂粥熟时加盐调味即可,分 2 次温服,每日 1 剂。有温经散寒、舒筋通络之功效。

方三:取鸡血藤 20g,海风藤 15g,川芎 10g,鸡蛋 2 个,红糖适量。先将鸡血藤、海风藤、川芎用水洗净共放锅内,加适量水煮沸 30 分钟去渣留汁,再将红糖放入药汁中煮化后打入鸡蛋,继续煮至蛋熟即可,吃蛋喝汤,每日 1 次。有活血化瘀、通络止痛之功效。

【注意事项】

1. 反射疗法对肩周炎疗效较好 治疗 1 次可见效,20～30 次可治愈。

2. 正确的姿势

(1)站立:挺拔胸背、沉降肩臂,下颌内收,后方观看,躯干左右对称。

(2)坐姿:挺拔胸背,下颌内收。椅背 7°～10°后倾,膝关节的位置比股关节水平稍高一些,觉得舒适自然。

(3)卧姿:高低适中的枕头,符合颈部的生理曲线,通常仰卧、侧卧等各个状态均可,但俯卧姿势尽量避免。侧卧时尤其要注意避免下位肩膀的过度受压。可选择厚薄相宜的软枕垫在耳侧,维持颈肩部的相对位置。

3. 避免长时间的伏案工作 伏案工作者常低首耸肩,长时间这一姿势将使颈部及肩部肌肉的负担增大,导致肩周肌肉群的劳损。近来,随着电脑的普及和网络的发达,越来越多的人坐在屏幕前敲打键盘,使腕源性肩周炎的发生大大增加。这类人首先应选择高矮适中的椅子和电脑台,另外在工作 30～45 分钟后,最好起立做 5～15 分钟的康复运动,舒展腰肢,转动头颈,舒松肩关节。

4. 温热的浴水 洗澡水温热是最重要的;在温热的浴水中慢慢浸泡,可以松弛紧张的肌肉,祛除一天的疲劳。热烫的水不宜提倡,因可过度刺激肌肉皮肤,加重痉挛,一般以 40℃为宜。

5. 避免肩部受凉 夏天,居于冷空调的房间,要着长袖衣服。冬天外出时注意肩部保暖,因为房间内外大的温差,将影响肩部的血流。有条件者,可在暖房里裸露肩膀,患部贴敷温湿毛巾,加速局部血液循环,松弛紧张僵硬的肩周肌群。

6. 坚持每天做一些保健运动　每日坚持做一些诸如保健体操、散步、慢跑等体育运动,使肌肉中的血流通畅,保持良好的关节柔韧性和良好的功能状态。

(八)腰椎间盘突出症

腰椎间盘突出症,又称腰椎间盘纤维环破裂症、腰椎髓核脱出症、腰椎间盘综合征,本病系指由于腰椎间盘髓核突出压迫其周围神经组织而引起的一系列症状,是临床上较为常见的一种腰腿痛。

【足部反射疗法】

1. 处方　肾上腺、心、脾、肝、腰椎、髋关节、膝、下身淋巴腺反射区。

2. 定位及操作手法

(1)肾上腺反射区

定位:位于双足足底第 2 与 3 跖骨体之间,距跖骨头近心端一拇指宽处。(图2-113)

操作手法:一手握足,另一手半握拳,示指弯曲,以示指指关节顶点施力,定点深部按压。力度以反射区可以耐受及酸痛为宜。(图 2-114)

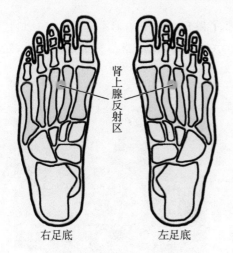

图 2-113　肾上腺反射区

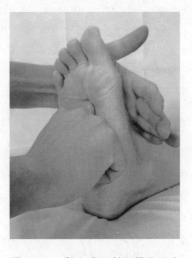

图 2-114　肾上腺反射区操作手法

按摩时间:3 分钟。

(2)心反射区

定位:位于左足底第 4 与 5 跖骨体间,在肺反射区后方(近足跟方向)。(图 2-115)

操作手法:一手握足,另一手半握拳,示指弯曲,以示指指关节顶点施力,定点按压,力度以反射区产生酸痛为宜。(图 2-116)

按摩时间:2 分钟。

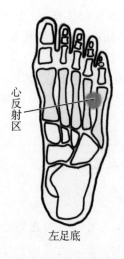

图 2-115 心反射区

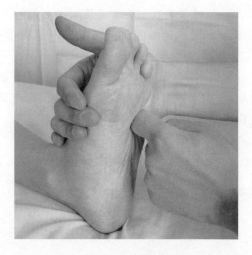

图 2-116 心反射区操作手法

(3)脾反射区

定位:位于左足底第 4 与 5 跖骨体间,心脏反射区下一拇指宽处。(图 2-117)

操作手法:一手握足,另一手半握拳,示指弯曲,以示指指关节顶点施力,定点按压,力度以反射区产生酸痛为宜。(图 2-118)

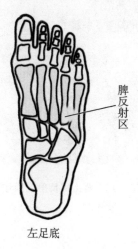

图 2-117 脾反射区

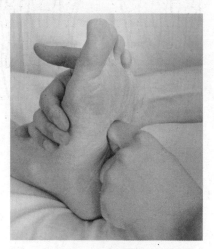

图 2-118 脾反射区操作手法

按摩时间:3 分钟。

(4)肝反射区

定位:位于右足足底第 4 与 5 跖骨体间。(图 2-119)

操作手法:一手握足,另一手半握拳,示指弯曲,以示指指关节顶点施力,向足

趾方向按摩,力度以反射区产生酸痛为宜。(图 2-120)

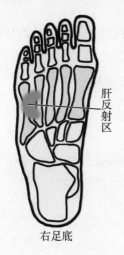

图 2-119　肝反射区

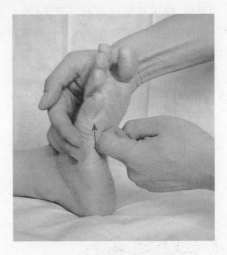

图 2-120　肝反射区操作手法

按摩时间:3 分钟。

(5)腰椎反射区

定位:腰椎反射区位于双足足弓内侧缘,内侧第 1 楔骨至足舟骨处,上接胸椎反射区下连骶骨反射区。(图 2-121)

操作手法:一手握足,另一手拇指的指腹施力,沿着足弓内侧缘由足趾向足跟方向按摩。力度以反射区可以耐受及酸痛为宜。(图 2-122)

按摩时间:3.5 分钟。

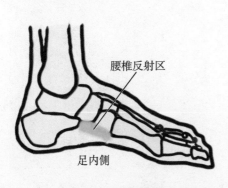

图 2-121　腰椎反射区

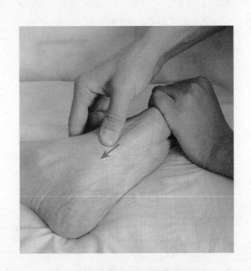

图 2-122　腰椎反射区操作手法

(6)髋关节反射区

定位:位于双足内踝及外踝下缘,呈弧形区域。(图2-123)

操作手法:一手握足,另一手拇指指腹施力,沿着内踝、外踝下缘,向后推按,力度以反射区可以耐受及酸痛为宜。(图2-124)

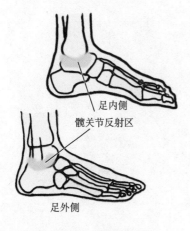

图2-123　髋关节反射区

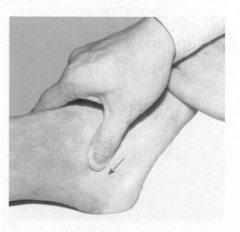

图2-124　髋关节反射区操作手法

按摩时间:3分钟。

(7)膝反射区

定位:位于双足外侧跟骨前缘,骰骨、距骨下方形成的半圆形凹陷处。(图2-125)

操作手法:一手握足,另一手半握拳,示指弯曲,用示指指关节顶点施力,环绕反射区的半月形周边按摩。力度以反射区可以耐受及酸痛为宜。(图2-126)

按摩时间:3分钟。

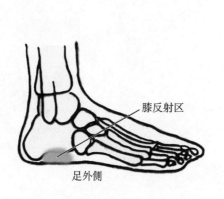

图2-125　膝反射区

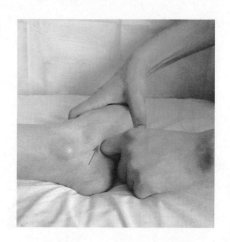

图2-126　膝反射区操作手法

(8)下身淋巴腺反射区

定位:位于双足内踝与胫骨前肌肌腱形成的凹陷部位。(图 2-127)

操作手法:一手握足,另一手半握拳,示指弯曲,以示指指关节顶点施力,定点按压,力度以反射区产生酸痛为宜。(图 2-128)

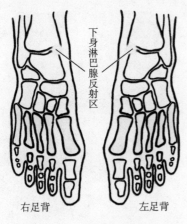

右足背　　　　左足背

图 2-127　**下身淋巴腺反射区**

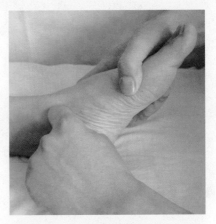

图 2-128　**下身淋巴腺反射区操作手法**

按摩时间:2 分钟。

【手部反射疗法】

1. 处方　肾上腺、脾、肝、腰椎反射区。

2. 定位及操作手法

(1)肾上腺反射区

定位:位于双手掌第 2 与 3 掌骨体之间,距离第 2 与 3 掌骨头约一拇指宽处。(图 2-129)

操作手法:拇指指腹定点揉按,力度以反射区可以耐受及酸痛为宜。(图 2-130)

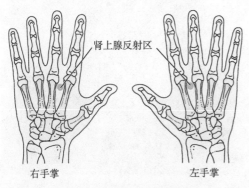

右手掌　　　　左手掌

图 2-129　**肾上腺反射区**

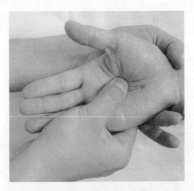

图 2-130　**肾上腺反射区操作手法**

按摩时间:2分钟。

(2)脾反射区

定位:位于左手掌第4与5掌骨间远端,心脏反射区下一拇指处。(图2-131)

操作手法:拇指指腹揉按,力度以反射区可以耐受及酸痛为宜。(图2-132)

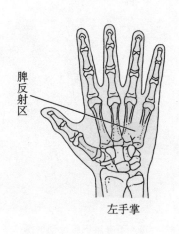

图2-131　脾反射区

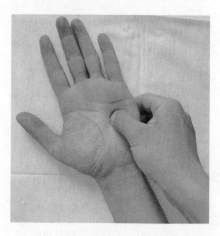

图2-132　脾反射区操作手法

按摩时间:2.5分钟。

(3)肝反射区

定位:位于右手掌侧第4与5掌骨之间的中间的一段。(图2-133)

操作手法:拇指指腹定点按摩,力度以反射区可以耐受及酸痛为宜。(图2-134)

按摩时间:3分钟。

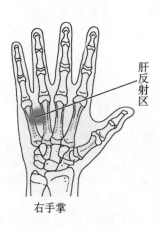

图2-133　肝反射区

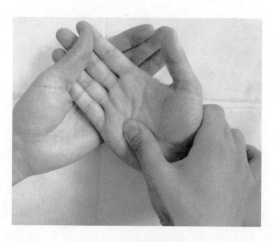

图2-134　肝反射区操作手法

（4）腰椎反射区

定位：位于双手掌第1掌骨外侧面胸椎反射区后方。（图2-135）

操作手法：以拇指施力，沿拇指外侧远端向腕部推压，力度以反射区可以耐受及酸痛为宜。（图2-136）

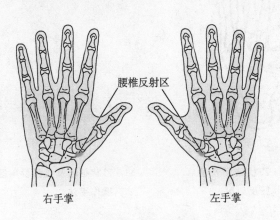

右手掌　　　　　　　　左手掌

图2-135　腰椎反射区

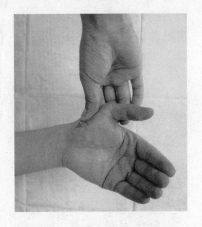

图2-136　腰椎反射区操作手法

按摩时间：3分钟。

【食疗方】

方一：当归50g，生姜50g，羊肉500g，加盐适量，熬汤食用。此方通阳活血止痛，适合寒重者。

方二：黑豆90g，核桃仁60g，猪肾1副，共煮熟后食用，有益肾填精，滋养椎间盘作用。

方三：杜仲50g，羊肾4个。羊肾去筋膜，切开洗净，将杜仲焙研细末，放羊肾内，外用荷叶包住，再包2～3层湿纸，慢火煨熟。用少许白酒佐食。此方补肾阳，疏通经络。

方四：猪腰子一副，粳米100g，葱白、味精、姜、盐、黄酒各适量。猪腰子洗净去筋膜，切成小块，入沸水中略烫备用。粳米洗净，加水适量小火熬成粥，加入腰花及上述佐料，煮沸后食用。此方适于腰椎间盘兼有腰膝软弱、步履艰难的患者。

【注意事项】

1. 反射疗法对本病有较好的疗效，4次即可见效。

2. 工作中注意劳逸结合，姿势正确，避免超负荷搬运东西。

3. 宜选用硬板床，保持脊柱生理弯曲。

4. 避寒保暖，戒烟控酒。

5. 平时应加强腰背肌锻炼，加强腰椎稳定性。

6. 不能长途开车，长途旅游需坐卧铺等。

（九）痔

【足部反射疗法】

1. 处方 按摩乙状结肠及直肠、肛门、直肠及肛门、下身淋巴腺反射区各3分钟。

2. 定位及操作手法

（1）乙状结肠及直肠反射区

定位：位于左足足底跟骨前缘，呈一横带状。（图2-137）

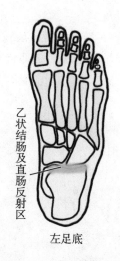

图2-137 乙状结肠及直肠反射区

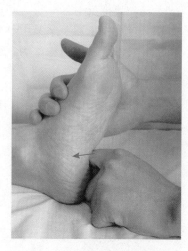

图2-138 乙状结肠及直肠反射区操作手法

操作手法：一手握足，另一手半握拳，示指弯曲，以示指指关节顶点施力，由足外侧向足内侧方向按摩，力度以反射区产生酸痛为宜。（图2-138）

（2）肛门反射区

定位：位于左足足底跟骨前缘乙状结肠及直肠反射区的末端，踇展肌外侧缘处。（图2-139）

操作手法：一手握足，另一手半握拳，示指弯曲，以示指指关节顶点施力，定点按压，力度以反射区产生酸痛为宜。（图2-140）

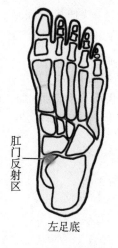

图2-139 肛门反射区

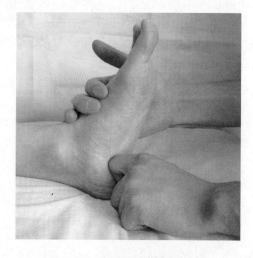

图2-140 肛门反射区操作手法

（3）直肠及肛门反射区

定位：位于双足胫骨内侧，踝后沟内，从内踝后方向上延伸四横指的带状区域。（图 2-141）

操作手法：一手握足，另一手以拇指指腹施力，从足跟向上推按，力度以反射区产生酸痛为宜。（图 2-142）

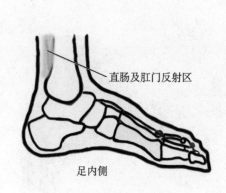

图 2-141 直肠及肛门反射区

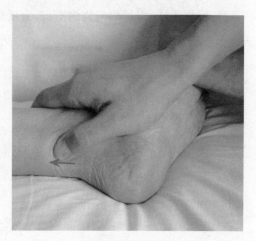

图 2-142 直肠及肛门反射区操作手法

（4）下身淋巴腺反射区

定位：位于双足内踝与胫骨前肌肌腱形成的凹陷部位。（图 2-143）

操作手法：一手握足，另一手半握拳，示指弯曲，以示指指关节顶点施力，定点按压，力度以反射区产生酸痛为宜。（图 2-144）

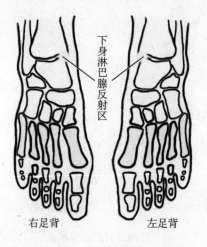

图 2-143 下身淋巴腺反射区

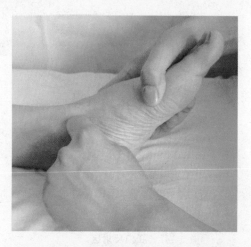

图 2-144 下身淋巴腺反射区操作手法

【手部反射疗法】

1. 处方　按摩乙状结肠及直肠、肛门、直肠及肛门反射区各3分钟。

2. 定位及操作手法

(1)乙状结肠及直肠反射区

定位:位于左手掌侧,手掌根部小肠反射区下方。(图2-145)

操作手法:由尺侧向桡侧推按,力度以反射区产生酸痛为宜。(图2-146)

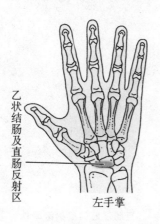

图2-145　乙状结肠及直肠反射区

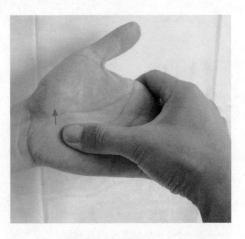

图2-146　乙状结肠及直肠反射区操作手法

(2)肛门反射区

定位:位于左手掌侧乙状结肠及直肠反射区末端。(图2-147)

操作手法:定点按摩,力度以反射区产生酸痛为宜。(图2-148)

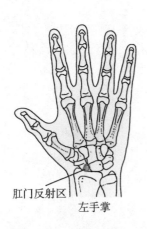

图2-147　肛门反射区

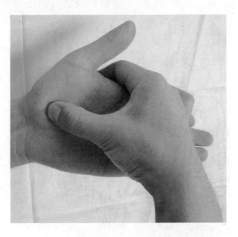

图2-148　肛门反射区操作手法

（3）直肠及肛门反射区

定位:位于双前臂前面桡骨侧的远端约3横指。（图2-149）

操作手法:以拇指指腹推揉,力度以反射区产生酸痛为宜。（图2-150）

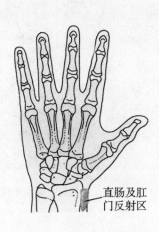

图 2-149　直肠及肛门反射区

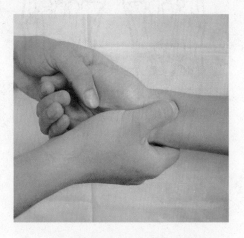

图 2-150　直肠及肛门反射区操作手法

【注意事项】

1. 发作期施用本法治疗1次即可见效,30次左右治疗可治愈。刺激反射区要有酸痛感(以能忍受为度),没有酸痛感将影响疗效。

2. 避免劳累、久站负重,多吃水果蔬菜,保持大便通畅,少食辛辣刺激之物,忌烟酒。

3. 平时可常做提肛锻炼。

4. 养成每日按时大便的习惯,勤洗肛门,谨防便秘或腹泻。

二、内科病症

（一）头痛

【足部反射疗法】

1. 处方　按摩肾、额窦、三叉神经、大脑反射区各3分钟。

2. 定位及操作手法

（1）肾反射区

定位:位于双足足底第2与3跖骨体之间,近跖骨底处。即肾上腺反射区下一横指处。（图2-151）

操作手法:一手握足,另一手半握拳,示指弯曲,以示指指关节顶点施力,向足跟方向按摩,力度以反射区产生酸痛为宜。（图2-152）

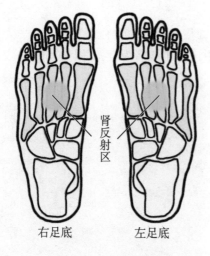

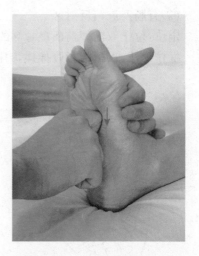

图 2-151　肾反射区

图 2-152　肾反射区操作手法

（2）额窦反射区

定位：位于双足 10 个足趾趾端。右侧额窦反射区在左足，左侧额窦反射区在右足。（图 2-153）

操作手法：一手握足，另一手半握拳，示指弯曲，以示指指关节顶点施力。姆趾：自外侧向内侧横向按摩；其他足趾头：从趾端向趾根方向按摩；力度以反射区产生酸痛为宜。（图 2-154）

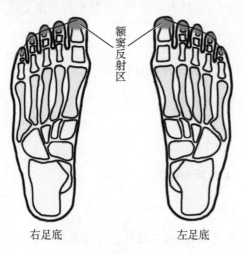

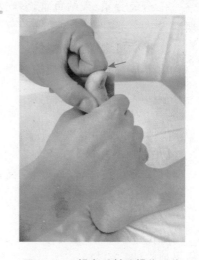

图 2-153　额窦反射区

图 2-154　额窦反射区操作手法

（3）三叉神经反射区

定位：位于双足姆趾趾腹中部近第 2 趾的一侧。右侧三叉神经反射区在左足，

左侧则在右足。(图 2-155)

操作手法:一手握足,另一手以拇指指腹施力,由足趾端向趾根方向按摩,力度以反射区产生酸痛为宜。(图 2-156)

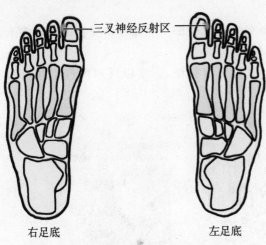

右足底　　　　　　　左足底

图 2-155　三叉神经反射区

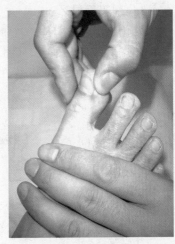

图 2-156　三叉神经反射区操作手法

(4)大脑反射区

定位:位于双足姆趾的整个趾腹,大脑左半球反射区在右足,大脑右半球反射区在左足。(图 2-157)

操作手法:一手握足,另一手半握拳,示指弯曲,以示指指关节定点施力,由姆趾端向趾根方向按摩,力度以反射区产生酸痛为宜。(图 2-158)

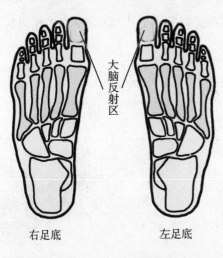

右足底　　　　　　　左足底

图 2-157　大脑反射区

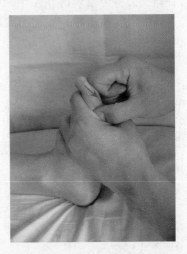

图 2-158　大脑反射区操作手法

【手部反射疗法】

1. 处方　按摩额窦、三叉神经、大脑反射区各3分钟。

2. 定位及操作手法

(1)额窦反射区

定位:位于双手掌10个指头顶端约1cm范围。左侧额窦反射区在右手上,右侧额窦反射区在左手上。(图2-159)

操作手法:用拇指指端在反射区上定点按摩,力度以反射区产生酸痛为宜。(图2-160)

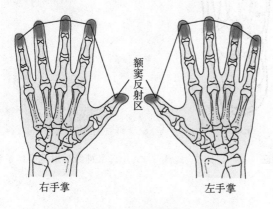

图 2-159　额窦反射区

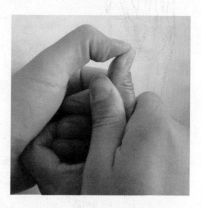

图 2-160　额窦反射区操作手法

(2)三叉神经反射区

定位:位于双手掌侧,小脑及脑干反射区的上方。左侧三叉神经反射区在右手,右侧三叉神经反射区在左手。(图2-161)

操作手法:用拇指指腹施力,从拇指端向虎口方向定点按摩,力度以反射区产生酸痛为宜。(图2-162)

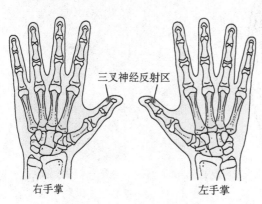

图 2-161　三叉神经反射区

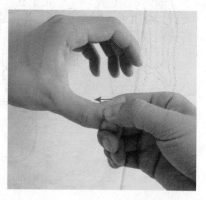

图 2-162　三叉神经反射区操作手法

(3)大脑反射区

定位:位于双手掌侧,拇指指腹全部。左半大脑反射区在右手上,右半大脑反射区在左手上。(图2-163)

操作手法:用拇指由上向下按摩,力度以产生酸痛为度。(图2-164)

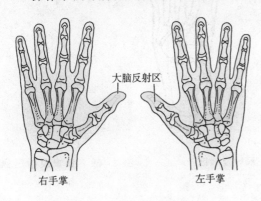

右手掌　　左手掌

图2-163　大脑反射区

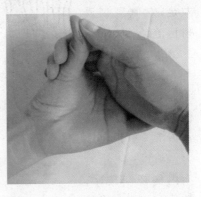

图2-164　大脑反射区操作手法

【注意事项】

1. 有较好的止痛效果。刺激反射区要有酸痛感(以能忍受为度),没有酸痛感将影响疗效。治疗1次即可见效。

2. 必须审证求因,针对病因进行治疗,必要时配合中西药物治疗。

(二)感冒

【足部反射疗法】

1. 处方　按摩肾上腺、额窦、鼻、脾反射区各3分钟。

2. 定位及操作手法

(1)肾上腺反射区

定位:位于双足足底第2与3跖骨体之间,距跖骨头近心端一拇指宽处。(图2-165)

操作手法:一手握足,另一手半握拳,示指弯曲,以示指指关节顶点施力,定点深部按压,力度以反射区产生酸痛为宜。(图2-166)

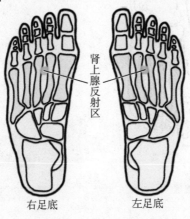

右足底　　左足底

图2-165　肾上腺反射区

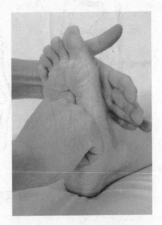

图2-166　肾上腺反射区操作手法

（2）额窦反射区

定位：位于双足 10 个足趾趾端。右侧额窦反射区在左足，左侧额窦反射区在右足。（图2-167）

操作手法：一手握足，另一手半握拳，示指弯曲，以示指指关节顶点施力。踇趾：自外侧向内侧横向按摩；其他足趾头：从趾端向趾根方向按摩；力度以反射区产生酸痛为宜。（图2-168）

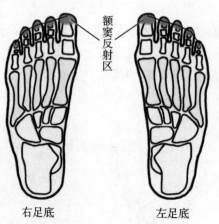

右足底　　　　左足底

图 2-167　**额窦反射区**

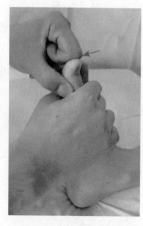

图 2-168　**额窦反射区操作手法**

（3）鼻反射区

定位：位于双足踇趾远节趾骨内侧，自踇趾趾腹内侧缘延伸到踇趾趾甲根部呈"L"形。左侧鼻反射区在右足，右侧鼻反射区在左足。（图2-169）

操作手法：一手握足，另一手以拇指指腹施力，力度以反射区产生酸痛为宜。（图2-170）

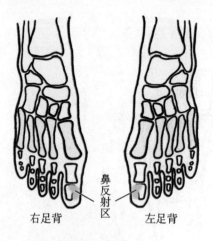

右足背　　鼻反射区　　左足背

图 2-169　**鼻反射区**

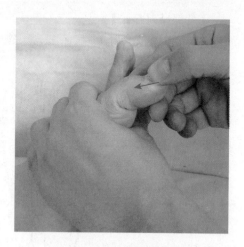

图 2-170　**鼻反射区操作手法**

（4）脾反射区

定位:位于左足底第 4 与 5 跖骨体间,心脏反射区下一拇指宽处。（图 2-171）

操作手法:一手握足,另一手半握拳,示指弯曲,以示指指关节顶点施力,定点按压,力度以反射区产生酸痛为宜。（图 2-172）

【手部反射疗法】

1. 处方　按摩额窦、脾反射区各 3 分钟。

2. 定位及操作手法

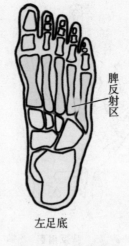
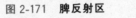

左足底

图 2-171　脾反射区

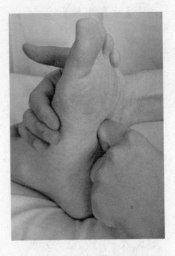

图 2-172　脾反射区操作手法

（1）额窦反射区

定位:位于双手掌 10 个指头顶端约 1cm 范围。左侧额窦反射区在右手上,右侧额窦反射区在左手上。（图 2-173）

操作手法:用拇指指端在反射区上定点按摩,力度以反射区产生酸痛为宜。（图 2-174）

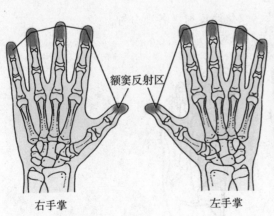

右手掌　　　　　　左手掌

图 2-173　额窦反射区

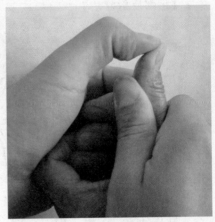

图 2-174　额窦反射区操作手法

（2）脾反射区

定位:位于左手掌第 4 与 5 掌骨间远端,心脏反射区下一拇指处。（图 2-175）

操作手法:点压按摩,力度以反射区产生酸痛为宜。（图 2-176）

【注意事项】

1. 反射疗法按摩1次即可见效,反射疗法治疗后需饮水500ml,饮食要清淡,注意休息。刺激反射区要有酸痛感(以能忍受为度),没有酸痛感将影响疗效。

2. 配合足浴法(在43℃左右的热水中放入一勺食盐,浸泡双足10分钟,额头出汗后注意保温。)效果更佳。

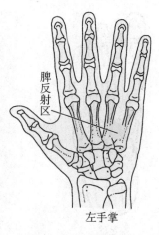

图 2-175　脾反射区

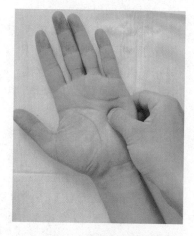

图 2-176　脾反射区操作手法

3. 气温多变化季节注意保暖,避免受凉和过度劳累。经常参加体育锻炼,增强体质,可减少本病的发生。

(三)气管炎

【足部反射疗法】

1. 处方　按摩肾上腺、喉及气管、脾、化痰反射区各3分钟。

2. 定位及操作手法

(1)肾上腺反射区

定位:位于双足足底第2与3跖骨体之间,距跖骨头近心端一拇指宽处。(图2-177)

操作手法:一手握足,另一手半握拳,示指弯曲,以示指指关节质点施力,定点深部按压,力度以反射区产生酸痛为宜。(图2-178)

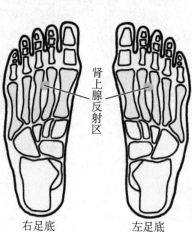

图 2-177　肾上腺反射区

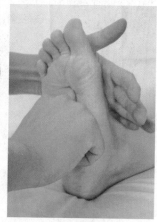

图 2-178　肾上腺反射区操作手法

（2）喉及气管反射区

定位：位于双足足背第 1 及 2 跖骨头与跖骨底之间。（图 2-179）

操作手法：一手握足，另一手以拇指固定，以示指内侧缘施力，自关节处向趾尖按摩，力度以反射区产生酸痛为宜。（图 2-180）

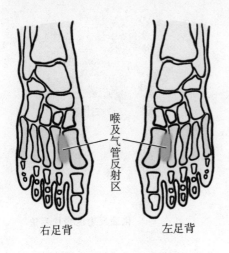

右足背　　　　　　左足背

图 2-179　喉及气管反射区

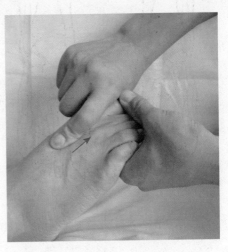

图 2-180　喉及气管反射区操作手法

（3）脾反射区

定位：位于左足底第 4 与 5 跖骨体间，心脏反射区下一拇指宽处。（图 2-181）

操作手法：一手握足，另一手半握拳，示指弯曲，以示指指关节顶点施力，定点按压，力度以反射区产生酸痛为宜。（图 2-182）

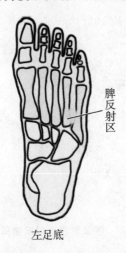

左足底

图 2-181　脾反射区

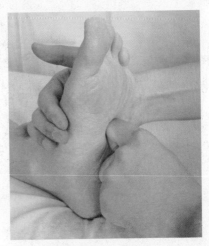

图 2-182　脾反射区操作手法

（4）化痰反射区

定位：位于双足背内外踝连线中点。（图 2-183）

操作手法：用拇指指端施力，以反射区产生酸痛为宜。（图 2-184）

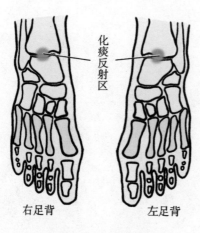

图 2-183　化痰反射区

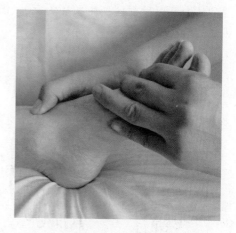

图 2-184　化痰反射区操作手法

【手部反射疗法】

1. 处方　按摩喉及气管、脾反射区各 3 分钟。

2. 定位及操作手法

（1）喉及气管反射区

定位：位于双手背第 1 与 2 掌骨间的区域。（图 2-185）

操作手法：用示指指端按压，力度以产生酸痛为度。（图 2-186）

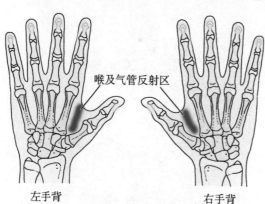

图 2-185　喉及气管反射区

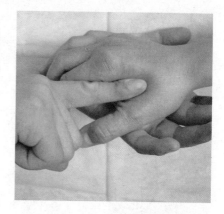

图 2-186　喉及气管反射区操作手法

（2）脾反射区

定位：位于左手掌第4与5掌骨间远端，心脏反射区下一拇指处。（图2-187）

操作手法：点压按摩，力度以反射区产生酸痛为宜。（图2-188）

【注意事项】

1. 反射疗法对于本病有较好的治疗效果。急性支气管炎治疗要彻底，以防转为慢性

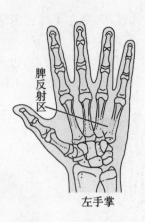

图 2-187　脾反射区

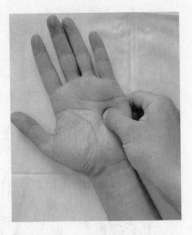

图 2-188　脾反射区操作手法

支气管炎；对于慢性支气管炎要坚持治疗，有较好的疗效。

2. 注意保暖，预防感冒，以减少本病的发生。

3. 嘱戒烟，忌食生冷辛辣腥发之品。并增强体质，及时治疗上呼吸道感染。

4. 与药物配合效果更佳，接受反射疗法治疗需要有恒心、信心、耐心。刺激反射区要有酸痛感（以能忍受为度），没有酸痛感将影响疗效。

（四）胃炎

【足部反射疗法】

1. 处方　按摩胃、大脑、脾反射区各3分钟。

2. 定位及操作手法

（1）胃反射区

定位：位于双足足底，第1跖趾关节后方约一横指宽处。（图2-189）

操作手法：一手握足，另一手半握拳，示指弯曲，以示指指关节顶点施力，由足趾向足跟方向按摩，力度以反射区产生酸痛为宜。（图2-190）

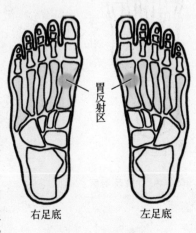

图 2-189　胃反射区

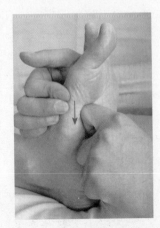

图 2-190　胃反射区操作手法

（2）大脑反射区

定位：位于双足姆趾的整个趾腹，大脑左半球反射区在右足，大脑右半球反射区在左足。（图2-191）

操作手法：一手握足，另一手半握拳，示指弯曲，以示指指关节顶点施力，由姆趾端向趾根方向按摩，力度以反射区产生酸痛为宜。（图2-192）

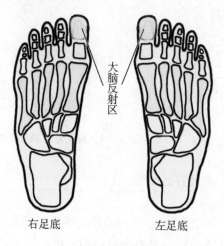

右足底　　　　左足底

图 2-191　大脑反射区

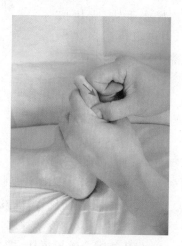

图 2-192　大脑反射区操作手法

（3）脾反射区

定位：位于左足底第4与5跖骨体间，心脏反射区下一拇指宽处。（图2-193）

操作手法：一手握足，另一手半握拳，示指弯曲，以示指指关节顶点施力，定点按压，力度以反射区产生酸痛为宜。（图2-194）

【手部反射疗法】

1. 处方　按摩胃、脾反射区各3分钟。

2. 定位及操作手法

（1）胃反射区

定位：位于双手掌第1掌骨远端。（图2-195）

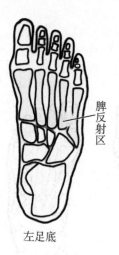

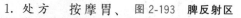

左足底

图 2-193　脾反射区

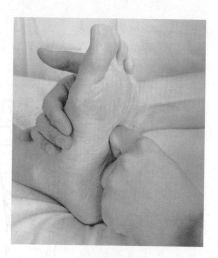

图 2-194　脾反射区操作手法

操作手法：由手指向手腕方向按摩，力度以产生酸痛为度。（图 2-196）

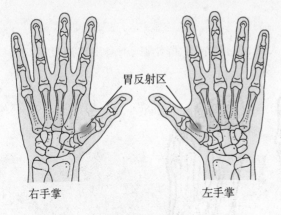

右手掌　　　　　　左手掌

图 2-195　**胃反射区**

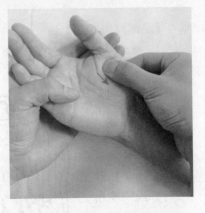

图 2-196　**胃反射区操作手法**

（2）脾反射区

定位：位于左手掌第 4 与 5 掌骨间远端，心脏反射区下一拇指处。（图 2-197）

操作手法：点压按摩，力度以反射区产生酸痛为宜。（图 2-198）

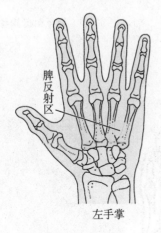

脾反射区

左手掌

图 2-197　**脾反射区**

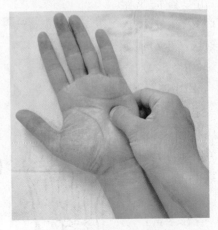

图 2-198　**脾反射区操作手法**

【注意事项】

1. 本法治疗急性胃炎有显效。对于慢性胃炎，如能坚持治疗，亦能取得较好的远期疗效。足手反射疗法按摩治疗 1～2 个月可完全治愈。刺激反射区要有酸痛感（以能忍受为度），没有酸痛感将影响疗效。

2. 注意饮食要有规律，少食多餐，忌食刺激性食物及烟酒。要注意补充营养，多食易消化、富含蛋白质、维生素的食物，如鱼、蛋，多食洗净的新鲜水果、蔬菜。

3. 保持心情舒畅,合理安排工作和休息,避免精神过度紧张和过度疲劳。

(五)腹泻

【足部反射疗法】

1. 处方　按摩胃、十二指肠、大脑、脾、横结肠、降结肠、下身淋巴腺反射区各3分钟。

2. 定位及操作手法

(1)胃反射区

定位:位于双足足底第1跖趾关节后方约一横指宽处。(图2-199)

操作手法:一手握足,另一手半握拳,示指弯曲,以示指指关节顶点施力,由足趾向足跟方向按摩,力度以反射区产生酸痛为宜。(图2-200)

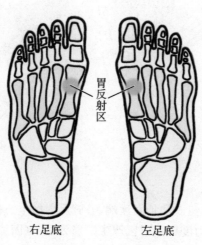

右足底　　左足底

图 2-199　胃反射区

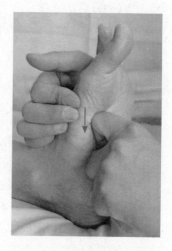

图 2-200　胃反射区操作手法

(2)十二指肠反射区

定位:位于双足足底内侧缘第1跖跖关节前方,胰腺反射区后方。(图2-201)

操作手法:一手握足,另一手半握拳,示指弯曲,以示指指关节顶点施力,由足趾向足跟方向按摩,力度以反射区产生酸痛为宜。(图2-202)

(3)大脑反射区

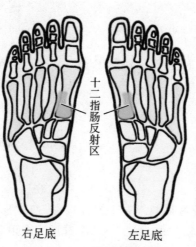

右足底　　左足底

图 2-201　十二指肠反射区

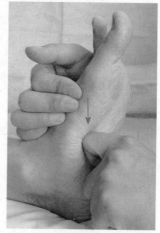

图 2-202　十二指肠反射区操作手法

定位:位于双足姆趾的整个趾腹,大脑左半球反射区在右足,大脑右半球反射区在左足。(图2-203)

操作手法:一手握足,另一手半握拳,示指弯曲,以示指指关节定点施力,由姆趾端向趾根方向按摩,力度以反射区产生酸痛为宜。(图2-204)

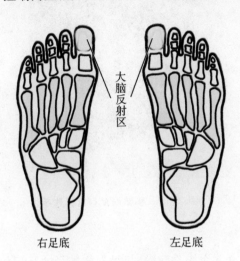

右足底　　　左足底

图2-203　大脑反射区

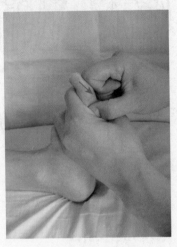

图2-204　大脑反射区操作手法

(4)脾反射区

定位:位于左足底第4与5跖骨体间,心脏反射区下一拇指宽处。(图2-205)

操作手法:一手握足,另一手半握拳,示指弯曲,以示指指关节顶点施力,定点按压,力度以反射区产生酸痛为宜。(图2-206)

(5)横结肠反射区

定位:位于双足足底中部,横越足底呈横带状。(图2-207)

操作手法:一手握足,另一手半握拳,示指弯曲,以示指指关节顶点施力,左足由内侧向外侧按摩,右足由外侧向内侧按摩,力度以反射区产

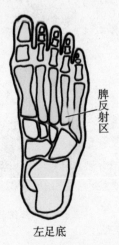

脾反射区

左足底

图2-205　脾反射区

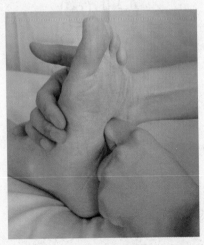

图2-206　脾反射区操作手法

65

生酸痛为宜。(图 2-208)

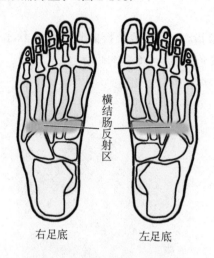

图 2-207　横结肠反射区

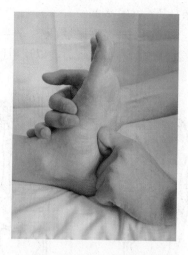

图 2-208　横结肠反射区操作手法

(6)降结肠反射区

定位:位于左足足底第 5 跖骨沿骰骨外缘至跟骨前缘,与足外侧平行的竖条状区。(图 2-209)

操作手法:一手握足,另一手半握拳,示指弯曲,以示指指关节顶点施力,由足趾向足跟方向按摩,力度以反射区产生酸痛为宜。(图 2-210)

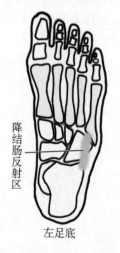

图 2-209　降结肠反射区

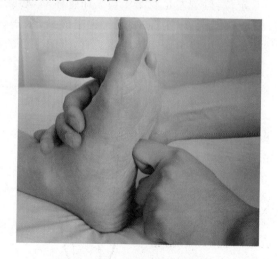

图 2-210　降结肠反射区操作手法

(7)下身淋巴腺反射区

定位:位于双足内踝与胫骨前肌肌腱形成的凹陷部位。(图 2-211)

操作手法:一手握足,另一手半握拳,示指弯曲,以示指指关节顶点施力,定点按压,力度以反射区产生酸痛为宜。(图2-212)

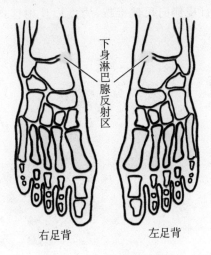

右足背　　　　左足背

图2-211　下身淋巴腺反射区

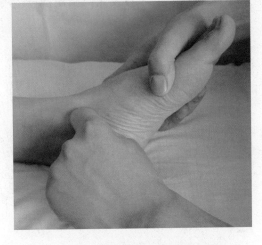

图2-212　下身淋巴腺反射区操作手法

【手部反射疗法】

1. 处方　按摩胃、横结肠、降结肠、脾反射区各3分钟。

2. 定位及操作手法

(1)胃反射区

定位:位于双手掌第1掌骨远端。(图2-213)

操作手法:由手指向手腕方向按摩,力度以反射区产生酸痛为宜。(图2-214)

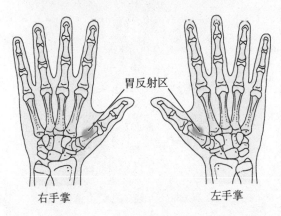

右手掌　　　　左手掌

图2-213　胃反射区

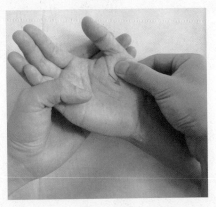

图2-214　胃反射区操作手法

（2）横结肠反射区

定位：位于双手掌第1～4掌骨远端的一带状区域。（图2-215）

操作手法：右手自尺侧向桡侧推按，左手自桡侧向尺侧推按，力度以反射区产生酸痛为宜。（图2-216）

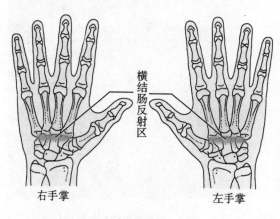

横结肠反射区

右手掌　　　　　　左手掌

图 2-215　横结肠反射区

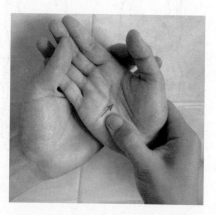

图 2-216　横结肠反射区操作手法

（3）降结肠反射区

定位：位于左手掌侧，小肠反射区尺侧与左手尺侧平行的带状区域。（图2-217）

操作手法：向腕关节方向推按，力度以产生酸痛为度。（图2-218）

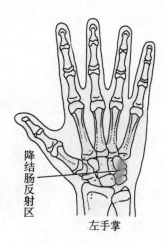

降结肠反射区

左手掌

图 2-217　降结肠反射区

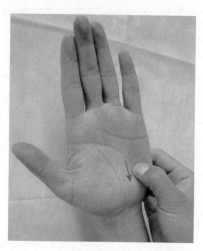

图 2-218　降结肠反射区操作手法

(4)脾反射区

定位：位于左手掌第4与5掌骨间远端，心脏反射区下一拇指处。（图2-219）

操作手法：点压按摩，力度以产生酸痛为度。（图2-220）

【注意事项】

1. 足手反射疗法对于胃肠道疾病引起的慢性腹泻和神经官能性腹泻有特效，4～8次即

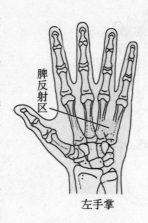

脾反射区

左手掌

图2-219　脾反射区

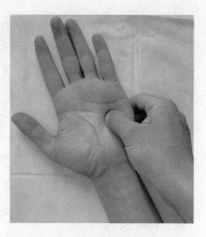

图2-220　脾反射区操作手法

可见效，2个月左右可全部治愈。刺激反射区要有酸痛感（以能忍受为度），没有酸痛感将影响疗效。

2. 饮食以清淡为主，忌食辛辣、油腻之品，生活要有规律性，注意保暖，不要过度疲劳。

(六)结肠炎

【足部反射疗法】

1. 处方　按摩腹腔神经丛、脾、横结肠、降结肠、下身淋巴腺反射区各3分钟。

2. 定位及操作手法

(1)腹腔神经丛反射区

定位：位于双足足底第1～4跖骨体处，分布在肾反射区附近的椭圆形区域。（图2-221）

操作手法：一手握足，另一手半握拳，示指弯曲，以示指指关节顶点施力，由足趾向足跟方向按摩，力度以反射区产生酸痛为宜。（图2-222）

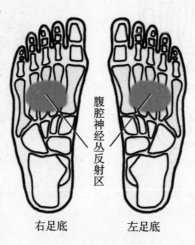

腹腔神经丛反射区

右足底　　　左足底

图2-221　腹腔神经丛反射区

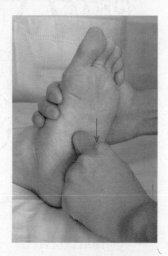

图2-222　腹腔神经丛反射区操作手法

(2)脾反射区

定位:位于左足底第4与5跖骨体间,心脏反射区下一拇指宽处。(图2-223)

操作手法:一手握足,另一手半握拳,示指弯曲,以示指指关节顶点施力,定点按压,力度以反射区产生酸痛为宜。(图2-224)

(3)横结肠反射区

定位:位于双足足底中部,横越足底呈横带状。(图2-225)

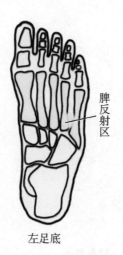

左足底

图 2-223　脾反射区

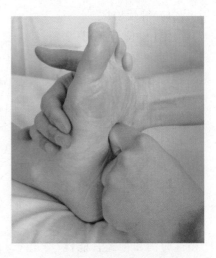

图 2-224　脾反射区操作手法

操作手法:一手握足,另一手半握拳,示指弯曲,以示指指关节顶点施力,左足由内侧向外侧按摩,右足由外侧向内侧按摩,力度以反射区产生酸痛为宜。(图2-226)

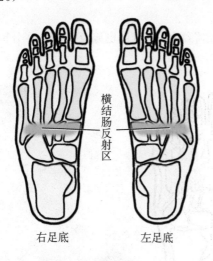

右足底　　　　左足底

图 2-225　横结肠反射区

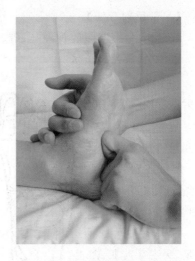

图 2-226　横结肠反射区操作手法

(4)降结肠反射区

定位:位于左足足底第5跖骨沿骰骨外缘至跟骨前缘,与足外侧平行的竖条状区。(图2-227)

操作手法：一手握足，另一手半握拳，示指弯曲，以示指指关节顶点施力，由足趾向足跟方向按摩，力度以反射区产生酸痛为宜。（图2-228）

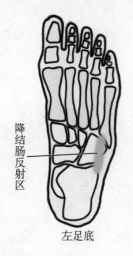

降结肠反射区

左足底

图2-227　降结肠反射区

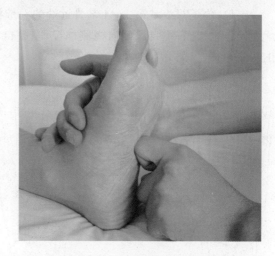

图2-228　降结肠反射区操作手法

　　（5）下身淋巴腺反射区

　　定位：位于双足内踝与胫骨前肌肌腱形成的凹陷部位。（图2-229）

　　操作手法：一手握足，另一手半握拳，示指弯曲，以示指指关节顶点施力，定点按压，力度以反射区产生酸痛为宜。（图2-230）

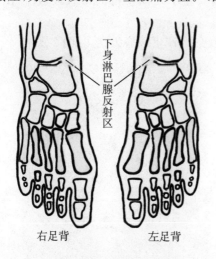

下身淋巴腺反射区

右足背　　　　　左足背

图2-229　下身淋巴腺反射区

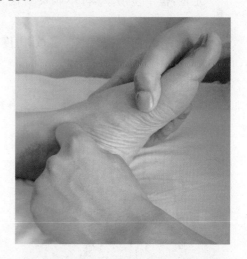

图2-230　下身淋巴腺反射区操作手法

【手部反射疗法】

1. 处方　按摩横结肠、降结肠、脾反射区。

2. 定位及操作手法

(1)横结肠反射区

定位:位于双手掌第1~4掌骨远端的一带状区域。(图2-231)

操作手法:右手自尺侧向桡侧推按,左手自桡侧向尺侧推按,力度以反射区产生酸痛为宜。(图2-232)

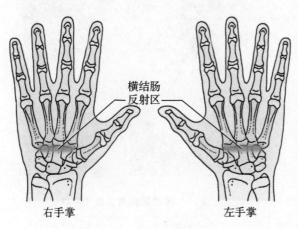

图2-231　横结肠反射区

图2-232　横结肠反射区操作手法

(2)降结肠反射区

定位:位于左手掌侧,小肠反射区尺侧与左手尺侧平行的带状区域。(图2-233)

操作手法:向腕关节方向推按,力度以反射区产生酸痛为宜。(图2-234)

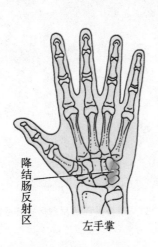

图2-233　降结肠反射区

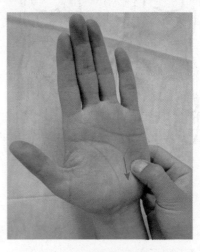

图2-234　降结肠反射区操作手法

（3）脾反射区

定位：位于左手掌第4与5掌骨间远端，心脏反射区下一拇指处。（图2-235）

操作手法：点压按摩，力度以反射区产生酸痛为宜。（图2-236）

【注意事项】

1. 坚持数次治疗即可见效，1～2个月可以治好。

2. 饮食以清淡为主，忌食辛辣、油腻之品，生活要有规律性，注意保暖，不要过度疲劳。

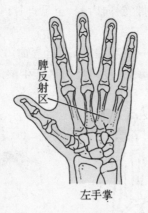

图2-235　脾反射区

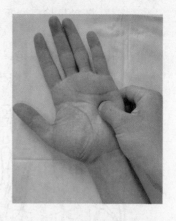

图2-236　脾反射区操作手法

（七）膀胱炎

【足部反射疗法】

1. 处方　按摩肾、输尿管、膀胱、尿道、脾、下身淋巴腺反射区各3分钟。

2. 定位及操作手法

（1）肾反射区

定位：位于双足足底第2与3跖骨体之间，近跖骨底处。即肾上腺反射区下一横指处。（图2-237）

操作手法：一手握足，另一手半握拳，示指弯曲，以示指指关节顶点施力，向足跟方向按摩，力度以反射区产生酸痛为宜。（图2-238）

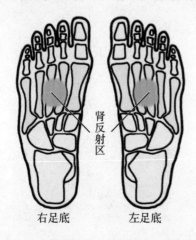

图2-237　肾反射区

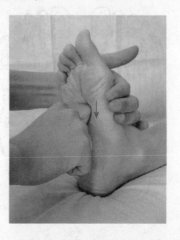

图2-238　肾反射区操作手法

(2)输尿管反射区

定位:自双足足底肾反射区斜向内侧,至足舟骨内下方,呈弧形带状区。(图2-239)

操作手法:一手握足,另一手半握拳,示指弯曲,以示指指关节顶点施力,由肾反射区向膀胱反射区方向按摩,力度以反射区产生酸痛为宜。(图2-240)

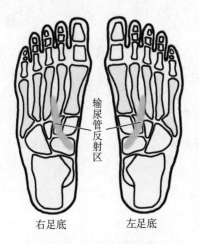

右足底　　　左足底

图 2-239　输尿管反射区

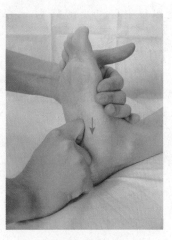

图 2-240　输尿管反射区操作手法

(3)膀胱反射区

定位:位于双足内踝前方,足舟骨下方,踇展肌内缘旁。(图2-241)

操作手法:一手握足,另一手半握拳,示指弯曲,以示指指关节顶点施力,定点按压,力度以反射区产生酸痛为宜。(图2-242)

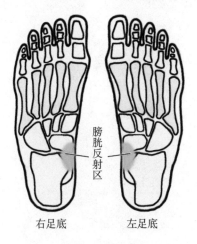

右足底　　　左足底

图 2-241　膀胱反射区

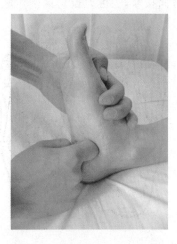

图 2-242　膀胱反射区操作手法

（4）尿道反射区

定位：位于双足内侧，自膀胱反射区斜向后上方延伸，经距骨止于内踝后下方。（图 2-243）

操作手法：一手握足，另一手以拇指指腹施力，自膀胱反射区斜向上按摩，力度以反射区产生酸痛为宜。（图 2-244）

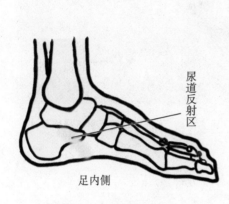

图 2-243　尿道反射区

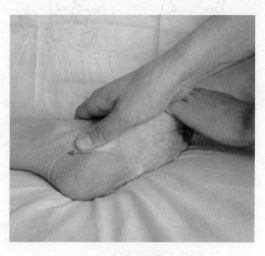

图 2-244　尿道反射区操作手法

（5）脾反射区

定位：位于左足底第 4 与 5 跖骨体间，心脏反射区下一拇指宽处。（图 2-245）

操作手法：一手握足，另一手半握拳，示指弯曲，以示指指关节顶点施力，定点按压，力度以反射区产生酸痛为宜。（图 2-246）

（6）下身淋巴腺反射区

定位：位于双足内踝与胫骨前肌肌腱形成的凹陷部位。（图 2-247）

操作手法：一手握足，另一手半握拳，示指弯曲，以示指指关节顶点

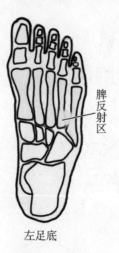

图 2-245　脾反射区

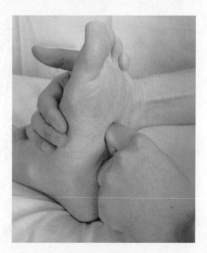

图 2-246　脾反射区操作手法

施力,定点按压,力度以反射区产生酸痛为宜。(图 2-248)

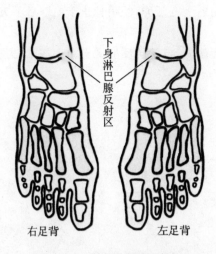

图 2-247　**下身淋巴腺反射区**

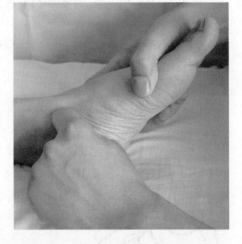

图 2-248　**下身淋巴腺反射区操作手法**

【手部反射疗法】

1. 处方　按摩膀胱、下身淋巴腺反射区各 3 分钟。

2. 定位及操作手法

(1)膀胱反射区

定位:位于双手掌下方,手腕骨头状骨骨面。(图 2-249)

操作手法:向手腕方向点压按摩,力度以反射区产生酸痛为宜。(图 2-250)

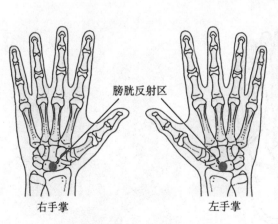

图 2-249　**膀胱反射区**

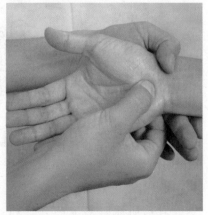

图 2-250　**膀胱反射区操作手法**

(2)下身淋巴腺反射区

定位:位于双手背的桡骨侧,手背腕骨与前臂桡骨之间凹陷。(图 2-251)

操作手法:以拇指施力点按,力度以反射区产生酸痛为宜。(图2-252)

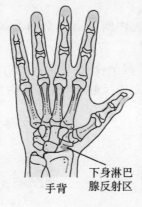

图2-251 下身淋巴腺反射区

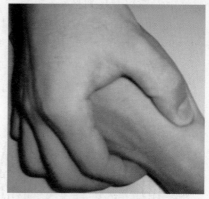

图2-252 下身淋巴腺反射区操作手法

【注意事项】

1. 反射疗法法对本病有较好疗效,对改善尿路刺激症状较显著。同时要多喝水,轻者一次治愈,重者,一次也可见效,数次治愈。

2. 女性注意外阴部清洁及经期卫生。

3. 刺激反射区要有酸痛感(以能忍受为度),没有酸痛感将影响疗效。

4. 忌服辛辣酸味或有刺激性食物,多食新鲜水果蔬菜。

(八)排尿困难

【足部反射疗法】

1. 处方 按摩肾、输尿管、膀胱、尿道、下身淋巴腺反射区各3分钟。

2. 定位及操作手法

(1)肾反射区

定位:位于双足足底第2与3跖骨体之间,近跖骨底处。即肾上腺反射区下一横指处。(图2-253)

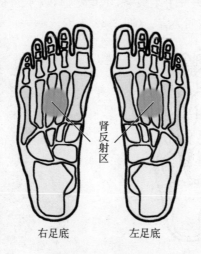

图2-253 肾反射区

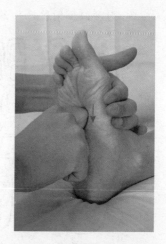

图2-254 肾反射区操作手法

操作手法:一手握足,另一手半握拳,示指弯曲,以示指指关节顶点施力,向足跟方向按摩,力度以反射区产生酸痛为宜。(图2-254)

（2）输尿管反射区

定位：自双足足底肾反射区斜向内侧，至足舟骨内下方，呈弧形带状区。（图2-255）

操作手法：一手握足，另一手半握拳，示指弯曲，以示指指关节顶点施力，由肾反射区向膀胱反射区方向按摩，力度以反射区产生酸痛为宜。（图2-256）

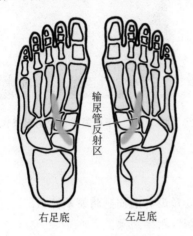

右足底　　　　左足底

图2-255　输尿管反射区

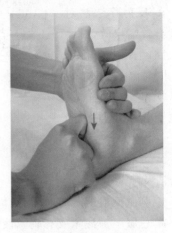

图2-256　输尿管反射区操作手法

（3）膀胱反射区

定位：位于双足内踝前方，足舟骨下方，姆展肌内缘旁。（图2-257）

操作手法：一手握足，另一手半握拳，示指弯曲，以示指指关节顶点施力，定点按压，力度以反射区产生酸痛为宜。（图2-258）

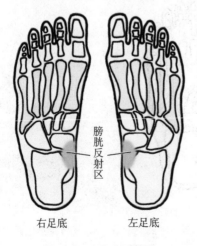

右足底　　　　左足底

图2-257　膀胱反射区

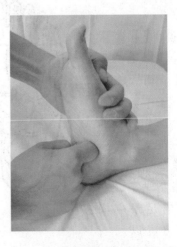

图2-258　膀胱反射区操作手法

(4)尿道反射区

定位:位于双足内侧,自膀胱反射区斜向后上方延伸,经距骨止于内踝后下方。(图 2-259)

操作手法:一手握足,另一手以拇指指腹施力,自膀胱反射区斜向上按摩,力度以反射区产生酸痛为宜。(图 2-260)

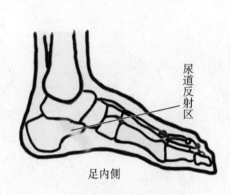

图 2-259　尿道反射区

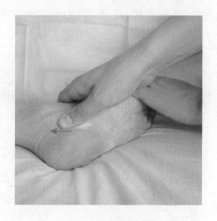

图 2-260　尿道反射区操作手法

(5)下身淋巴腺反射区

定位:位于双足内踝与胫骨前肌肌腱形成的凹陷部位。(图 2-261)

操作手法:一手握足,另一手半握拳,示指弯曲,以示指指关节顶点施力,定点按压,力度以反射区产生酸痛为宜。(图 2-262)

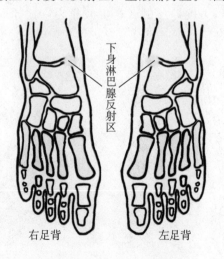

图 2-261　下身淋巴腺反射区

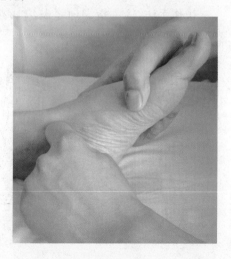

图 2-262　下身淋巴腺反射区操作手法

【手部反射疗法】

1. 处方　按摩肾、输尿管、膀胱反射区各3分钟。

2. 定位及操作手法

(1)肾反射区

定位:位于双手掌中央。(图2-263)

操作手法:从手指端向手腕方向按压,力度以反射区产生酸痛为宜。(图2-264)

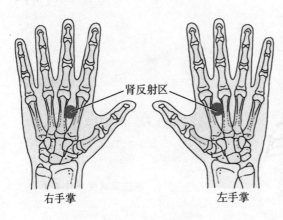

图 2-263　肾反射区

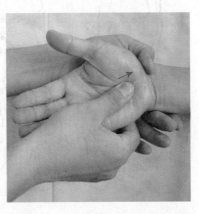

图 2-264　肾反射区操作手法

(2)输尿管反射区

定位:位于双手掌中部,上接肾反射区,下连膀胱反射区。(图2-265)

操作手法:从手指端向手腕方向按压,力度以反射区产生酸痛为宜。(图2-266)

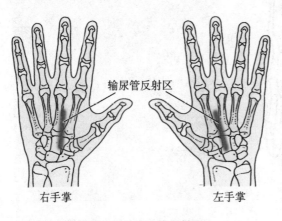

图 2-265　输尿管反射区

图 2-266　输尿管反射区操作手法

（3）膀胱反射区

定位：位于双手掌下方，手腕骨头状骨骨面。（图2-267）

操作手法：用拇指向手腕方向点压按摩，力度以反射区产生酸痛为宜。（图2-268）

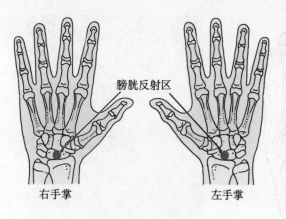

膀胱反射区

右手掌　　　　左手掌

图 2-267 **膀胱反射区**

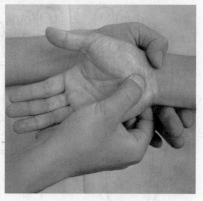

图 2-268 **膀胱反射区操作手法**

【注意事项】 足手反射疗法1次可以见效，十几次能有满意效果。

三、妇科病症

（一）乳腺疾病

【足部反射疗法】

1. 处方 按摩肾上腺、垂体、脾、肝、胸部（乳房）、胸部淋巴腺反射区各3分钟。

2. 定位及操作手法

（1）肾上腺反射区

定位：位于双足足底第2与3跖骨体之间，距跖骨头近心端一拇指宽处。（图2-269）

操作手法：一手握足，另一手半握拳，示指弯曲，以示指指关节顶点施力，定点深部按压，力度以反射区产生酸痛为宜。（图2-270）

（2）垂体反射区

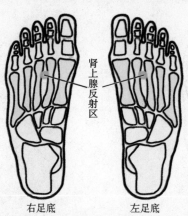

肾上腺反射区

右足底　　　　左足底

图 2-269 **肾上腺反射区**

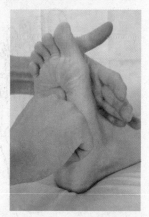

图 2-270 **肾上腺反射区操作手法**

定位:位于双足姆趾趾腹中央部位。(图 2-271)

操作手法:一手握足,另一手半握拳,示指弯曲,以示指指关节顶点施力,定点深入按压,力度以反射区产生酸痛为宜。(图 2-272)

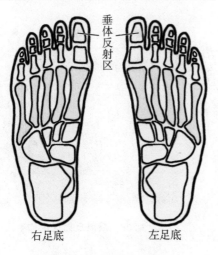

右足底　　　　　左足底

图 2-271　垂体反射区

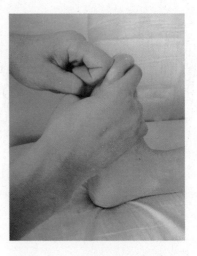

图 2-272　垂体反射区操作手法

(3)脾反射区

定位:位于左足底第 4 与 5 跖骨体间,心脏反射区下一拇指宽处。(图 2-273)

操作手法:一手握足,另一手半握拳,示指弯曲,以示指指关节顶点施力,定点按压,力度以反射区产生酸痛为宜。(图 2-274)

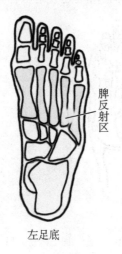

左足底

图 2-273　脾反射区

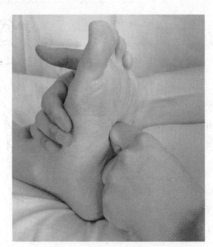

图 2-274　脾反射区操作手法

（4）肝反射区

定位：位于右足足底第 4 与 5 跖骨体间。（图 2-275）

操作手法：一手握足，另一手半握拳，示指弯曲，以示指指关节顶点施力，向足趾方向按摩，力度以反射区产生酸痛为宜。（图 2-276）

（5）胸部（乳房）反射区

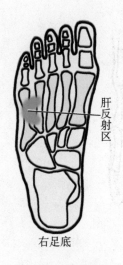

图 2-275　肝反射区

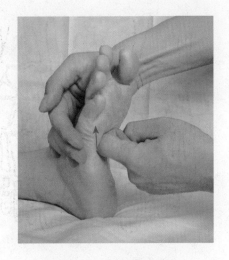

图 2-276　肝反射区操作手法

定位：位于双足足背第 2,3,4 趾蹼至第 2,3,4 跖骨底的似圆形区域。（图 2-277）

操作手法：双手拇指指腹施力，自足趾向足背方向推按，力度以反射区产生酸痛为宜。（图 2-278）

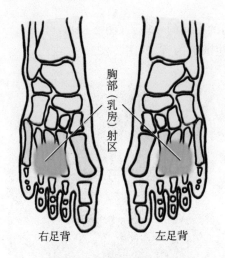

图 2-277　胸部（乳房）反射区

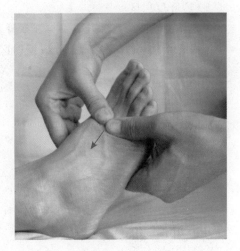

图 2-278　胸部（乳房）反射区操作手法

（6）胸部淋巴腺反射区

定位：自双足足背第 1 与 2 跖骨之间延伸至第 1 与 2 趾蹼处。（图 2-279）

操作手法：一手握足，另一手以拇指固定，以示指内侧缘施力，自关节处向趾间按摩，力度以反射区产生酸痛为宜。（图 2-280）

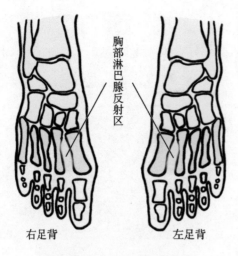

图 2-279 胸部淋巴腺反射区

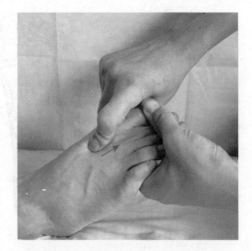

图 2-280 胸部淋巴腺反射区操作手法

【手部反射疗法】

1. 处方　按摩肝、胸部(乳房)、胸部淋巴腺反射区各 3 分钟。

2. 定位及操作手法

(1)肝反射区

定位:位于右手掌侧第 4 与 5 掌骨之间的中间的一段。(图 2-281)

操作手法:定点按摩,力度以反射区产生酸痛为宜。(图 2-282)

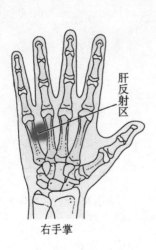

图 2-281 肝反射区

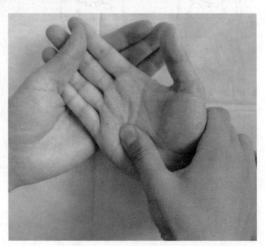

图 2-282 肝反射区操作手法

(2)胸部(乳房)反射区

定位:位于双手背第 2,3,4 掌骨之区域。(图 2-283)

操作手法:用拇指由手指向手腕方向推按,力度以反射区产生酸痛为宜。(图 2-284)

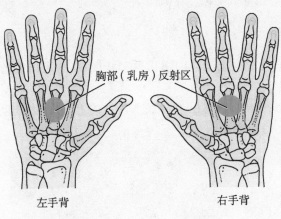

图 2-283　胸部(乳房)反射区

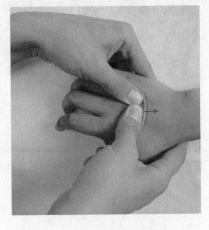

图 2-284　胸部(乳房)反射区操作手法

(3)胸部淋巴腺反射区

定位:位于双手背第 1 与 2 掌骨间的区域,与喉、气管及食管反射区在一起。(图 2-285)

操作手法:用示指指端按压,力度以反射区产生酸痛为宜。(图 2-286)

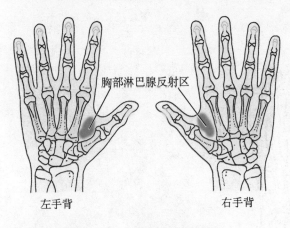

图 2-285　胸部淋巴腺反射区

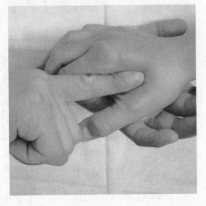

图 2-286　胸部淋巴腺反射区操作手法

【注意事项】

1. 保持良好情绪。

2. 反射疗法有较好的效果,但需要有恒心、信心、耐心,可同时配合服用舒肝解郁的中药效果更佳。

（二）痛经

【足部反射疗法】

1. 处方　按摩下腹部、肝、腹股沟反射区各3分钟。

2. 定位及操作手法

（1）下腹部反射区

定位：位于双足腓骨外后方，自外踝向上延伸四横指的带状区域，与足内侧的直肠及肛门反射区相对。（图2-287）

操作手法：一手握足，另一手以拇指指腹施力，自踝关节后方向上推按，力度以反射区产生酸痛为宜。（图2-288）

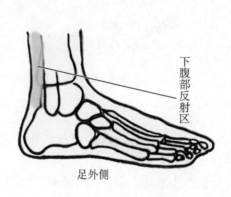

图 2-287　下腹部反射区

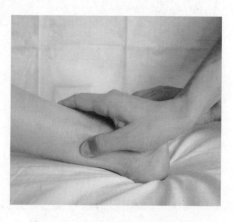

图 2-288　下腹部反射区操作手法

（2）肝反射区

定位：位于右足足底第4与5跖骨体间。（图2-289）

操作手法：一手握足，另一手半握拳，示指弯曲，以示指指关节顶点施力，向足趾方向按摩，力度以反射区产生酸痛为宜。（图2-290）

（3）腹股沟反射区

定位：位于双足

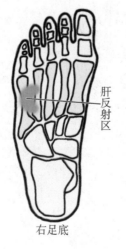

图 2-289　肝反射区

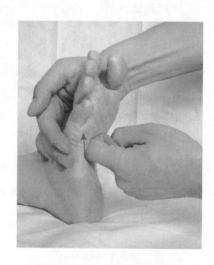

图 2-290　肝反射区操作手法

内踝尖上方两横指胫骨内侧凹陷处。(图2-291)

操作手法:一手握足,另一手以拇指指腹施力,力度以反射区产生酸痛为宜。(图2-292)

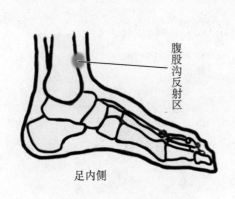

图 2-291　腹股沟反射区

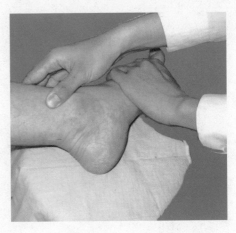

图 2-292　腹股沟反射区操作手法

【手部反射疗法】

1. 处方　按摩下腹部、肝反射区各3分钟。

2. 定位及操作手法

(1)下腹部反射区

定位:位于双前臂尺骨侧面,腕骨前方向上延伸三横指的一带状区域。(图2-293)

操作手法:以拇指指腹向前臂上端推揉,力度以反射区产生酸痛为宜。(图2-294)

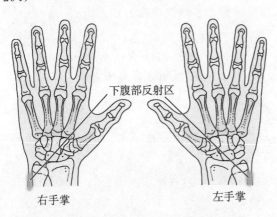

图 2-293　下腹部反射区

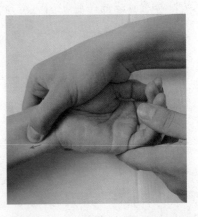

图 2-294　下腹部反射区操作手法

（2）肝反射区

定位：位于右手掌侧第4与5掌骨之间的中间的一段。（图2-295）

操作手法：定点按摩,力度以反射区产生酸痛为宜。（图2-296）。

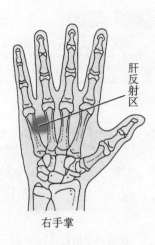

肝反射区

右手掌

图 2-295　肝反射区

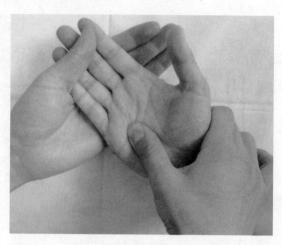

图 2-296　肝反射区操作手法

【注意事项】

1. 反射疗法对于原发性痛经疗效好,不仅止痛效好而且可以调整月经周期。当场治疗当场见效,刺激反射区要有酸痛感（以能忍受为度）,没有酸痛感将影响疗效。

2. 一般在月经来潮前1周开始治疗至经行停止。

3. 平时应加强锻炼,增强体质、注意劳逸结合。消除对月经的恐惧及紧张情绪。

4. 月经期应避免剧烈运动,忌食生冷酸涩食物。注意经期卫生。

（三）宫颈炎

【足部反射疗法】

1. 处方　按摩下腹部、脾、腹股沟、子宫、阴道反射区各3分钟。

2. 定位及操作手法

（1）下腹部反射区

定位：位于双足腓骨外后方,自外踝向上延伸四横指的带状区域,与足内侧的直肠及肛门反射区相对。（图2-297）

操作手法：一手握足,另一手以拇指指腹施力,自距小腿关节后方向上推按,力度以反射区产生酸痛为宜。（图2-298）

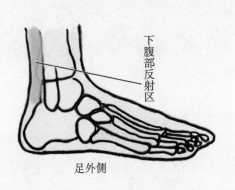

下腹部反射区

足外侧

图 2-297　下腹部反射区

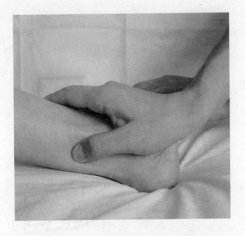

图 2-298　下腹部反射区操作手法

(2)脾反射区

定位:位于左足底第 4 与 5 跖骨体间,心脏反射区下一拇指宽处。(图 2-299)

操作手法:一手握足,另一手半握拳,示指弯曲,以示指指关节顶点施力,定点按压,力度以反射区产生酸痛为宜。(图 2-300)

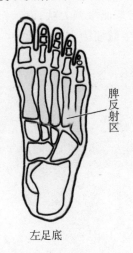

脾反射区

左足底

图 2-299　脾反射区

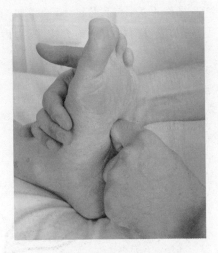

图 2-300　脾反射区操作手法

(3)腹股沟反射区

定位:位于双足内踝尖上方两横指胫骨内侧凹陷处。(图 2-301)

操作手法:一手握足,另一手以拇指指腹施力,力度以反射区产生酸痛为宜。(图 2-302)

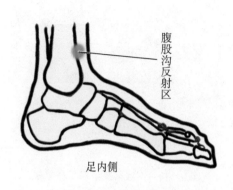

图 2-301　腹股沟反射区

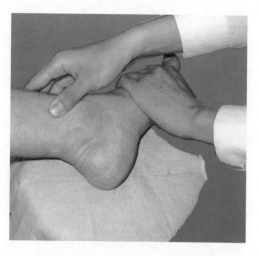

图 2-302　腹股沟反射区操作手法

（4）子宫反射区

定位：位于双足跟骨内侧，内踝后下方的近似三角形区域。子宫颈的敏感点在三角形斜边的上段，即尿道及阴道反射区的尽头。（图 2-303）

操作手法：一手握足，另一手以拇指固定，示指弯曲呈镰刀状，以示指内侧缘施力按摩，或以拇指指腹施力按摩，力度以反射区产生酸痛为宜。（图 2-304）

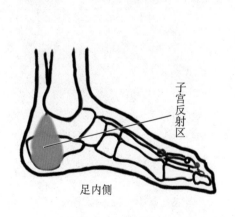

图 2-303　子宫反射区

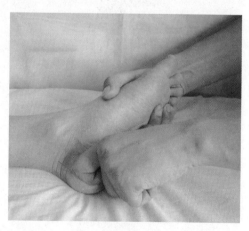

图 2-304　子宫反射区操作手法

（5）阴道反射区

定位：位于双足内侧，自膀胱反射区斜向后上方延伸，经距骨止于内踝后下方。（图 2-305）

操作手法：一手握足，另一手以拇指指腹施力，自膀胱反射区斜向上按摩，力度以反射区产生酸痛为宜。（图2-306）

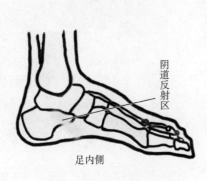

图2-305　阴道反射区

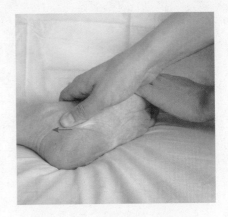

图2-306　阴道反射区操作手法

【手部反射疗法】

1. 处方　按摩脾、子宫反射区各3分钟。

2. 定位及操作手法

（1）脾反射区

定位：位于左手掌第4与5掌骨间远端，心脏反射区下一拇指处。（图2-307）

操作手法：点压按摩，力度以反射区产生酸痛为宜。（图2-308）

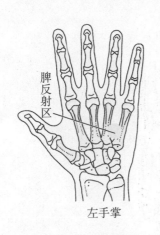

图2-307　脾反射区

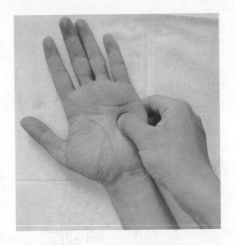

图2-308　脾反射区操作手法

（2）子宫反射区

定位：位于双手背舟骨外侧（桡骨侧）处。（图2-309）

操作手法:定点按揉,力度以反射区产生酸痛为宜。(图2-310)

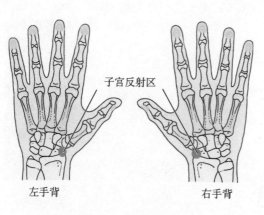

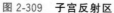

左手背　　　　　　　　右手背

图2-309　子宫反射区

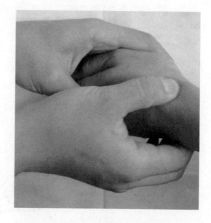

图2-310　子宫反射区操作手法

【注意事项】

1.反射疗法对于本病有较好疗效,10次即有较好的效果,30次左右可治愈,刺激反射区要有酸痛感(以能忍受为度),没有酸痛感将影响疗效。

2.平素应节制房事,注意经期卫生,保持外阴清洁。

四、五官科病症

(一)牙痛

【足部反射疗法】

1.处方　按摩上颌、下颌、三叉神经、肝、上身淋巴腺反射区各3分钟。

2.定位及操作手法

(1)上颌反射区

定位:位于双足足背跚趾趾骨间关节横纹前方的带状区域。(图2-311)

操作手法:一手握足,另一手以拇指指腹施力,由内向外按摩,力度以反射区产生酸痛为宜。(图2-312)

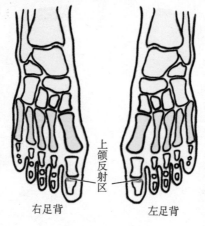

右足背　　　　　　　左足背

图2-311　上颌反射区

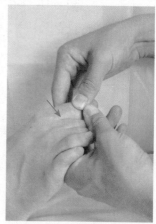

图2-312　上颌反射区操作手法

(2)下颌反射区

定位:位于双足足背蹿趾趾骨间关节横纹后方的带状区域。(图 2-313)

操作手法:一手握足,另一手以拇指指腹施力,由内向外按摩,力度以反射区产生酸痛为宜。(图 2-314)

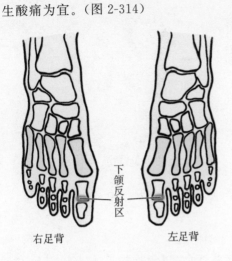

图 2-313　下颌反射区

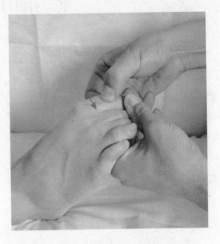

图 2-314　下颌反射区操作手法

(3)三叉神经反射区

定位:位于双足蹿趾趾腹中部近第 2 趾的一侧。右侧三叉神经反射区在左足,左侧三叉神经反射区则在右足。(图 2-315)

操作手法:一手握足,另一手以拇指指腹施力,由足趾端向趾根方向按摩,力度以反射区产生酸痛为宜。(图 2-316)

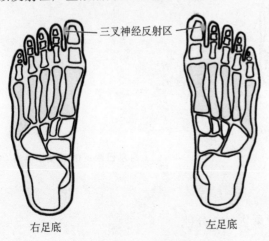

图 2-315　三叉神经反射区

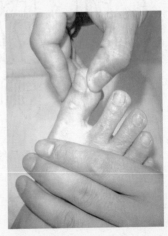

图 2-316　三叉神经反射区操作手法

（4）肝反射区

定位：位于右足足底第 4 与 5 跖骨体间。（图 2-317）

操作手法：一手握足，另一手半握拳，示指弯曲，以示指指关节顶点施力，向足趾方向按摩，力度以反射区产生酸痛为宜。（图 2-318）

（5）上身淋巴腺反射区

定位：位于双足外踝与腓骨、距骨间形成的凹陷部位。（图 2-319）

操作手法：一手握足，另一手半握拳，示指弯曲，以示指指关节顶点施力，定点按压，力度以反射区产生酸痛为宜。（图 2-320）

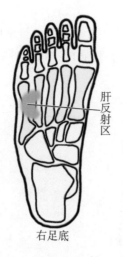

肝反射区

右足底

图 2-317　肝反射区

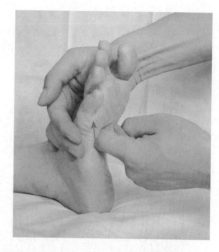

图 2-318　肝反射区操作手法

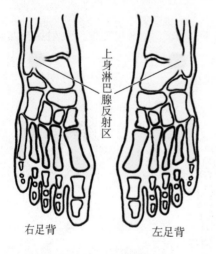

上身淋巴腺反射区

右足背　　　　左足背

图 2-319　上身淋巴腺反射区

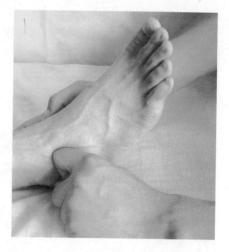

图 2-320　上身淋巴腺反射区操作手法

【手部反射疗法】

1. 处方　按摩上颌、下颌、肝反射区各 3 分钟。

2. 定位及操作手法

（1）上颌反射区

定位:位于双手拇指背,拇指指间关节横纹上方的带状区域。(图 2-321)

操作手法:由尺侧向桡侧方向,沿反射区点按,力度以反射区产生酸痛为宜。(图 2-322)。

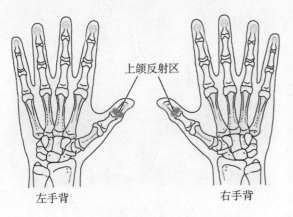

左手背　　　　　　　　右手背

图 2-321　上颌反射区

图 2-322　上颌反射区操作手法

(2)下颌反射区

定位:位于双手拇指背,拇指指间关节横纹下方的带状区域。(图 2-323)

操作手法:由尺侧向桡侧方向,沿反射区点按,力度以反射区产生酸痛为宜。(图 2-324)

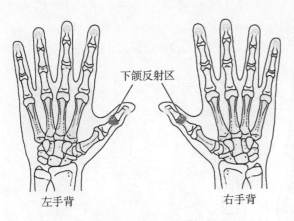

左手背　　　　　　　　右手背

图 2-323　下颌反射区

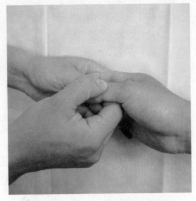

图 2-324　下颌反射区操作手法

(3)肝反射区

定位:位于右手掌侧第 4 与 5 掌骨之间的中间的一段。(图 2-325)

操作手法:定点按摩,力度以反射区产生酸痛为宜。(图2-326)

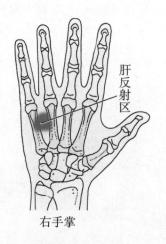

右手掌

图2-325 肝反射区

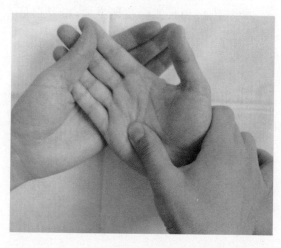

图2-326 肝反射区操作手法

【注意事项】

1. 反射疗法对本病止痛效果好,治疗一次即可见效。但牙痛的病因较为复杂,故应针对病因进行综合彻底治疗。刺激反射区要有酸痛感(以能忍受为度),没有酸痛感将影响疗效。同时配合针刺牙痛穴,效果更佳。

2. 平素注意口腔卫生,养成良好的生活习惯,避免热、冷、酸、甜等刺激。

(二)口腔溃疡

【足部反射疗法】

1. 处方 按摩上颌、下颌、三叉神经、肝、脾、上身淋巴腺反射区各3分钟。

2. 定位及操作手法

(1)上颌反射区

定位:位于双足足背拇趾趾骨间关节横纹前方的带状区域。(图2-327)

操作手法:一手握足,另一手以拇指指腹施力,由内向外按摩,力度以反射区产生酸痛为宜。(图2-328)

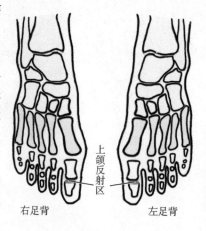

右足背　　　　左足背

上颌反射区

图2-327 上颌反射区

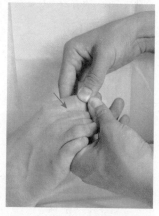

图2-328 上颌反射区操作手法

（2）下颌反射区

定位：位于双足足背踇趾趾骨间关节横纹后方的带状区域。（图2-329）

操作手法：一手握足，另一手以拇指指腹施力，由内向外按摩，力度以反射区产生酸痛为宜。（图2-330）

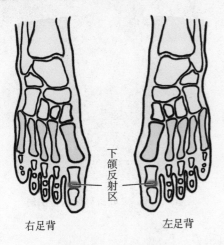

图 2-329　下颌反射区

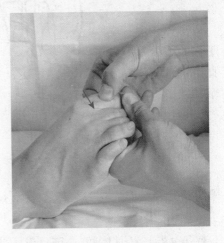

图 2-330　下颌反射区操作手法

（3）三叉神经反射区

定位：位于双足踇趾趾腹中部近第2趾的一侧。右侧三叉神经反射区在左足，左侧则在右足。（图2-331）

操作手法：一手握足，另一手以拇指指腹施力，由足趾端向趾根方向按摩，力度以反射区产生酸痛为宜。（图2-332）

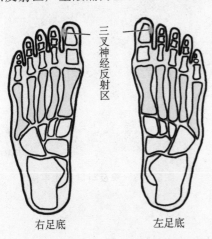

图 2-331　三叉神经反射区

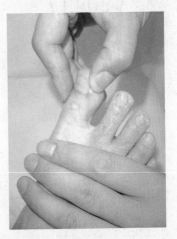

图 2-332　三叉神经反射区操作手法

（4）肝反射区

定位：位于右足足底第4与5跖骨体间。（图2-333）

操作手法：一手握足，另一手半握拳，示指弯曲，以示指指关节顶点施力，向足趾方向按摩，力度以反射区产生酸痛为宜。（图2-334）

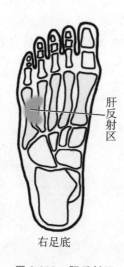

肝反射区

右足底

图2-333　肝反射区

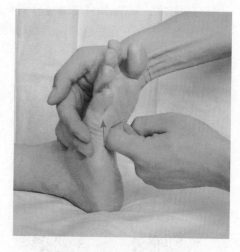

图2-334　肝反射区操作手法

（5）脾反射区

定位：位于左足底第4与5跖骨体间，心脏反射区下一拇指宽处。（图2-335）

操作手法：一手握足，另一手半握拳，示指弯曲，以示指指关节顶点施力，定点按压，力度以反射区产生酸痛为宜。（图2-336）

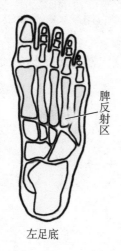

脾反射区

左足底

图2-335　脾反射区

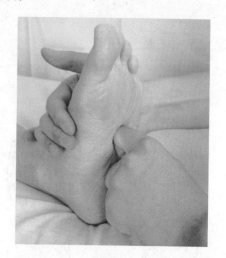

图2-336　脾反射区操作手法

（6）上身淋巴腺反射区

定位：位于双足外踝与腓骨、距骨间形成的凹陷部位。（图2-337）

操作手法：一手握足，另一手半握拳，示指弯曲，以示指指关节顶点施力，定点

按压,力度以反射区产生酸痛为宜。(图 2-338)

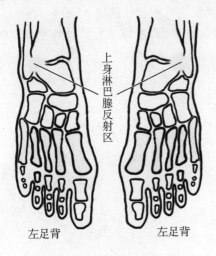

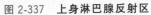

左足背 左足背

图 2-337 上身淋巴腺反射区

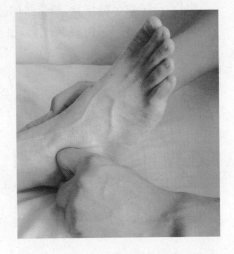

图 2-338 上身淋巴腺反射区操作手法

【手部反射疗法】

1. 处方 按摩上颌、下颌、肝、脾、上身淋巴腺反射区各 3 分钟。

2. 定位及操作手法

(1)上颌反射区

定位:位于双手拇指背,拇指指间关节横纹上方的带状区域。(图 2-339)

操作手法:由尺侧向桡侧方向,沿反射区点按,力度以反射区产生酸痛为宜。

(图 2-340)

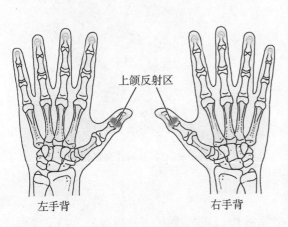

左手背 右手背

图 2-339 上颌反射区

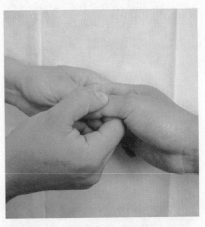

图 2-340 上颌反射区操作手法

（2）下颌反射区

定位：位于双手拇指背，拇指指间关节横纹下方的带状区域。（图2-341）

操作手法：由尺侧向桡侧方向，沿反射区点按，力度以反射区产生酸痛为宜。（图2-342）

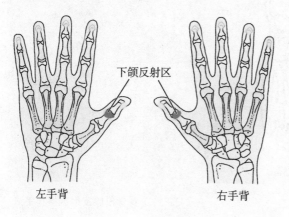

下颌反射区

左手背　　　　　　　右手背

图2-341　下颌反射区

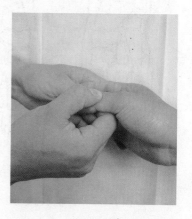

图2-342　下颌反射区操作手法

（3）肝反射区

定位：位于右手掌侧第4与5掌骨之间的中间的一段。（图2-343）

操作手法：定点按摩，力度以反射区产生酸痛为宜。（图2-344）

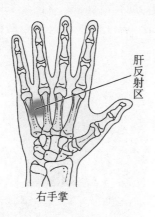

肝反射区

右手掌

图2-343　肝反射区

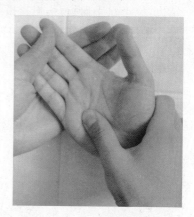

图2-344　肝反射区操作手法

（4）脾反射区

定位：位于左手掌第4与5掌骨间远端，心脏反射区下一拇指处。（图2-345）

操作手法：点压按摩，力度以反射区产生酸痛为宜。（图2-346）

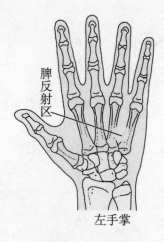

图 2-345 脾反射区

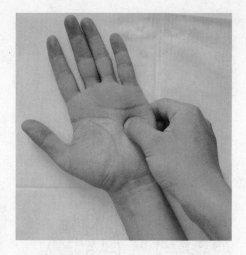

图 2-346 脾反射区操作手法

(5)上身淋巴腺反射区

定位:位于双手背部尺骨侧,手背腕骨与尺骨间的凹陷处。(图 2-347)

操作手法:以示指施力点按,力度以反射区产生酸痛为宜。(图 2-348)

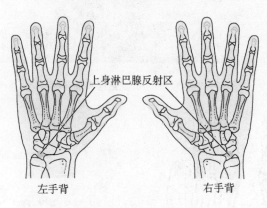

图 2-347 上身淋巴腺反射区

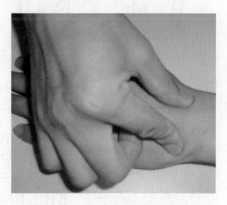

图 2-348 上身淋巴腺反射区操作手法

【注意事项】

1. 反射疗法治疗本病有一定的效果,7 次可见效,1 个月左右可治愈。刺激反射区要有酸痛感(以能忍受为度),没有酸痛感将影响疗效。

2. 治疗期间忌食辛辣、腥发之品,少饮咖啡、茶等刺激性饮料,戒酒戒烟。

3. 注意口腔卫生,要养成良好的生活习惯,劳逸结合,睡眠要充足,情绪要稳定,保持心情舒畅。

4. 注意锻炼身体,提高机体免疫力,可减少本病的发生。

(三)鼻炎

【足部反射疗法】

1. 处方　按摩耳、肾上腺、鼻、脾、上身淋巴腺反射区各 3 分钟。

2. 定位及操作手法

(1)耳反射区

定位:位于双足足底第 4 与 5 趾额窦反射区下方至中节趾骨底面及内外侧面。右侧耳反射区在左足,左侧耳反射区在右足。(图 2-349)

操作手法:一手握足,另一手以拇指指腹由足趾端向趾根方向及趾的内、外侧推按,力度以反射区产生酸痛为宜。(图 2-350)

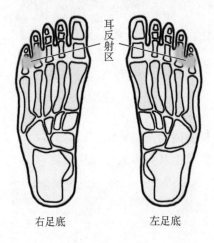

右足底　　　　左足底

图 2-349　耳反射区

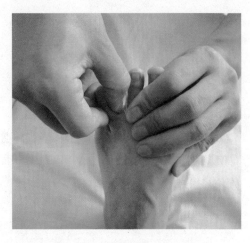

图 2-350　耳反射区操作手法

(2)肾上腺反射区

定位:位于双足足底第 2 与 3 跖骨体之间,距跖骨头近心端一拇指宽处。(图 2-351)

操作手法:一手握足,另一手半握拳,示指弯曲,以示指指关节顶点施力,定点深部按压,力度以反射区产生酸痛为宜。(图 2-352)

(3)鼻反射区

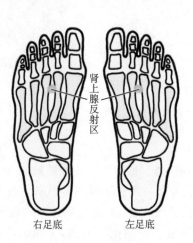

右足底　　　　左足底

图 2-351　肾上腺反射区

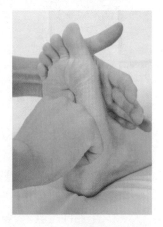

图 2-352　肾上腺反射区操作手法

定位：位于双足姆趾远节趾骨内侧，自姆趾趾腹内侧缘延伸到姆趾趾甲根部呈"L"形。左侧鼻反射区在右足，右侧鼻反射区在左足。（图 2-353）

操作手法：一手握足，另一手以拇指指腹施力，力度以反射区产生酸痛为宜。（图 2-354）

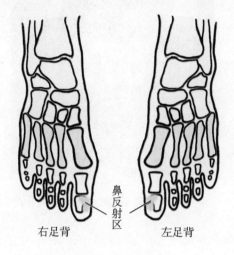

图 2-353　鼻反射区

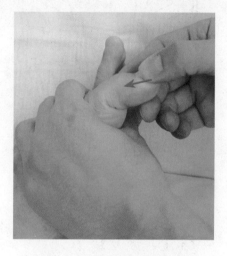

图 2-354　鼻反射区操作手法

（4）脾反射区

定位：位于左足底第 4 与 5 跖骨体间，心脏反射区下一拇指宽处。（图 2-355）

操作手法：一手握足，另一手半握拳，示指弯曲，以示指指关节顶点施力，定点按压，力度以反射区产生酸痛为宜。（图 2-356）

（5）上身淋巴腺反射区

定位：位于双足外踝与腓骨、距骨间形成的凹陷部位。（图 2-357）

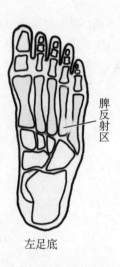

左足底

图 2-355　脾反射区

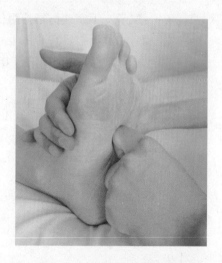

图 2-356　脾反射区操作手法

操作手法：一手握足，另一手半握拳，示指弯曲，以示指指关节顶点施力，定点

按压,力度以反射区产生酸痛为宜。(图 2-358)

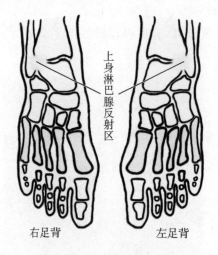

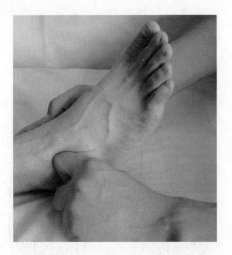

图 2-357　上身淋巴腺反射区　　　　　图 2-358　上身淋巴腺反射区操作手法

【手部反射疗法】

1. 处方　按摩鼻、上身淋巴腺反射区各 3 分钟。

2. 定位及操作手法

(1)鼻反射区

定位:位于双手掌侧拇指指腹桡侧面,第 1 指骨远节指骨体中部。右鼻的反射区在左手上,左鼻反射区在右手上。(图 2-359)

操作手法:拇指腹施力点按,力度以反射区产生酸痛为宜。(图 2-360)

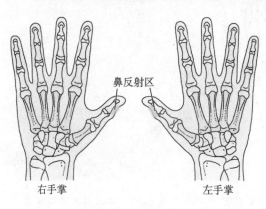

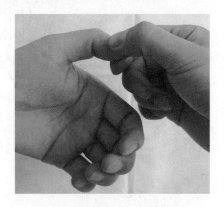

图 2-359　鼻反射区　　　　　　　　图 2-360　鼻反射区操作手法

（2）上身淋巴腺反射区

定位：位于双手背部尺骨侧，手背腕骨与尺骨间的凹陷处。（图 2-361）

操作手法：示指施力点按，力度以反射区产生酸痛为宜。（图 2-362）

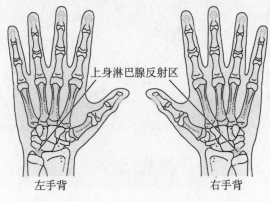

左手背　　　　　　　右手背

图 2-361　上身淋巴腺反射区

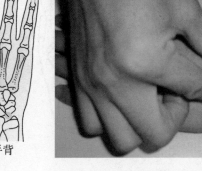

图 2-362　上身淋巴腺反射区操作手法

【注意事项】

1. 反射疗法治疗慢性鼻炎有一定的疗效，治疗 7 次即能见效，若配合针刺鼻炎穴，疗效更佳。刺激反射区要有酸痛感（以能忍受为度），没有酸痛感将影响疗效。

2. 要加强锻炼，增强机体免疫力，注意保暖，防止感冒，若经常性涕中带血，有异味，应排除肿瘤的可能，同时要杜绝诱发因素（如花粉、粉尘、小动物）可减少本病的发生。

（四）慢性咽炎

慢性咽炎以咽部不适，发干、异物感或轻度疼痛、干咳、恶心，咽部充血呈暗红色，咽后壁可见淋巴滤泡等为主要临床表现。长期烟酒过度、吸入粉尘或化学气体、用嗓过度等均可导致慢性咽炎。中医学认为，慢性咽炎多属肺肾阴虚，气滞血瘀。病因病机为肺肾阴虚，阴液亏耗不能上润，阴虚内热，虚火上炎，或病久气滞血瘀，则咽喉失于濡养，脉络不通。

【足部反射疗法】

1. **处方**　甲状腺、心、脾、肝、扁桃腺、喉及气管、上身淋巴腺反射区。

2. **定位及操作手法**

（1）甲状腺反射区

定位：位于双足足底踇趾与第 2 趾蹼处沿第 1 跖骨头向内呈"L"形带状。（图 2-363）

操作手法：一手握足，另一手以拇指固定，示指弯曲呈镰刀状，以示指内侧缘施

力，由下向上按摩。力度以反射区可以耐受及酸痛为宜。（图 2-364）

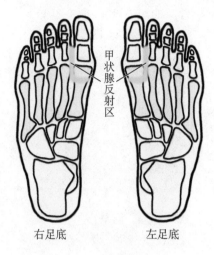

右足底　　　　左足底

图 2-363　甲状腺反射区

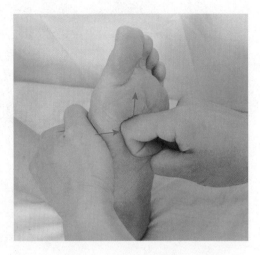

图 2-364　甲状腺反射区操作手法

按摩时间：2.5 分钟。

（2）心反射区

定位：位于左足底第 4 与 5 跖骨体间，在肺反射区后方（近足跟方向）。（图 2-365）

操作手法：一手握足，另一手半握拳，示指弯曲，以示指指关节顶点施力，定点按压，力度以反射区产生酸痛为宜。（图 2-366）

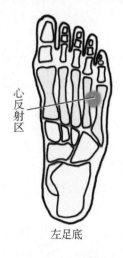

左足底

图 2-365　心反射区

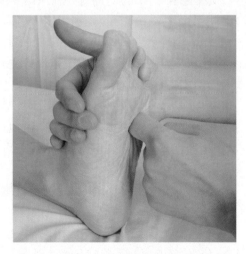

图 2-366　心反射区操作手法

按摩时间:2 分钟。

(3)脾反射区

定位:位于左足底第 4 与 5 跖骨体间,心脏反射区下一拇指宽处。(图 2-367)

操作手法:一手握足,另一手半握拳,示指弯曲,以示指指关节顶点施力,定点按压,力度以反射区产生酸痛为宜。(图 2-368)

按摩时间:3 分钟。

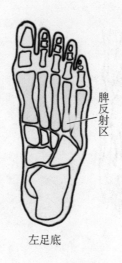

左足底

图 2-367　脾反射区

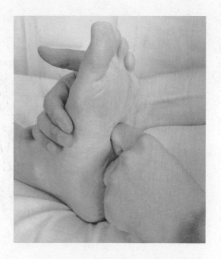

图 2-368　脾反射区操作手法

(4)肝反射区

定位:位于右足足底第 4 与 5 跖骨体间。(图 2-369)

操作手法:一手握足,另一手半握拳,示指弯曲,以示指指关节顶点施力,向足趾方向按摩,力度以反射区产生酸痛为宜。(图 2-370)

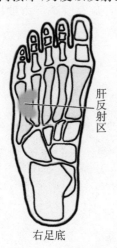

右足底

图 2-369　肝反射区

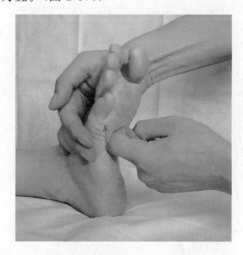

图 2-370　肝反射区操作手法

按摩时间:3 分钟。

(5)扁桃腺反射区

定位:位于双足足背踇趾近节趾骨,踇长伸肌的左右两侧。(图 2-371)

操作手法:以双手拇指指端同时施力。力度以反射区可以耐受及酸痛为宜。(图 2-372)

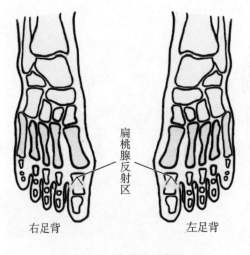

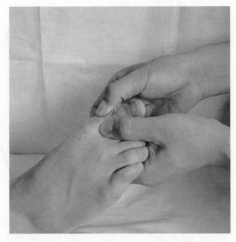

图 2-371　扁桃腺反射区

图 2-372　扁桃腺反射区操作手法

按摩时间:3 分钟。

(6)喉及气管反射区

定位:位于双足足背第 1 与 2 跖骨头与跖骨底之间。(图 2-373)

操作手法:拇指固定,以示指内侧缘施力,自关节处向趾尖按摩。力度以反射区可以耐受及酸痛为宜。(图 2-374)

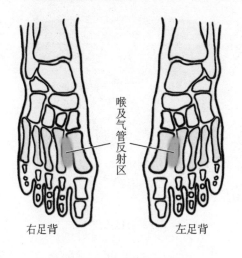

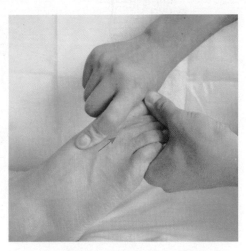

图 2-373　喉及气管反射区

图 2-374　喉及气管反射区操作手法

按摩时间:3 分钟。

(7)上身淋巴腺反射区

定位:位于双足外踝与腓骨、距骨间形成的凹陷部位。(图 2-375)

操作手法：一手握足，另一手半握拳，示指弯曲，以示指指关节顶点施力，定点按压，力度以反射区产生酸痛为宜。（图2-376）

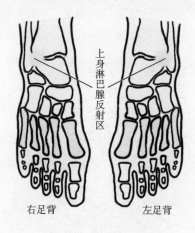

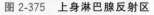

右足背　　　　　　　左足背

图2-375　上身淋巴腺反射区

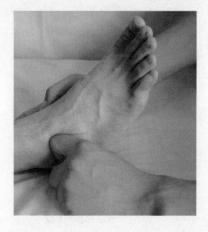

图2-376　上身淋巴腺反射区操作手法

按摩时间：2分钟。

【手部反射疗法】

1. 处方　甲状腺、脾、肝、扁桃腺反射区。

2. 定位及操作手法

（1）甲状腺反射区

定位：于双手掌第1掌骨的掌骨头处至第1与2掌骨间，再转向指尖方向成一弯曲带。（图2-377）

操作手法：拇指指腹施力，在反射区上推揉，力度以反射区可以耐受及酸痛为宜。（图2-378）

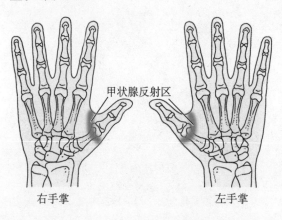

甲状腺反射区

右手掌　　　　　　　左手掌

图2-377　甲状腺反射区

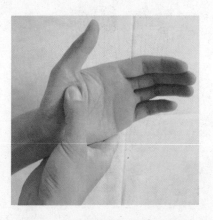

图2-378　甲状腺反射区操作手法

按摩时间:3 分钟。

(2)脾反射区

定位:位于左手掌第 4 与 5 掌骨间远端,心脏反射区下一拇指处。(图 2-379)

操作手法:拇指指腹揉按,力度以反射区可以耐受及酸痛为宜。(图 2-380)

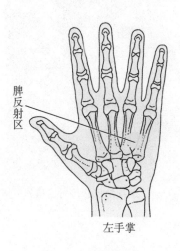

图 2-379　**脾反射区**

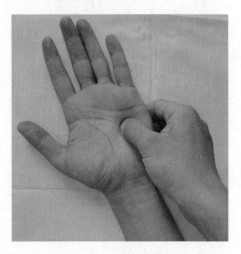

图 2-380　**脾反射区操作手法**

按摩时间:2.5 分钟。

(3)肝反射区

定位:位于右手掌侧第 4 与 5 掌骨之间的中间的一段。(图 2-381)

操作手法:采用拇指指腹定点按摩,力度以反射区可以耐受及酸痛为宜。(图 2-382)

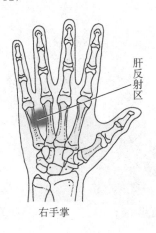

图 2-381　**肝反射区**

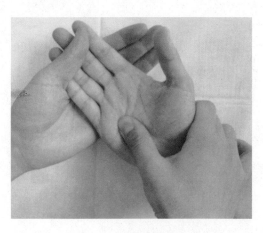

图 2-382　**肝反射区操作手法**

按摩时间:2分钟。

(4)扁桃腺反射区

定位:位于双手拇指近节背侧正中线肌腱两侧。(图2-383)

操作手法:双手拇指指端同时施力。力度以反射区可以耐受及酸痛为宜。(图2-384)

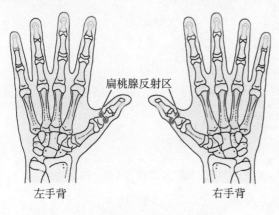

图2-383　扁桃腺反射区　　　　　图2-384　扁桃腺反射区操作手法

按摩时间:3分钟。

【食疗方】

方一:杏仁10g,梨1个,冰糖30g。先将梨削去核,切成小块,与杏仁、冰糖共置碗中,加适量水放锅内隔水蒸或炖1小时即可食梨喝汤,每天1次。

方二:桑叶10g,菊花10g,杏仁10g,冰糖适量。将杏仁捣碎后,与桑叶、菊花、冰糖共置保温瓶中,加沸水冲泡,约盖闷15分钟后,即可当茶水饮用,边饮边加开水,每天1剂。

【注意事项】

1.反射疗法对慢性咽炎有较好的疗效,4次左右可见效。

2.严禁烟、酒、辛辣。

3.注意营养。

4.生活和工作需在空气新鲜的环境里。

5.居室要寒暖适宜。

6.注意劳逸结合。

7.戒多言。言多损气,气损致津伤。

8.注意锻炼。

9.保持情绪稳定,多阅读些有益书籍,以涵养性情。

第三部分

儿童常见病足手按摩治疗

一、内科常见病症

(一)小儿感冒

临床以发热、怕冷、鼻塞、流涕、咳嗽、头痛、身痛为主要症状。本病一年四季皆可发生,但以冬春二季发病率较高。

【足部反射疗法】

1. 处方　肾上腺、额窦、脾、扁桃腺、喉及气管、上身淋巴腺反射区。

2. 定位及操作手法

(1)肾上腺反射区

定位:位于双足足底第 2 与 3 跖骨体之间,距跖骨头近心端一拇指宽处。(图 3-1)

操作手法:0－4 岁采用拇指指腹揉按;5 岁以上,一手握足,另一手半握拳,示指弯曲,以示指指关节顶点施力,定点深部按压。力度以反射区可以耐受及酸痛为宜。(图 3-2)

按摩时间:1.5 分钟。

(2)额窦反射区

定位:位于双足 10 个足趾

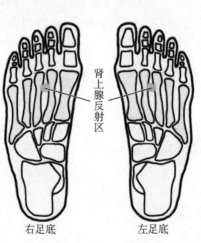

右足底　　　　左足底

图 3-1　肾上腺反射区

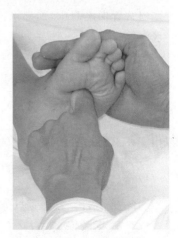

图 3-2　肾上腺反射区操作手法

肾上腺反射区

趾端。右侧额窦反射区在左足,左侧额窦反射区在右足。(图 3-3)

操作手法:0－4 岁用拇指指腹揉按;5 岁以上一手握足,另一手半握拳,示指弯曲,以示指指关节顶点施力。姆趾:自外侧向内侧横向按摩。其他足趾头:从趾端向趾根方向按摩。力度以反射区可以耐受及酸痛为宜。(图 3-4)

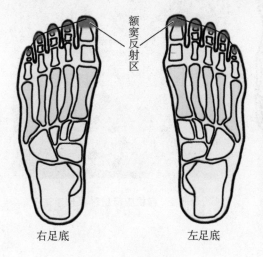

右足底　　　　　　　左足底

图 3-3　额窦反射区

图 3-4　额窦反射区操作手法

按摩时间:1 分钟。

(3)脾反射区

定位:位于左足底第 4 与 5 跖骨体间,心脏反射区下一拇指宽处。(图 3-5)

操作手法:0－4 岁用拇指指腹揉按;5 岁以上一手握足,另一手半握拳,示指弯曲,以示指指关节顶点施力,定点按压。力度以反射区可以耐受及酸痛为宜。(图 3-6)

按摩时间:2 分钟。

(4)扁桃腺反射区

定位:双足足背姆趾近节趾骨,姆长伸肌的左右两侧。(图 3-7)

操作手法:以双手

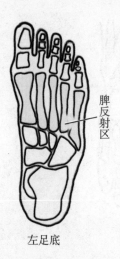

左足底

图 3-5　脾反射区

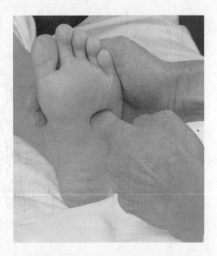

图 3-6　脾反射区操作手法

拇指指端同时施力,力度以反射区可以耐受及酸痛为宜。(图3-8)

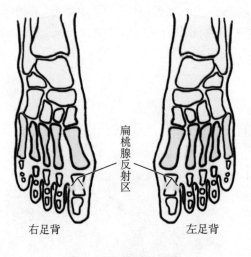

图3-7　扁桃腺反射区

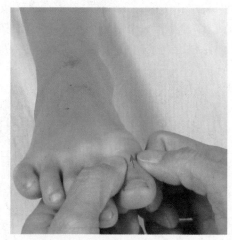

图3-8　扁桃腺反射区操作手法

按摩时间:1分钟。

(5)喉及气管反射区

定位:位于双足足背第1及2跖骨头与跖骨底之间。(图3-9)

操作手法:0－4岁采用拇指指腹揉按;5岁以上,拇指固定,以示指内侧缘施力,自关节处向趾尖按摩。力度以反射区可以耐受及酸痛为宜。(图3-10)

按摩时间:1分钟。

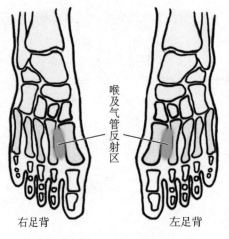
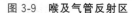

图3-9　喉及气管反射区

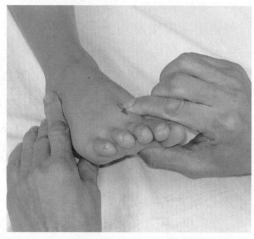

图3-10　喉及气管反射区操作手法

（6）上身淋巴腺反射区

定位：位于双足外踝与腓骨、距骨间形成的凹陷部位。（图 3-11）

操作手法：0—4 岁用拇指指腹揉按；5 岁以上一手握足，另一手半握拳，示指弯曲，以示指近侧指骨间关节顶点施力，定点按压。力度以反射区可以耐受及酸痛为宜。（图 3-12）

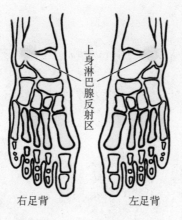

右足背　　　　左足背

图 3-11　上身淋巴腺反射区

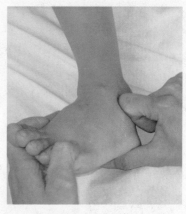

图 3-12　上身淋巴腺反射区操作手法

按摩时间：1.5 分钟。

【手部反射疗法】

1. 处方　肾上腺、额窦、脾、扁桃腺、喉及气管、上身淋巴腺反射区。

2. 定位及操作手法

（1）肾上腺反射区

定位：位于双手掌第 2 与 3 掌骨体之间，距离第 2 与 3 掌骨头约一拇指宽处。（图 3-13）

操作手法：采用拇指指腹定点揉按，力度以反射区可以耐受及酸痛为宜。（图 3-14）

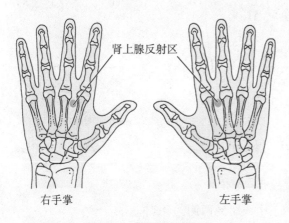

右手掌　　　　左手掌

图 3-13　肾上腺反射区

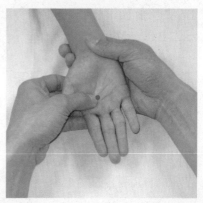

图 3-14　肾上腺反射区操作手法

按摩时间:1.5分钟。

(2)额窦反射区

定位:位于双手掌10个指头顶端约1cm范围。左侧额窦反射区在右手上,右侧额窦反射区在左手上。(图3-15)

操作手法:拇指指端在反射区上点按,力度以反射区可以耐受及酸痛为宜。(图3-16)

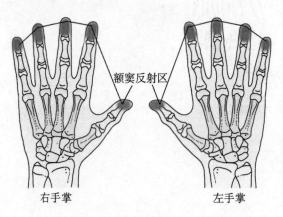

额窦反射区

右手掌　　　　　　　左手掌

图3-15　额窦反射区

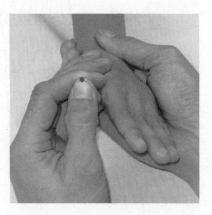

图3-16　额窦反射区操作手法

按摩时间:1分钟。

(3)脾反射区

定位:位于左手掌第4与5掌骨间远端,心脏反射区下一拇指处。(图3-17)

操作手法:拇指指腹揉按,力度以反射区可以耐受及酸痛为宜。(图3-18)

按摩时间:2分钟。

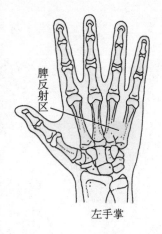

脾反射区

左手掌

图3-17　脾反射区

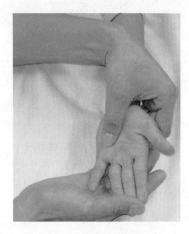

图3-18　脾反射区操作手法

(4)扁桃腺反射区

定位:位于双手拇指近节背侧正中线肌腱两侧。(图3-19)

操作手法:以双手拇指指端同时施力,力度以反射区可以耐受及酸痛为宜。(图3-20)

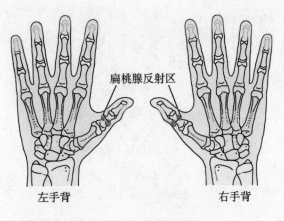
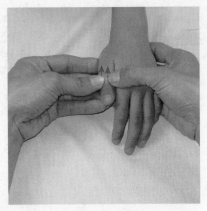

图 3-19　扁桃腺反射区　　　　图 3-20　扁桃腺反射区操作手法

按摩时间:1 分钟。

(5)喉及气管反射区

定位:位于双手背第 1 与 2 掌骨间的区域。(图 3-21)

操作手法:示指指端按压,力度以反射区可以耐受及酸痛为宜。(图 3-22)

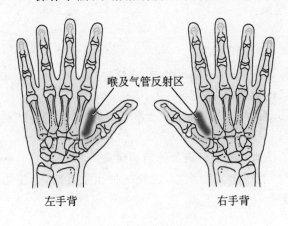
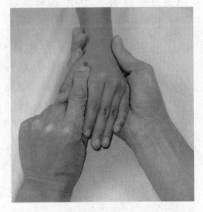

图 3-21　喉及气管反射区　　　图 3-22　喉及气管反射区操作手法

按摩时间:1 分钟。

(6)上身淋巴腺反射区

定位:位于双手背部尺骨侧,手背腕骨与尺骨间的凹陷处。(图 3-23)

操作手法:拇指指腹揉按,力度以反射区可以耐受及酸痛为宜。(图 3-24)

按摩时间:1.5 分钟。

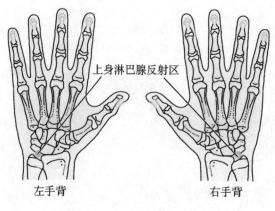

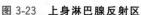

左手背　　　　　　　　　右手背

图 3-23　上身淋巴腺反射区

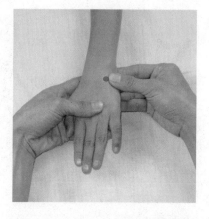

图 3-24　上身淋巴腺反射区操作手法

【食疗方】

方一：用黑芝麻、冰糖、蜂蜜各适量。将黑芝麻炒香捣碎，加冰糖或蜂蜜，用温开水冲服。

方二：取大白菜根 3 个，大葱根 7 个。将二味同剁碎，加水煮开 15 分钟，加白糖少许趁热喝下，卧床盖被发汗，避风。

【注意事项】

1. 足手部反射法治疗 1 次，即可以出现效果。

2. 感冒虽然是小病，但是容易有并发症，可以配合用药治疗。

3. 经常参加户外活动，增强机体耐寒能力。

4. 注意营养合理搭配，婴幼儿期及时添加辅食，防止营养不良及佝偻病，饮食要清淡些，多喝水、多休息。

5. 预防呼吸道反复感染，避免接触呼吸道感染及传染病病人。

6. 足手反射法治疗后会感到口腔中分泌物增加，这是一种正常反应，分泌物从口腔中排出后，有关症状立刻缓解。

(二)小儿咳嗽

咳嗽是呼吸系统疾病最常见的一个症状，多种疾病如感冒、肺炎等都可引起咳嗽。咳嗽是一种防御性反射运动，通过这一个爆发性的呼气动作，达到清除气管及支气管内的过多分泌物和异性物质。

呼吸道急、慢性感染所致的小儿咳嗽在临床中最为多见。这是因为小儿呼吸道血管丰富，而气管，支气管黏膜较娇嫩，从而较易发生炎症变性。咳嗽一年四季都可发生，但以冬春季最为多见。

【足部反射疗法】

1. 处方　肾上腺、大脑、肺及支气管、脾、喉及气管、胸部淋巴腺、化痰反射区。

2. 定位及操作手法

(1) 肾上腺反射区

定位:位于双足足底第 2 与 3 跖骨体之间,距跖骨头近心端一拇指宽处。(图 3-25)

操作手法:0—4 岁采用拇指指腹揉按;5 岁以上,一手握足,另一手半握拳,示指弯曲,以示指指关节顶点施力,定点深部按压。力度以反射区可以耐受及酸痛为宜。(图 3-26)

按摩时间:1 分钟。

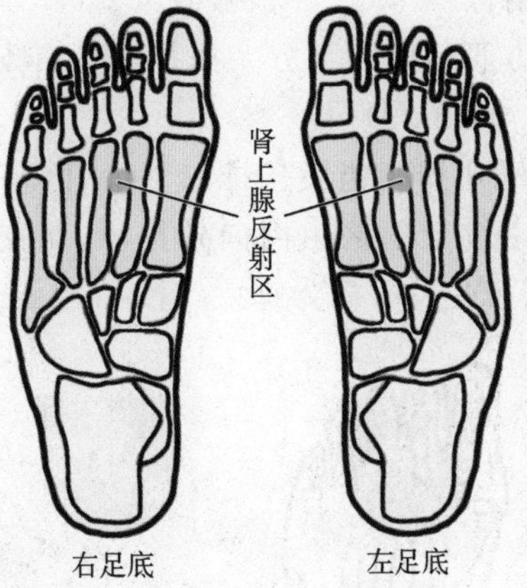

(2) 大脑反射区

定位:位于双足踇趾的整个趾腹,大脑左半球反射区在右足,大脑右半球反射区在左足。(图 3-27)

操作手法:0—4 岁采用拇指指腹揉推;5 岁以上,一手握足,另一手半握拳,示指弯曲,以示指指关节顶点施力,由踇趾趾端向根部按摩。力度以反射区可以耐受及酸痛为宜。(图 3-28)

按摩时间:1 分钟。

图 3-25 肾上腺反射区

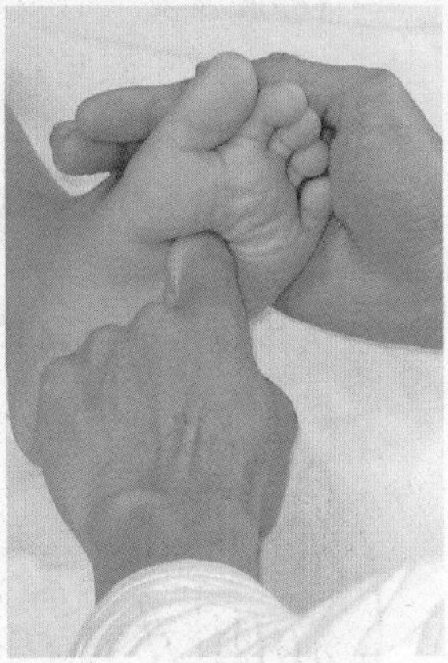

图 3-26 肾上腺反射区操作手法

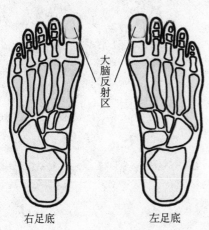

图 3-27 大脑反射区

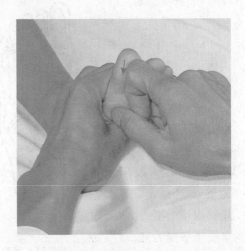

图 3-28 大脑反射区操作手法

（3）肺及支气管反射区

定位：位于双足斜方肌反射区下方一拇指宽处。支气管敏感带自肺反射区的中部向第3足趾延伸。（图3-29）

操作手法：0－4岁采用拇指指腹揉推；5岁以上，一手握足，另一手半握拳，以示指指关节顶点施力，沿肺反射区由内向外按摩，对支气管反射区用拇指指端施力。力度以反射区可以耐受及酸痛为宜。（图3-30）

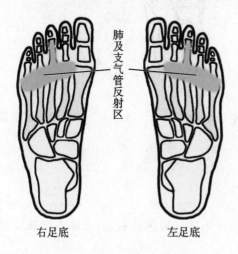

图 3-29 肺及支气管反射区

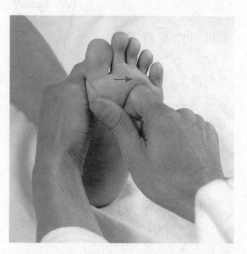

图 3-30 肺及支气管反射区操作手法

按摩时间：1.5分钟。

（4）脾反射区

定位：位于左足底第4与5跖骨体间，心脏反射区下一拇指宽处。（图3-31）

操作手法：0－4岁用拇指指腹揉按；5岁以上一手握足，另一手半握拳，示指弯曲，以示指指关节顶点施力，定点按压。力度以反射区可以耐受及酸痛为宜。（图3-32）

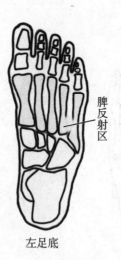

图 3-31 脾反射区

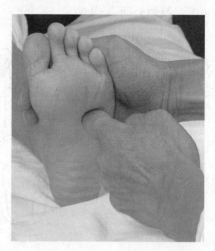

图 3-32 脾反射区操作手法

按摩时间：1.5分钟。

（5）喉及气管反射区

定位：位于双足足背第 1 与 2 跖骨头与跖骨底之间。（图 3-33）

操作手法：0－4 岁采用拇指指腹揉按；5 岁以上，拇指固定，以示指内侧缘施力，自关节处向趾尖按摩。力度以反射区可以耐受及酸痛为宜。（图 3-34）

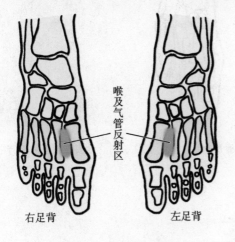

图 3-33　喉及气管反射区

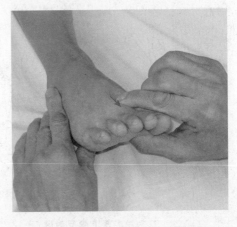

图 3-34　喉及气管反射区操作手法

按摩时间：1 分钟。

（6）胸部淋巴腺反射区

定位：自双足足背第 1 与 2 跖骨之间延伸至第 1 与 2 趾蹼处。（图 3-35）

操作手法：0－4 岁用拇指指腹揉按；5 岁以上一手握足，另一手以拇指固定，以示指内侧缘施力，自关节处向趾尖按摩。力度以反射区可以耐受及酸痛为宜。（图 3-36）

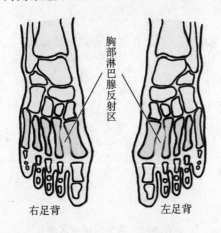

图 3-35　胸部淋巴腺反射区

图 3-36　胸部淋巴腺反射区操作手法

按摩时间：1分钟。

（7）化痰反射区

定位：位于双足背内外踝连线中点。（图3-37）

操作手法：用拇指指端施力，以反射区产生酸痛为宜。（图3-38）

按摩时间：1分钟。

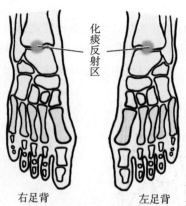
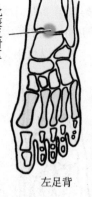

右足背　　　　左足背

图 3-37　化痰反射区

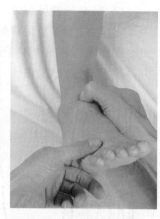

图 3-38　化痰反射区操作手法

【手部反射疗法】

1. 处方　肾上腺、肺及支气管、脾、喉及气管、胸部淋巴腺反射区。

2. 定位及操作手法

（1）肾上腺反射区

定位：位于双手掌第2与3掌骨体之间，距离第2及3掌骨头约一拇指宽处。（图3-39）

操作手法：采用拇指指腹定点揉按，力度以反射区可以耐受及酸痛为宜。（图3-40）

按摩时间：1.5分钟。

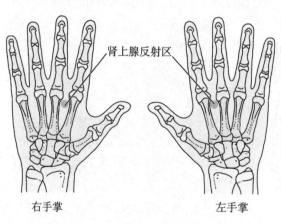

右手掌　　　　左手掌

图 3-39　肾上腺反射区

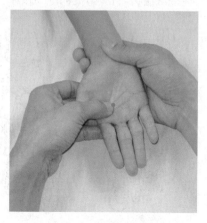

图 3-40　肾上腺反射区操作手法

（2）肺及支气管反射区

定位：位于双手掌侧，横跨第 2,3,4,5 掌骨，斜方肌反射区下一拇指处；支气管位于中指第 3 近节指骨，中指根部处为敏感反射点。（图 3-41）

操作手法：以拇指指腹对肺反射区施力，从外侧（小指侧）向内侧（拇指侧）推按；按压支气管反射区，由中指根部向中指远端推按。力度以反射区可以耐受及酸痛为宜。（图 3-42）

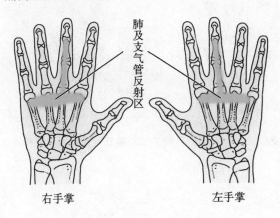

肺及支气管反射区

右手掌　　　　　左手掌

图 3-41　肺及支气管反射区

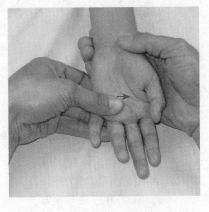

图 3-42　肺及支气管反射区操作手法

按摩时间：1.5分钟。

（3）脾反射区

定位：位于左手掌第 4 与 5 掌骨间远端，心脏反射区下一拇指处。（图 3-43）

操作手法：拇指指腹揉按，力度以反射区可以耐受及酸痛为宜。（图 3-44）

按摩时间：2分钟。

（4）喉及气管反射区

定位：位于双手背第 1 与 2 掌骨间的区域。（图 3-45）

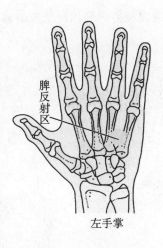

脾反射区

左手掌

图 3-43　脾反射区

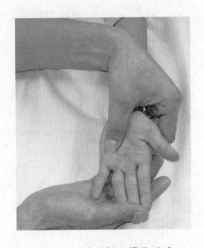

图 3-44　脾反射区操作手法

123

操作手法:示指指端按压,力度以反射区可以耐受及酸痛为宜。(图 3-46)

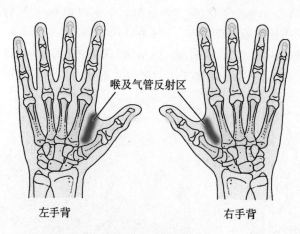
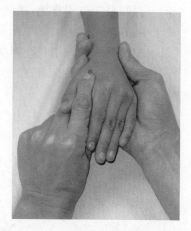

图 3-45　喉及气管反射区　　　　图 3-46　喉及气管反射区操作手法

按摩时间:1 分钟。

(5)胸部淋巴腺反射区

定位:位于双手背第 1 与 2 掌骨间的区域,与喉、气管及食管反射区在一起。(图 3-47)

操作手法:示指指端揉按,力度以反射区可以耐受及酸痛为宜。(图 3-48)

按摩时间:1 分钟。

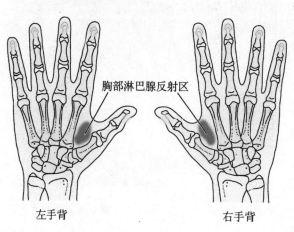
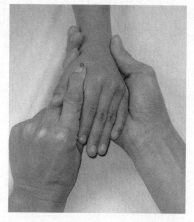

图 3-47　胸部淋巴腺反射区　　　　图 3-48　胸部淋巴腺反射区操作手法

【食疗方】

方一:萝卜陈皮汤:白萝卜 1 个,切片放入白胡椒 5 粒,生姜 10g,陈皮 5g,煮汤,再加冰糖 50g。用于疾病的早期,咳嗽频繁发作,咽喉发痒,咳声重浊,痰白清稀。

方二:松子仁粥:松子仁 20 克,糯米 50 克,蜂蜜适量,将松子仁捣成泥状,与糯米一起加水 500ml,用文火煮成稀稠粥,然后调入蜂蜜,早、晚分 2 次温热服食。

【注意事项】

1. 足手反射法　对咳嗽有一定的疗效,治疗后患儿会咳出大量痰。

2. 保持居室内空气新鲜　污浊的空气对呼吸道黏膜会造成不良刺激,可使呼吸道黏膜充血、水肿、分泌异常或加重咳嗽,严重的可引起喘息症状。因此,要保持室内空气新鲜,厨房油烟要排出,家长更不可在家吞云吐雾过烟瘾。应定时开窗换气。

3. 及时增减衣被　许多家长认为,孩子肯定比大人怕冷,他们往往不分季节,不分室内室外,将孩子捂得过厚,包得过严,不让孩子受一点寒气,其结果是造成机体调节能力差,抵抗力低下。

4. 调节室温　孩子咳嗽往往伴有发热,而室温过高不利于身体散热。稍冷而新鲜的空气可使呼吸道黏膜收缩,减轻充血、肿胀,保持气道通畅。但温度过低,又会使消化吸收的营养物质过多地用于氧化以产生能量保持体温,削弱了抗病能力,影响生长发育。适宜的温度是 25～28℃,称为中性温度。一般条件下很难保持这种温度,但可以做到室温不至于过高、过低。适当开关门窗,避免室内人员拥挤,使用电扇、取暖器或空调,均是简便易行的措施。

5. 居室保持适当湿度　环境过于干燥,空气湿气下降,黏膜发干、变脆,小血管可能破裂出血,纤毛运动受限,痰液不易咳出。呼吸器官有炎症时,影响更为明显。保持室内一定湿度并不困难。气候干燥时,可常用湿拖把拖地,或在地上洒些水。

6. 注意饮食调节　俗话说“鱼生火,肉生痰,青菜豆腐保平安”。中医认为,鱼、蟹、虾和肥肉等荤腥、油腻食物,可能助湿生痰,有的还可能引起过敏反应,加重病情。辣椒、胡椒、生姜等辛辣之品,对呼吸道有刺激作用,使咳嗽加重,要注意避免。而新鲜蔬菜如青菜、胡萝卜、西红柿等,可以供给多种维生素和无机盐,有利于机体代谢功能的恢复。

7. 保证充足睡眠　睡眠时,全身肌肉松弛,对外界刺激反应降低,心跳、呼吸、排泄等活动减少,有利于各种器官功能恢复及疾病的康复。应设法让孩子多卧床休息,保证孩子充足的睡眠,以利于机体康复。

(三)小儿发热

发热是指病理性的体温升高,是人体对于致病因子的一种全身性反应。是许多疾病的伴随症状。由于小儿新陈代谢较高,体温调节中枢发育不完善,所以体温比成年人略高。小儿正常腋下体温应为 36～37℃,只有超过 37.4℃才可以认为是发热。

正常体温一昼夜有轻微波动,晨间稍低,下午稍高,但波动范围不超过1℃。小儿在进食、哭闹、活动、衣被过厚、室温过高等均可使体温暂时升高,这些都属正常。

引起发热的疾病很多,通常可分为感染性或非感染性两大类。本节仅介绍由上呼吸道感染而引起的某些急性发热和部分功能性发热。

【足部反射疗法】

1. 处方　肾上腺、大脑、心、脾、扁桃腺、喉及气管、胸部淋巴腺、上身淋巴腺反射区。

2. 定位及操作手法

(1)肾上腺反射区

定位:位于双足足底第2与3跖骨体之间,距跖骨头近心端一拇指宽处。(图3-49)

操作手法:0-4岁采用拇指指腹揉按;5岁以上,一手握足,另一手半握拳,示指弯曲,以示指指关节顶点施力,定点深部按压。力度以反射区可以耐受及酸痛为宜。(图3-50)

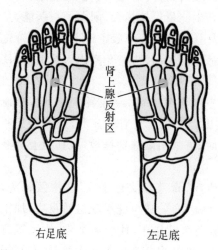

图3-49　肾上腺反射区

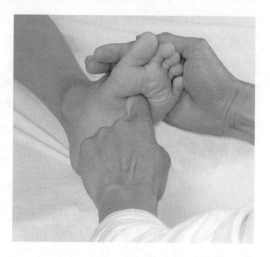

图3-50　肾上腺反射区操作手法

按摩时间:1.5分钟。

(2)大脑反射区

定位:位于双足姆趾的整个趾腹,大脑左半球反射区在右足,大脑右半球反射区在左足。(图3-51)

操作手法:一手握足,另一手半握拳,示指弯曲,以示指指关节定点施力,由姆趾端向趾根方向按摩,力度以反射区产生酸痛为宜。(图3-52)

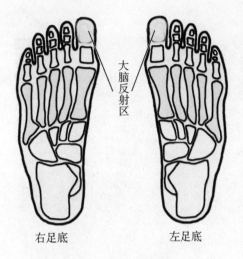

右足底　　　　　左足底

图 3-51　大脑反射区

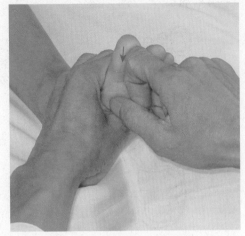

图 3-52　大脑反射区操作手法

按摩时间:2 分钟。

（3）心反射区

定位:位于左足底第 4 与 5 跖骨体间,在肺反射区后方(近足跟方向)。（图 3-53）

操作手法:0—4 岁以拇指指腹自足跟向足趾方向推按;5 岁以上一手握足,另一手半握拳,示指弯曲,以示指指关节顶点施力,定点按压,力度以反射区产生酸痛为宜。（图 3-54）

按摩时间:1 分钟。

（4）脾反射区

定位:位于左足底第 4 与 5 跖骨体间,心脏反射区下一拇指宽处。（图 3-55）

操作手法:0—4 岁用拇指指腹揉按;5 岁以上一手握足,另一手半握拳,示指弯曲,以示指指关节顶点施力,定点按压。力度以反射区可以耐

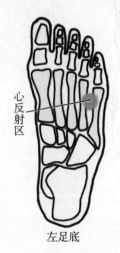

图 3-53　心反射区

左足底

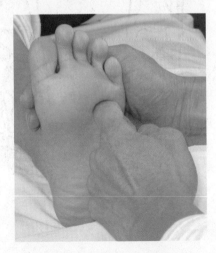

图 3-54　心反射区操作手法

受及酸痛为宜。(图 3-56)

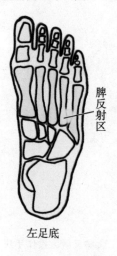

左足底

图 3-55　脾反射区

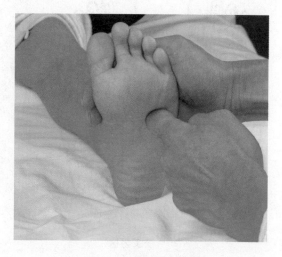

图 3-56　脾反射区操作手法

按摩时间：2分钟。

(5)扁桃腺反射区

定位：位于双足足背踇趾近节趾骨处踇长伸肌的左右两侧。(图 3-57)

操作手法：双手拇指指腹同时施力推压，力度以反射区产生酸痛为宜。(图 3-58)

按摩时间：2分钟。

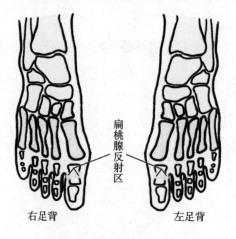

右足背　　　　　左足背

图 3-57　扁桃腺反射区

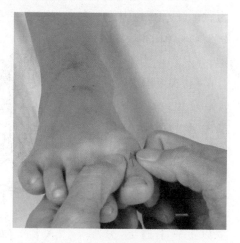

图 3-58　扁桃腺反射区操作手法

(6)喉及气管反射区

定位：位于双足足背第1及2跖骨头与跖骨底之间。(图 3-59)

操作手法:0－4岁采用拇指指腹揉按;5岁以上,拇指固定,以示指内侧缘施力,自关节处向趾尖按摩。力度以反射区可以耐受及酸痛为宜。(图3-60)

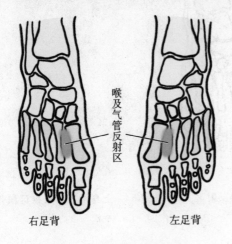

图3-59　喉及气管反射区

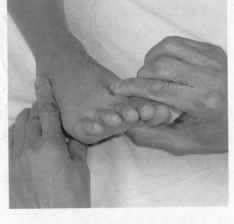

图3-60　喉及气管反射区操作手法

按摩时间:2分钟。

(7)胸部淋巴腺反射区

定位:自双足足背第1与2跖骨之间延伸至第1及2趾蹼处。(图3-61)

操作手法:0－4岁用拇指指腹揉按;5岁以上一手握足,另一手以拇指固定,以示指内侧缘施力,自关节处向趾尖按摩。力度以反射区可以耐受及酸痛为宜。(图3-62)

按摩时间:1.5分钟。

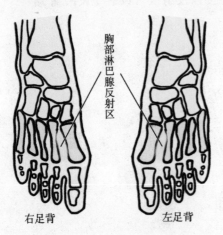

图3-61　胸部淋巴腺反射区

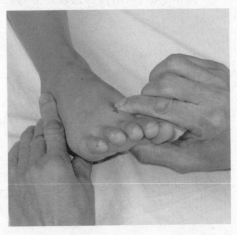

图3-62　胸部淋巴腺反射区操作手法

(8)上身淋巴腺反射区

定位：位于双足外踝与腓骨、距骨间形成的凹陷部位。(图 3-63)

操作手法：0－4 岁用拇指指腹揉按；5 岁以上一手握足，另一手半握拳，示指弯曲，以示指指关节顶点施力，定点按压。力度以反射区可以耐受及酸痛为宜。(图 3-64)

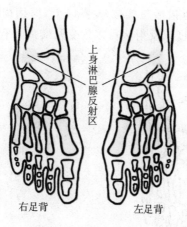

图 3-63　上身淋巴腺反射区

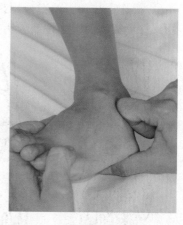

图 3-64　上身淋巴腺反射区操作手法

按摩时间：1 分钟。

【手部反射疗法】

1. 处方　肾上腺、大脑、脾、扁桃腺、上身淋巴腺反射区。

2. 定位及操作手法

(1)肾上腺反射区

定位：位于双手掌第 2 与 3 掌骨体之间，距离第 2 及 3 掌骨头约一拇指宽处。(图 3-65)

操作手法：采用拇指指腹定点揉按，力度以反射区可以耐受及酸痛为宜。(图 3-66)

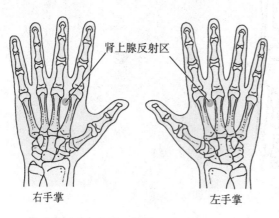

图 3-65　肾上腺反射区

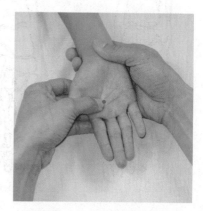

图 3-66　肾上腺反射区操作手法

按摩时间:1.5分钟。

（2）大脑反射区

定位:位于双手掌侧,拇指指腹全部。大脑左半球反射区在右手上,大脑右半球反射区在左手上。（图3-67）

操作手法:采用拇指指腹,由拇指指端向拇指根部按摩,力度以反射区可以耐受及酸痛为宜。（图3-68）

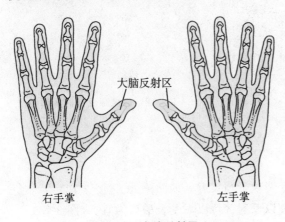

图 3-67　**大脑反射区**

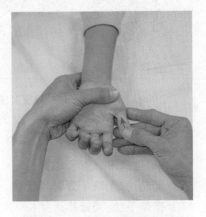

图 3-68　**大脑反射区操作手法**

按摩时间:2分钟。

（3）脾反射区

定位:位于左手掌第4与5掌骨间远端,心脏反射区下一拇指处。（图3-69）

操作手法:拇指指腹揉按,力度以反射区可以耐受及酸痛为宜。（图3-70）

按摩时间:2分钟。

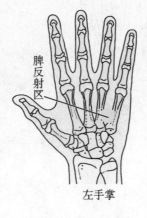

图 3-69　**脾反射区**

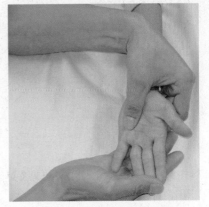

图 3-70　**脾反射区操作手法**

（4）扁桃腺反射区

定位:位于双手拇指近节背侧正中线肌腱两侧。（图3-71）

操作手法:双手拇指指端同时施力。力度以反射区可以耐受及酸痛为宜。（图3-72）

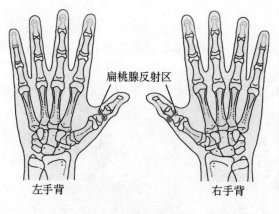

左手背　　　　　　　　右手背

图 3-71　**扁桃腺反射区**

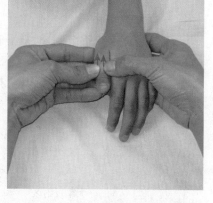

图 3-72　**扁桃腺反射区操作手法**

按摩时间：2 分钟。

（5）上身淋巴腺反射区

定位：位于双手背部尺骨侧，手背腕骨与尺骨间的凹陷处。（图 3-73）

操作手法：拇指指腹揉按，力度以反射区可以耐受及酸痛为宜。（图 3-74）

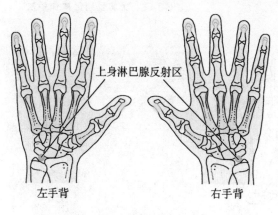

左手背　　　　　　　　右手背

图 3-73　**上身淋巴腺反射区**

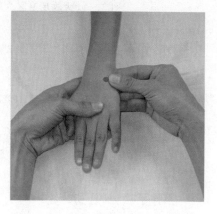

图 3-74　**上身淋巴腺反射区操作手法**

按摩时间：1 分钟。

【食疗方】

方一：荷叶粥：白米煮粥，粥好放荷叶微煮即食。

方二：海参粥：海参 10g，白米 25g，煮粥食之。

【注意事项】

1. 反射疗法对感冒等引起的功能性发热效果非常好，1 次立刻见效。

2. 到医院明确发热的原因，以便对症治疗。春、夏季要注意，脑炎也会先出现普通感冒的发热,要引起家长的注意。

3. 宜保持家居空气流通。众所周知,散热,主要是通过对流、传导和蒸发 3 种机制,故空气的流通,有利于散热降温。

4. 宜多饮水,饮水可补充因发热而蒸发的水分。饮水后出汗,水分的蒸发,可帮助退热。此外,排尿增多也可使部分热量由尿液带出,加速退热。若出汗较多,应及时擦干,以防感冒。

5. 选用物理降温如用冰或冷水敷头颈、腋下及双侧腹股沟的退热方法。当物理降温方法的疗效不佳时,可在医生的指导下,选用适当的退热药。

6. 小儿发热的饮食原则如下。

(1)高热能、高维生素流食。

(2)选用优质蛋白质食物,如患儿食欲较好,可增加蛋白质量。

(3)少食多餐,每日 6～7 次为宜。

(4)补充液体充分,多喝饮料、果汁水、西瓜水或绿豆汤,除普通流食可用食物外,可加入麦乳精、蒸发奶、奶粉等。也可适当用些冷饮、冰棒、冰淇淋等及新鲜的水果、蔬菜,并补充维生素 C 片。

7. 忌滥用退热药。退热药多有不良反应,有的甚至可引起白细胞减低、出血、溶血等严重反应,多用无益。

8. 忌退热过快。退热过快、过猛,可致小儿体液大量丢失,引起血压下降,甚至休克,所以退热应温和,不宜操之过急。

9. 小儿发热,只是各种各样疾病的一个表现。无热,不一定无病,热退也不等于疾病已经痊愈。所以,关键还是在于对原发病的。

(四)婴幼儿腹泻

婴幼儿腹泻是一组由多种原因引起的临床症状,不包括细菌性痢疾、伤寒等肠道传染病。发病年龄多在 3 岁以下,尤其是 1 岁以下的婴儿,夏秋季多见。

【足部反射疗法】

1. 处方　大脑、胃、脾、小肠、下身淋巴腺反射区。

2. 定位及操作手法

(1)大脑反射区

定位:位于双足踇趾的整个趾腹,大脑左半球反射区在右足,大脑右半球反射区在左足。(图 3-75)

操作手法:0－4 岁采用拇指指腹推揉;5 岁以上,一手握足,另一手半握拳,示指弯曲,以示指指关节顶点施力,由踇趾趾端向根部按摩。力度以反射区可以耐受及酸痛为宜。(图 3-76)

按摩时间:1.5 分钟。

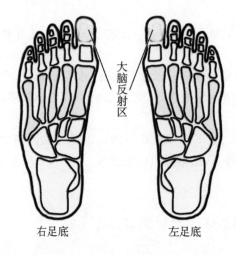

图 3-75　大脑反射区

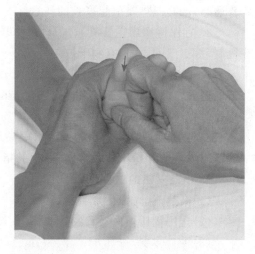

图 3-76　大脑反射区操作手法

（2）胃反射区

定位：位于双足足底第 1 跖趾关节后方约一横指宽处。（图 3-77）

操作手法：0－4 岁采用拇指指腹揉按；5 岁以上，一手握足，另一手半握拳，示指弯曲，以示指指关节顶点施力，由足趾向足跟方向按摩。力度以反射区可以耐受及酸痛为宜。（图 3-78）

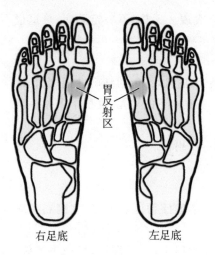

图 3-77　胃反射区

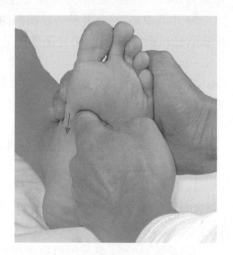

图 3-78　胃反射区操作手法

按摩时间：2 分钟。

（3）脾反射区

定位：位于左足底第 4 与 5 跖骨体间，心脏反射区下一拇指宽处。（图 3-79）

操作手法:0-4 岁用拇指指腹揉按;5 岁以上一手握足,另一手半握拳,示指弯曲,以示指指关节顶点施力,定点按压。力度以反射区可以耐受及酸痛为宜。(图 3-80)

按摩时间:2 分钟。

(4)小肠反射区

定位:位于双足足底中部凹入区域,被横结肠、升结肠、降结肠、乙状结肠及直肠等反射区所包围。(图 3-81)

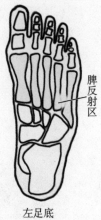

左足底

图 3-79 脾反射区

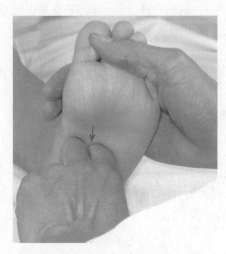

图 3-80 脾反射区操作手法

操作手法:0-4 岁采用拇指指腹揉按;5 岁以上,一手握足,另一手半握拳,示指、中指弯曲,以示指和中指的指关节顶点施力,由足趾向足跟方向按摩。力度以反射区可以耐受及酸痛为宜。(图 3-82)

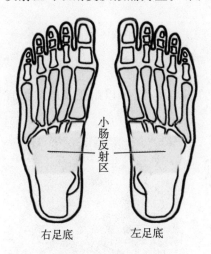

右足底 左足底

图 3-81 小肠反射区

图 3-82 小肠反射区操作手法

按摩时间:1.5 分钟。

(5)下身淋巴腺反射区

定位:位于双足内踝与胫骨前肌肌腱形成的凹陷部位。(图 3-83)

操作手法:0-4 岁用拇指指腹揉按;5 岁以上一手握足,另一手半握拳,示指弯曲,以示指指关节顶点施力,定点按压。力度以反射区可以耐受及酸痛为宜。(图

3-84）

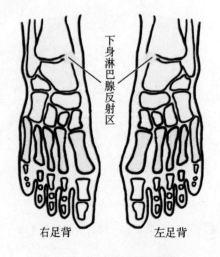

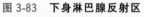

右足背　　　　　　　　左足背

图 3-83　下身淋巴腺反射区

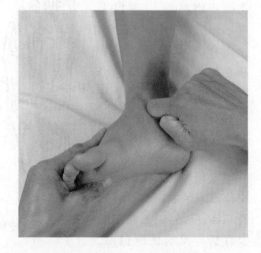

图 3-84　下身淋巴腺反射区操作手法

按摩时间：1 分钟。

【手部反射疗法】

1. 处方　胃、脾、小肠、下身淋巴腺反射区。

2. 定位及操作手法

（1）胃反射区

定位：位于双手掌第 1 掌骨远端。（图 3-85）

操作手法：0－4 岁采用拇指指腹揉按；力度以反射区可以耐受及酸痛为宜。

（图 3-86）

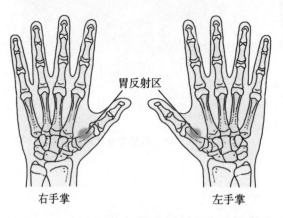

右手掌　　　　　　　　左手掌

图 3-85　胃反射区

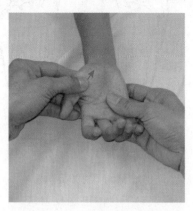

图 3-86　胃反射区操作手法

按摩时间：2 分钟。

（2）脾反射区

定位：位于左手掌第 4 与 5 掌骨间远端，心脏反射区下一拇指处。（图 3-87）

操作手法：拇指指腹揉按，力度以反射区可以耐受及酸痛为宜。（图 3-88）

按摩时间：2 分钟。

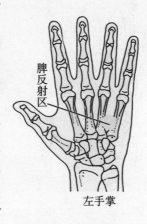

图 3-87 脾反射区

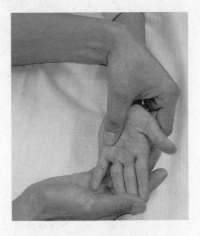

图 3-88 脾反射区操作手法

（3）小肠反射区

定位：位于双手掌心，被升结肠、横结肠、降结肠、乙状结肠及直肠、肛门反射区所包围的区域。（图 3-89）

操作手法：拇指指腹施力，向手腕方向推按，力度以反射区可以耐受及酸痛为宜。（图 3-90）

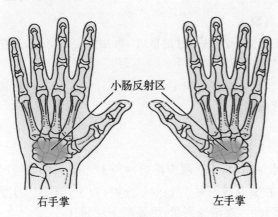

图 3-89 小肠反射区

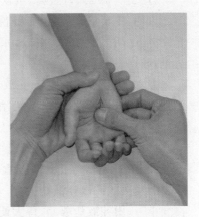

图 3-90 小肠反射区操作手法

按摩时间：1.5 分钟。

（4）下身淋巴腺反射区

定位：位于双手背的桡骨侧，手背腕骨与前臂桡骨之间凹陷处。（图 3-91）

操作手法：拇指指腹揉按，力度以反射区可以耐受及酸痛为宜。（图 3-92）

按摩时间：1 分钟。

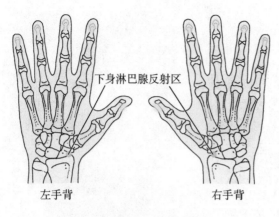

下身淋巴腺反射区

左手背　　　　　　　　右手背

图 3-91　下身淋巴腺反射区

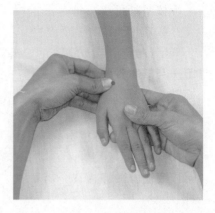

图 3-92　下身淋巴腺反射区操作手法

【食疗方】

方一：鲜马齿苋 250g(或干品 60g)，洗净，切碎，水煎 10～20 分钟，去渣，加入适量大米，煮成粥，频服。

方二：茶叶 10～15g，开水沏饮；或水煎加红糖 30g，煎至发黑分服；或茶叶适量，食盐少许，水煎分服。

方三：乌梅 10g，煎汤代茶饮。

方四：生葛根汁、藕汁各等份，调服。

方五：胡萝卜 250g，捣碎，水煮开 10 分钟后，过滤取汁，再加水至 500ml，加糖适量，频饮。

方六：绿茶蜜饮：绿茶 5g 放入水中，加沸水冲泡，盖盖浸 5 分钟，调入蜂蜜适量，趁热顿服，每日 3～4 次，可治疗菌痢。

【注意事项】

1. 反射法对小儿腹泻有较好的效果，立即见效。

2. 饮食调整，停止一切辅食、水果蔬菜，人工喂养将奶冲淡 1/2 或 1/3，必要时减少喂养次数或以补液盐代之，母乳喂养时间每次 5～10 分钟，为了让休息，可禁食 8 小时，用补液盐喂养，待大便好转后，逐渐加奶量，再逐渐恢复辅食。

3. 持续腹泻或症状没有改善，应该及时到医院就诊。

4. 提倡母乳喂养，降低腹泻发病率：因母乳含有特异性的分泌型免疫球蛋白 A。

5. 注意卫生习惯，减少肠道感染机会：把好"病从口入"这一关。注意洗干净手，处在哺乳期的母亲应注意乳房的清洁，勤换内衣；要给小儿养成食前便后洗手，不喝生水，不乱吃不洁净的食物的好习惯。对小儿用的食具应在洗净后用开水烫，最好每天煮沸消毒 1 次，同时注意防苍蝇、蟑螂叮爬。宝宝的玩具也应该经常消毒。

6. 母乳和人工喂养都应该按时添加辅食,但切忌几种辅食同时添加。

7. 加强宝宝的身体锻炼,增强抵抗力也是预防腹泻关键之一。

(五)厌食

厌食,是指小儿长时期见食不贪,食欲减退或缺乏,甚至拒食,医学上称之为"小儿厌食症"。

据调查资料表明,城镇中60%的学龄前儿童(儿童食品)均有不同程度的厌食。随着独生子女的增多,小儿厌食症有增无减。究其原因,与饮食习惯和饮食方式有密切的关系。同时,与缺少某些微量元素(微量元素食品)也有一定的关系,如缺锌,可影响消化(消化食品)功能,致使小儿吸收能力差,营养不良而不思饮食。中医学将此症称为"小儿厌食"或"小儿纳呆",认为小儿脏气清灵,饮食不节,喂养不当,必易损伤脾胃,使脾不健运、胃不受纳而得本证。

【足部反射疗法】

1. 处方 大脑、脾、胃、胰、十二指肠、小肠反射区。

2. 定位及操作手法

(1)大脑反射区

定位:位于双足踇趾的趾腹全部,大脑左半球反射区在右足,大脑右半球反射区在左足。(图3-93)

操作手法:0—4岁采用拇指指腹推揉;5岁以上,一手握足,另一手半握拳,示指弯曲,以示指指关节顶点施力,由踇趾趾端向根部按摩。力度以反射区可以耐受及酸痛为宜。(图3-94)

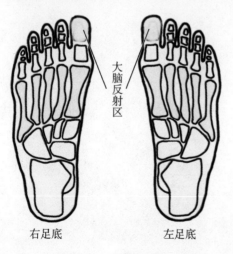

右足底　　　　　左足底

图3-93 大脑反射区

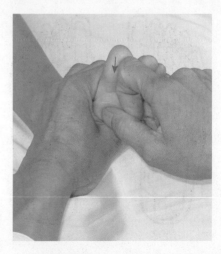

图3-94 大脑反射区操作手法

（2）脾反射区

定位：位于左足底第4与5跖骨体间，心脏反射区下一拇指宽处。（图3-95）

操作手法：0－4岁用拇指指腹揉按；5岁以上一手握足，另一手半握拳，示指弯曲，以示指指关节顶点施力，定点按压。力度以反射区可以耐受及酸痛为宜。（图3-96）

按摩时间：2分钟。

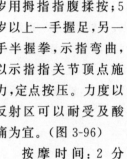

左足底

图3-95　脾反射区

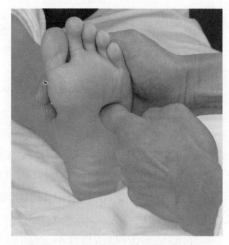

图3-96　脾反射区操作手法

（3）胃反射区

定位：位于双足足底第1跖趾关节后方约一横指宽。（图3-97）

操作手法：0－4岁采用拇指指腹按揉；5岁以上，一手握足，另一手半握拳，示指弯曲，以示指指关节顶点施力，由足趾向足跟方向按摩。力度以反射区可以耐受及酸痛为宜。（图3-98）

按摩时间：1.5分钟。

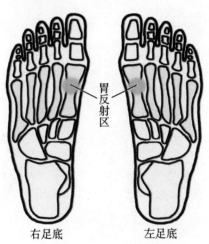

右足底　　　　　左足底

图3-97　胃反射区

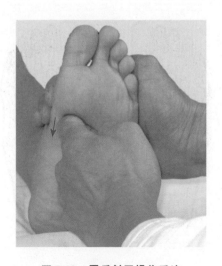

图3-98　胃反射区操作手法

（4）胰反射区

定位：位于双足足底第 1 跖骨体靠近跗跖关节处，胃反射区与十二指肠反射区之间。（图 3-99）

操作手法：0－4 岁采用拇指指腹揉按；5 岁以上，一手握足，另一手半握拳，示指弯曲，以示指指关节顶点施力，由足趾向足跟方向按摩。力度以反射区可以耐受及酸痛为宜。（图 3-100）

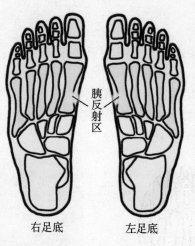

图 3-99　胰反射区

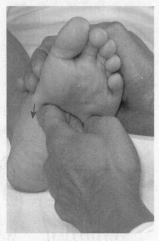

图 3-100　胰反射区操作手法

按摩时间：1.5 分钟。

（5）十二指肠反射区

定位：位于双足足底内侧缘第 1 跗跖关节前方，胰腺反射区后方。（图 3-101）

操作手法：0－4 岁采用拇指指腹揉；5 岁以上，一手握足，另一手半握拳，示指弯曲，以示指指关节顶点施力，由足趾向足跟方向按摩。力度以反射区可以耐受及酸痛为宜。（图 3-102）

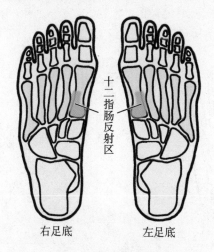

图 3-101　十二指肠反射区

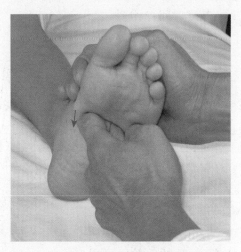

图 3-102　十二指肠反射区操作手法

按摩时间:1.5分钟。

(6)小肠反射区

定位:位于双足足底中部凹入区域,被升结肠、降结肠、乙状结肠及直肠等反射区所包围。(图3-103)

操作手法:0—4岁采用拇指指腹揉按;5岁以上,一手握足,另一手半握拳,示指、中指弯曲,以示指和中指的指关节顶点施力,由足趾向足跟方向按摩。力度以反射区可以耐受及酸痛为宜。(图3-104)

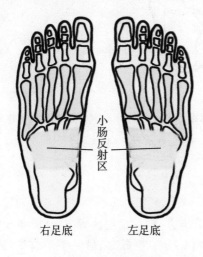

图3-103　小肠反射区

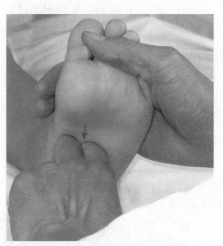

图3-104　小肠反射区操作手法

按摩时间:2分钟。

【手部反射疗法】

1. 处方　脾、胃、胰、十二指肠、小肠反射区。

2. 定位及操作手法

(1)脾反射区

定位:位于左手掌第4与5掌骨间远端,心脏反射区下一拇指处。(图3-105)

操作手法:拇指指腹揉按,力度以反射区可以耐受及酸痛为宜。(图3-106)

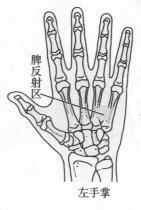

图3-105　脾反射区

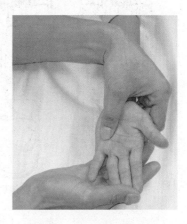

图3-106　脾反射区操作手法

按摩时间:2分钟。

（2）胃反射区

定位:位于双手掌第1掌骨远端。（图3-107）

操作手法:拇指指腹施力,由手指向手腕方向按摩,力度以反射区可以耐受及酸痛为宜。（图3-108）

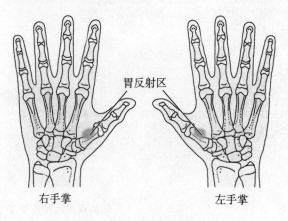

图 3-107　**胃反射区**

图 3-108　**胃反射区操作手法**

按摩时间:1.5分钟。

（3）胰反射区

定位:位于双手掌第1掌骨胃反射区与十二指肠反射区之间。（图3-109）

操作手法:拇指指腹施力,由手指向手腕方向按摩,力度以反射区可以耐受及酸痛为宜。（图3-110）

按摩时间:2分钟。

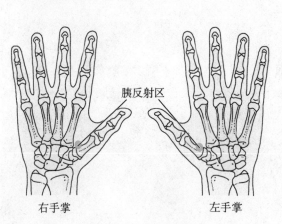

图 3-109　**胰反射区**

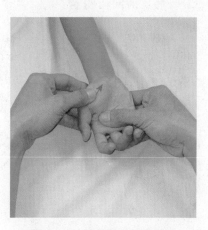

图 3-110　**胰反射区操作手法**

(4)十二指肠反射区

定位:位于双手掌侧,第1掌骨体近端,胰腺反射区下方。(图 3-111)

操作手法:拇指指腹施力,由手指向手腕方向按摩,力度以反射区可以耐受及酸痛为宜。(图 3-112)

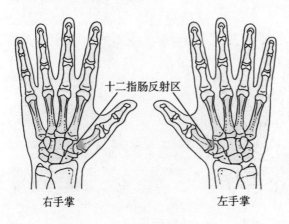
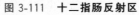

右手掌　　　　　　左手掌

图 3-111　十二指肠反射区

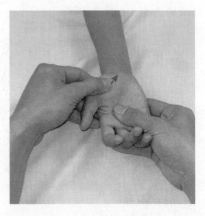

图 3-112　十二指肠反射区操作手法

按摩时间:1.5 分钟。

(5)小肠反射区

定位:位于双手掌心,被升结肠、横结肠、降结肠、乙状结肠及直肠、肛门反射区所包围的区域。(图 3-113)

操作手法:拇指指腹施力,向手腕方向推按,力度以反射区可以耐受及酸痛为宜。(图 3-114)

按摩时间:2 分钟。

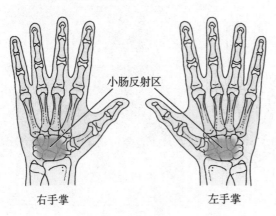

右手掌　　　　　　左手掌

图 3-113　小肠反射区

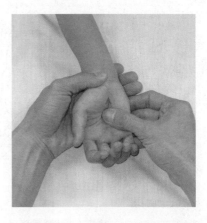

图 3-114　小肠反射区操作手法

【食疗方】

方一:神曲 10～15g,粳米适量。先将神曲捣碎,煎取药汁后,去渣,入粳米,一同煮为稀粥。

方二:大米 500g,南瓜大半个(或 2～3 斤),红糖适量。将大米淘净,加水煮至七八成熟时,滤起,南瓜去皮,挖去瓤,切成块,用油(油食品)、盐炒过后,即将过滤之大米倒于南瓜上,慢火蒸熟。若蒸时加入适量红糖,其味更美。

方三:北沙参、玉竹、百合、山药各 15g,猪瘦肉 500～1000g。将猪肉洗净,切块,与诸药加水炖熟,饮汤食肉与药。

【注意事项】

1. 反射疗法对儿童厌食症有一定的效果,1 周可以见效。

2. 要认真找出食欲差的原因,如伴有其他慢性病,要对症治疗,然后才能治疗厌食或同时治疗。

3. 饮食要规律,定时进餐,保证饮食卫生。

4. 生活规律,睡眠充足,定时排便。

5. 营养要全面,多吃粗粮杂粮和水果蔬菜;节制零食和甜食,少喝饮料。

6. 改善进食环境,使孩子能够集中精力去进食,并保持心情舒畅。

7. 要定期检查孩子大便是否有虫卵,服药驱虫。

8. 家长应该避免"追喂"等过分关注孩子进食的行为;当孩子故意拒食时,不能迁就,如一二顿不吃,家长也不要担心,这说明孩子摄入的能量已经够了,到一定的时间孩子自然会要求进食;决不能以满足要求作为让孩子进食的条件。

9. 加强体育锻炼,尤其是长跑、游泳等耗氧运动。

10. 不要盲目吃药,莫滥用保健补品;可以适当服用调理脾胃、促进消化吸收功能的中、西药,但注意:一是要看小儿科或消化专科医生,不要听信游医巫医的甜言蜜语;二是不要过分依赖药物。

(六)盗汗

盗汗是指小儿睡时汗多,醒后汗止,汗止后无恶寒,反觉热者。有时小孩入睡时常有微汗出,尤其是头额部汗出较多,睡眠饮食正常,精神活泼,此为生理性汗多,不须治疗。本文介绍的范围是以夜间汗出为主者。

【足部反射疗法】

1. 处方 大脑、心、脾、肝、小肠、腹腔神经丛反射区。

2. 定位及操作手法

(1)大脑反射区

定位:位于双足蹬趾的趾腹全部,大脑左半球反射区在右足,大脑右半球反射区在左足。(图 3-115)

操作手法:0—4 岁采用拇指指腹推按;5 岁以上,一手握足,另一手半握拳,示

指弯曲,以示指指关节顶点施力,由姆趾趾端向根部按摩。力度以反射区可以耐受及酸痛为宜。(图 3-116)

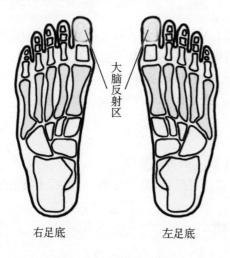

右足底　　　　左足底

图 3-115　大脑反射区

图 3-116　大脑反射区操作手法

按摩时间:1.5 分钟。

(2)心反射区

定位:位于左足底第 4 与 5 跖骨体间,在肺脏反射区后方(近足跟反向)。(图 3-117)

操作手法:0—4 岁以拇指指腹自足跟向足趾方向推按;5 岁以上①中手法:以示指指间关节向足趾方向推按;②重手法:一手握足,另一手半握拳,示指弯曲,以示指指关节顶点施力,定点按压。力度以反射区可以耐受及酸痛为宜。(图 3-118)

按摩时间:1.5 分钟。

(3)脾反射区

定位:位于左足底第 4 与 5 跖骨体间,心脏反射区下一拇指宽

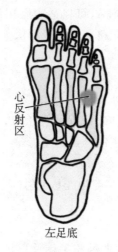

左足底

图 3-117　心反射区

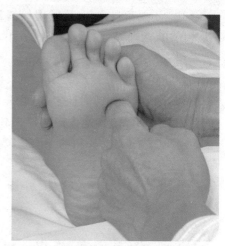

图 3-118　心反射区操作手法

处。(图 3-119)

操作手法：0—4 岁用拇指指腹揉按；5 岁以上一手握足，另一手半握拳，示指弯曲，以示指指关节顶点施力，定点按压。力度以反射区可以耐受及酸痛为宜。(图3-120)

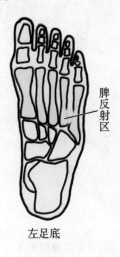

左足底

图 3-119　脾反射区

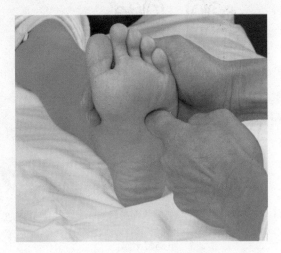

图 3-120　脾反射区操作手法

按摩时间：1.5 分钟。

(4)肝反射区

定位：位于右足足底第 4 跖骨与第 5 跖骨间。(图 3-121)

操作手法：0—4 岁采用拇指指腹揉按；5 岁以上，一手握足，另一手半握拳，示指弯曲，以示指指关节顶点施力，向足趾方向按摩。力度以反射区可以耐受及酸痛为宜。(图 3-122)

按摩时间：1.5 分钟。

(5)小肠反射区

定位：位于双足足底中部凹入区域，被升结肠、降结肠、乙状结肠及直肠等反射区所包围。(图 3-123)

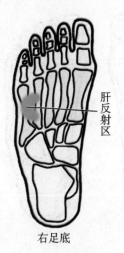

右足底

图 3-121　肝反射区

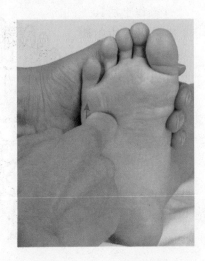

图 3-122　肝反射区操作手法

操作手法：0－4岁采用拇指指腹揉；5岁以上，一手握足，另一手半握拳，示指、中指弯曲，以示指和中指的指关节顶点施力，由足趾向足跟方向按摩。力度以反射区可以耐受及酸痛为宜。（图3-124）

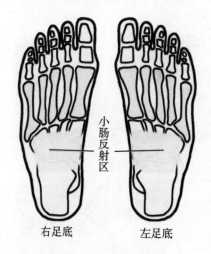

图3-123 小肠反射区

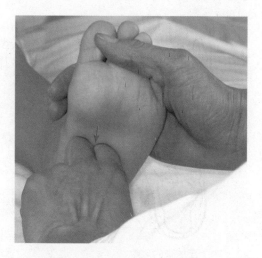

图3-124 小肠反射区操作手法

按摩时间：1.5分钟。

（6）腹腔神经丛反射区

定位：位于双足足底第1～4跖骨体处，分布在肾反射区附近的椭圆形区域。（图3-125）

操作手法：0－4岁采用拇指指腹施力；一手握足，另一手半握拳，示指弯曲，以示指指关节顶点施力，从足趾向足跟方向按摩。力度以反射区可以耐受及酸痛为宜。（图3-126）

按摩时间：1.5分钟。

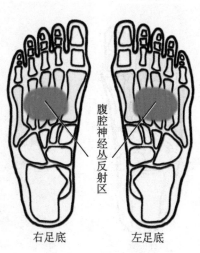

图3-125 腹腔神经丛反射区

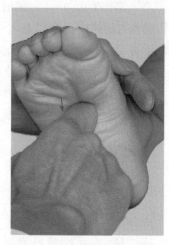

图3-126 腹腔神经丛反射区操作手法

【手部反射疗法】

1. 处方　甲状腺、心、脾、肝。

2. 定位及操作手法

（1）甲状腺反射区

定位：位于双手掌第 1 掌骨的掌骨头处至第 1 与 2 掌骨间，再转向指尖方向成一弯曲带。（图 3-127）

操作手法：拇指指腹施力，在反射区上推揉，力度以反射区可以耐受及酸痛为宜。（图 3-128）

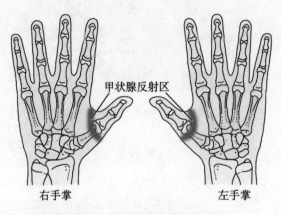

甲状腺反射区

右手掌　　　　　　　左手掌

图 3-127　甲状腺反射区

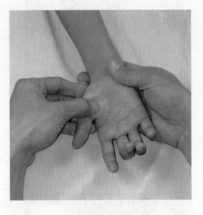

图 3-128　甲状腺反射区操作手法

按摩时间：1.5 分钟。

（2）心反射区

定位：位于左手掌第 4 与 5 掌骨之间，近掌骨头处。（图 3-129）

操作手法：用拇指端从手腕向手指方向推按，力度以反射区可以耐受及酸痛为宜。（图 3-130）

按摩时间：1.5分钟。

（3）脾反射区

定位：位于左手

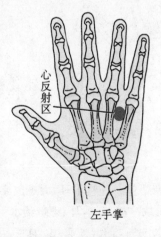

心反射区

左手掌

图 3-129　心反射区

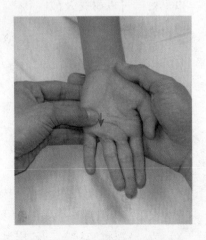

图 3-130　心反射区操作手法

掌第 4 与 5 掌骨间远端,心脏反射区下一拇指处。(图 3-131)

操作手法:拇指指腹揉按,力度以反射区可以耐受及酸痛为宜。(图 3-132)

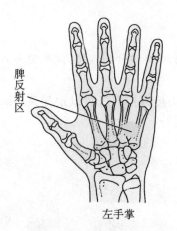

脾反射区

左手掌

图 3-131 **脾反射区**

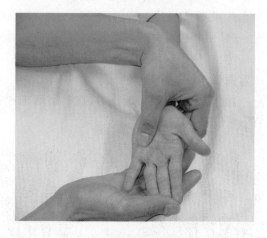

图 3-132 **脾反射区操作手法**

按摩时间:1.5 分钟。

(4)肝反射区

定位:位于右手掌侧第 4 与 5 掌骨之间的中间的一段。(图 3-133)

操作手法:采用拇指指腹定点按摩,力度以反射区可以耐受及酸痛为宜。(图 3-134)

按摩时间:1.5 分钟。

【食疗方】

方一:干百合 100g,蜂蜜 150g。将上二味共上锅蒸 1 小时,趁热调匀,冷后备用。每日 2 次。

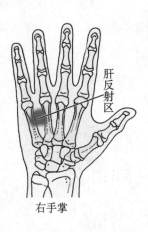

肝反射区

右手掌

图 3-133 **肝反射区**

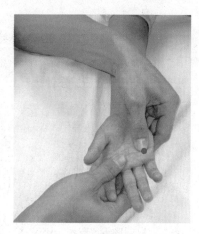

图 3-134 **肝反射区操作手法**

方二:黑木耳、大枣各 15g,冰糖适量。先将木耳、大枣放凉水中浸泡 1 小时,然后先大火后小火煎煮半小时。食用时放冰糖,连木耳、枣带汤水一起吃,每天 1 剂。

方三:泥鳅 200～250g,用温水洗去黏液,去头尾、内脏,用适量菜油煎至黄色,然后加水适量,煮汤至半碗,再加盐适量,喝汤吃肉。每日 1 次,年龄小者分次服食。一般连用 5～6 天即可见效。

【注意事项】

1. 反射疗法有一定的效果,3 次见效。

2. 要明确盗汗的病因。

3. 小儿盗汗以后,要及时用干毛巾擦干皮肤,及时换衣服,要动作轻快,避免小儿受凉感冒。

4. 注意及时补充水分和盐分。可以补充口服补液盐,简称"ORS",或白开水加点食盐、糖,糖可以促进水和盐的吸收。

5. 被褥也要经常晾晒,日光的作用不仅在于加热干燥,还有消毒杀菌的作用。

6. 对易于盗汗的小儿,应进行有计划的体质锻炼,如日光浴、冷水浴等,以增强体质,提高适应能力。

(七)滞颐

滞颐,俗称"流口水",是指小儿口涎不自觉地从口内流溢出来,多见于 3 岁以下婴幼儿。

【足部反射疗法】

1. 处方　三叉神经、大脑、心、脾、胃、肝、上颌、下颌、上身淋巴腺反射区。

2. 定位及操作手法

(1)三叉神经反射区

定位:位于双足姆趾近第 2 趾的一侧。右侧三叉神经反射区在左足,左侧三叉神经反射区在右足。(图 3-135)

操作手法:一手握足,另一手的拇指指端施力,由足趾端向趾根方向按摩,力度以反射区可以耐受及酸痛为宜。(图 3-136)

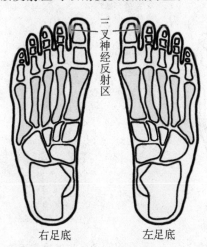

图 3-135　三叉神经反射区

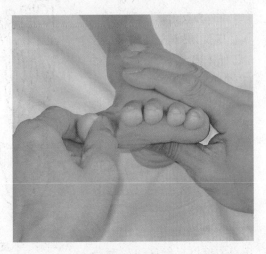

图 3-136　三叉神经反射区操作手法

按摩时间:1.5分钟。

(2)大脑反射区

定位:位于双足姆趾的趾腹全部,大脑左半球反射区在右足,大脑右半球反射区在左足。(图3-137)

操作手法:0-4岁采用拇指指腹推按;5岁以上,一手握足,另一手半握拳,示指弯曲,以示指指关节顶点施力,由姆趾趾端向根部按摩。力度以反射区可以耐受及酸痛为宜。(图3-138)

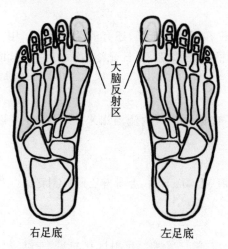

右足底　　　　左足底

图3-137　**大脑反射区**

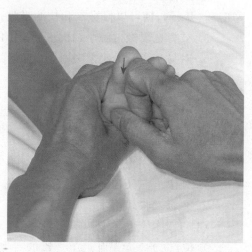

图3-138　**大脑反射区操作手法**

按摩时间:1.5分钟。

(3)心反射区

定位:位于左足底第4与5跖骨体间,在肺反射区后方(近足跟反向)。(图3-139)

操作手法:0-4岁以拇指指腹自足跟向足趾方向推按;5岁以上①中手法:以示指指间关节向足趾方向推按;②重手法:一手握足,另一手半握拳,示指弯曲,以示指指关节顶点施力,定点按压。力度以反射区可以耐受及酸痛为宜。(图3-140)

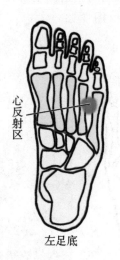

左足底

图3-139　**心反射区**

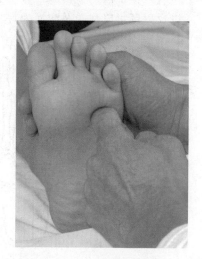

图3-140　**心反射区操作手法**

按摩时间:1分钟。

(4)脾反射区

定位:位于左足底第4与5跖骨体间,心脏反射区下一拇指宽处。(图3-141)

操作手法:0-4岁用拇指指腹揉按;5岁以上一手握足,另一手半握拳,示指弯曲,以示指指关节顶点施力,定点按压。力度以反射区可以耐受及酸痛为宜。(图3-142)

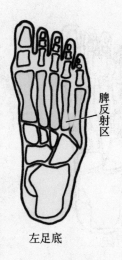

左足底

图3-141　脾反射区

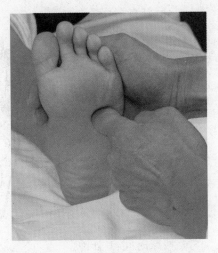

图3-142　脾反射区操作手法

按摩时间:1.5分钟。

(5)胃反射区

定位:位于双足足底第1跖趾关节后方约一横指宽。(图3-143)

操作手法:0-4岁采用拇指指腹揉按;5岁以上,一手握足,另一手半握拳,示指弯曲,以示指指关节顶点施力,由足趾向足跟方向按摩。力度以反射区可以耐受及酸痛为宜。(图3-144)

按摩时间:1分钟。

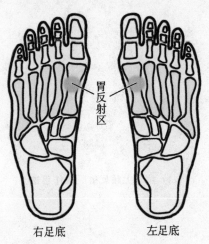

右足底　　　左足底

图3-143　胃反射区

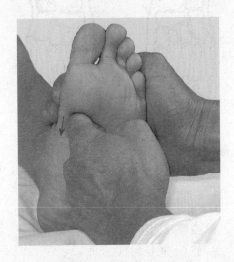

图3-144　胃反射区操作手法

（6）肝反射区

定位：位于右足足底第4跖骨与第5跖骨间。（图3-145）

操作手法：0－4岁采用拇指指腹揉按；5岁以上，一手握足，另一手半握拳，示指弯曲，以示指指关节顶点施力，向足趾方向按摩。力度以反射区可以耐受及酸痛为宜。（图3-146）

按摩时间：1分钟。

（7）上颌反射区

定位：位于双足足背姆趾趾骨间关节横纹前方的带状区域。（图3-147）

操作手法：0－4岁采用拇指指腹捏揉；5岁以上，一手握足，另一手的拇指指端（腹）施力，由内向外按摩。力度以反射区可以耐受及酸痛为宜。（图3-148）

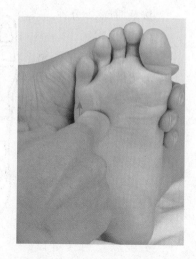

图3-145　肝反射区　　　图3-146　肝反射区操作手法

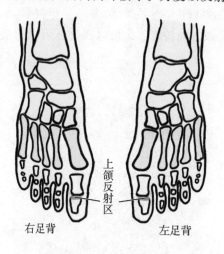

图3-147　上颌反射区

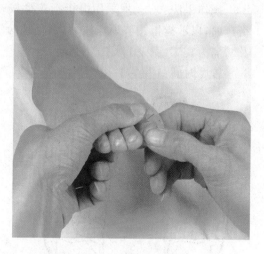

图3-148　上颌反射区操作手法

按摩时间：1.5分钟。

（8）下颌反射区

定位：位于双足足背姆趾趾关节横纹后方的带状区域。（图3-149）

操作手法：0－4岁采用拇指指腹捏揉；5岁以上，一手握足，用另一手的拇指指

端(腹)施力,由内向外按摩。力度以反射区可以耐受及酸痛为宜。(图 3-150)

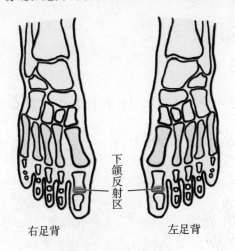

图 3-149　下颌反射区

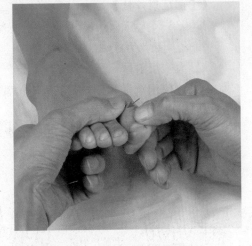

图 3-150　下颌反射区操作手法

右足背　　　　　左足背

按摩时间:1.5 分钟。

(9)上身淋巴腺反射区

定位:位于双足外踝与腓骨、距骨间形成的凹陷部位。(图 3-151)

操作手法:0—4 岁用拇指指腹揉按;5 岁以上一手握足,另一手半握拳,示指弯曲,以示指指关节顶点施力,定点按压。力度以反射区可以耐受及酸痛为宜。(图 3-152)

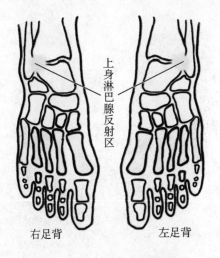

图 3-151　上身淋巴腺反射区

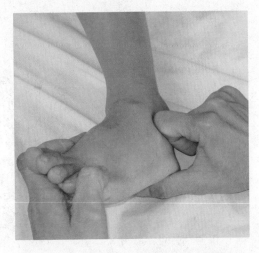

图 3-152　上身淋巴腺反射区操作手法

右足背　　　　　左足背

按摩时间:1分钟。

【手部反射疗法】

1.处方　大脑、心、脾、肝、上颌、下颌反射区。

2.定位及操作手法

(1)大脑反射区

定位:位于双手掌侧,拇指指腹全部。大脑左半球反射区在右手上,大脑右半球反射区在左手上。(图3-153)

操作手法:采用拇指指腹,由拇指指端向拇指根部按摩,力度以反射区可以耐受及酸痛为宜。(图3-154)

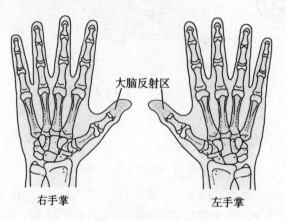

图3-153　大脑反射区

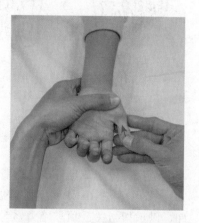

图3-154　大脑反射区操作手法

按摩时间:1.5分钟。

(2)心反射区

定位:位于左手掌第4与5掌骨之间,近掌骨头处。(图3-155)

操作手法:用拇指端从手腕向手指方向推按,力度以反射区可以耐受及酸痛为宜。(图3-156)

按摩时间:1分钟。

(3)脾反射区

定位:位于左手掌

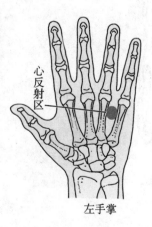

图3-155　心反射区

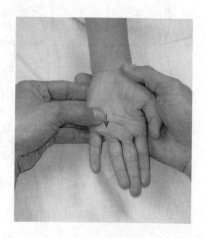

图3-156　心反射区操作手法

第 4 与 5 掌骨间远端,心脏反射区下一拇指处。(图 3-157)

操作手法:拇指指腹揉按,力度以反射区可以耐受及酸痛为宜。(图 3-158)

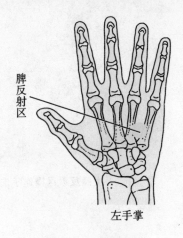

左手掌

图 3-157 **脾反射区**

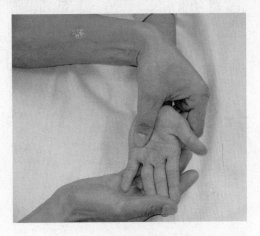

图 3-158 **脾反射区操作手法**

按摩时间:1.5 分钟。

(4)肝反射区

定位:位于右手掌侧第 4 与 5 掌骨之间的中间的一段。(图 3-159)

操作手法:采用拇指指腹定点按摩,力度以反射区可以耐受及酸痛为宜。(图 3-160)

按摩时间:1.5 分钟。

(5)上颌反射区

定位:位于双手拇指指背,拇指指间关节横纹上方的带状区域。(图 3-161)

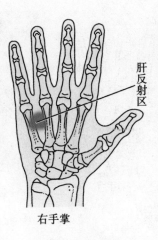

右手掌

图 3-159 **肝反射区**

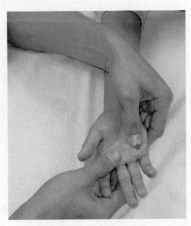

图 3-160 **肝反射区操作手法**

操作手法:由尺侧(小指侧)向桡侧(拇指侧)方向,沿反射区点按,力度以反射区可以耐受及酸痛为宜。(图 3-162)

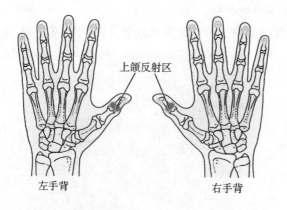

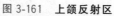

左手背　　　　　　　右手背

图 3-161　上颌反射区

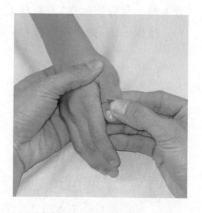

图 3-162　上颌反射区操作手法

按摩时间:1.5 分钟。

(6)下颌反射区

定位:位于双手拇指指背,拇指指间关节横纹下方的带状区域。(图 3-163)

操作手法:由尺侧(小指侧)向桡侧(拇指侧)方向,沿反射区点按,力度以反射区可以耐受及酸痛为宜。(图 3-164)

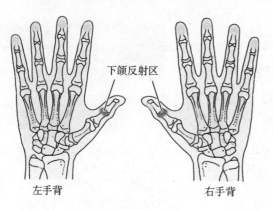

左手背　　　　　　　右手背

图 3-163　下颌反射区

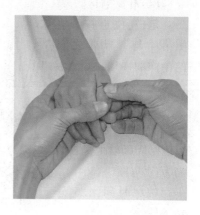

图 3-164　下颌反射区操作手法

按摩时间:1.5 分钟。

【食疗方】

方一:生白术 30～60g,绵白糖 50～100g,先将生白术晒干后,研为细粉,过筛;再把白术粉同绵白糖和匀,加水适量,调拌成糊状,放入碗内,隔水蒸或置饭锅上蒸熟即可。每日服 10～15 克,分作 2～3 次,温热时嚼服,连服 7～10 天。

方二:生姜两片,白糖适量,神曲半块,放罐内加水稍煮,当茶饮。

方三:山药粉 20g,慈菇粉 5g,红糖适量,白开水冲调成糊状,加入粥内或单独服用,每日一剂,分 2 次服,连服 5 天。

方四:茶叶 5g,冰糖适量,加白开水煎汤代茶饮,每日 3 次,连服 5 天。

方五:大枣 5 个,陈皮 5g,竹叶 7g,水煎汤内服,每日 1 剂,3～5 剂即可愈。

方六:鲜鸡蛋 1 个,敲一个小孔,塞入鸡内金粉 1g,穿山甲粉(代)0.1g,然后搅匀封口,隔水蒸熟,每次 1 个,每天 2 次,连服 5～7 天,涎即停流。

【注意事项】

1. 反射疗法治疗 2 次即可见效。

2. 注意观察婴儿的表现,找出流涎原因,特别是婴儿发热、拒绝进食时,要进行口腔检查,观察有无溃疡。

3. 要随时为他擦去口水,擦时不可用力,轻轻将口水拭干即可,以免损伤局部皮肤。

4. 常用温水洗净口水流到处,然后涂上油脂,以保护下巴和颈部的皮肤,最好给孩子围上围嘴,以防止口水弄脏衣服。

5. 给宝宝擦口水的手帕,要求质地柔软,以棉布质地为宜,要经常洗烫。

6. 如果宝宝口水流得特别严重,就要去医院检查,看看宝宝口腔内有无异常疾病。

(八)夜啼

夜啼是指小儿每到夜间间歇啼哭或持续不已,甚至通宵达旦。民间俗称“夜哭郎”。夜啼多见于半岁以内的婴儿,以新生儿更为多见。

【足部反射疗法】

1. 处方 额窦、大脑、心、脾、肝、腹腔神经丛反射区。

2. 定位及操作手法

(1)额窦反射区

定位:位于双足 10 个足趾趾端。右边额窦反射区在左足,左边额窦反射区在右足。(图 3-165)

操作手法:0—4 岁用拇指指腹揉按;5 岁以上一手握足,另一手半握拳,示指弯曲,以示指指关节顶点施力。踇趾:自外侧向内侧横向按摩。其他足趾头:从趾端向趾根方向按摩。力度以反射区可以耐受及酸痛为宜。(图 3-166)

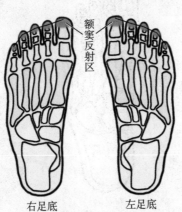

图 3-165 额窦反射区

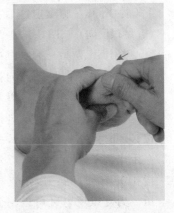

图 3-166 额窦反射区操作手法

按摩时间:1.5分钟。

(2)大脑反射区

定位:位于双足跚趾的趾腹全部,大脑左半球反射区在右足,大脑右半球反射区在左足。(图 3-167)

操作手法:0-4 岁采用拇指指腹推按;5 岁以上,一手握足,另一手半握拳,示指弯曲,以示指指关节顶点施力,由跚趾趾端向根部按摩。力度以反射区可以耐受及酸痛为宜。(图 3-168)

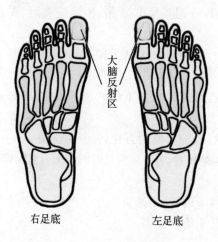

右足底　　　　左足底

图 3-167　大脑反射区

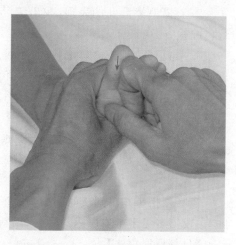

图 3-168　大脑反射区操作手法

按摩时间:1.5分钟。

(3)心反射区

定位:位于左足底第 4 与 5 跖骨体间,在肺反射区后方(近足跟反向)。(图 3-169)

操作手法:0-4 岁以拇指指腹自足跟向足趾方向推按;5 岁以上①中手法:以示指指间关节向足趾方向推按;②重手法:一手握足,另一手半握拳,示指弯曲,以示指指关节顶点施力,定点按压。力度以反射区可以耐受及酸痛为宜。(图 3-170)

按摩时间:1.5分钟。

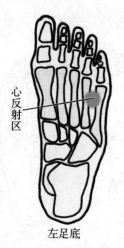

左足底

图 3-169　心反射区

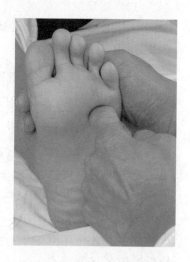

图 3-170　心反射区操作手法

（4）脾反射区

定位：位于左足底第 4 与 5 跖骨体间，心脏反射区下一拇指宽处。（图 3-171）

操作手法：0－4 岁用拇指指腹揉按；5 岁以上一手握足，另一手半握拳，示指弯曲，以示指指关节顶点施力，定点按压。力度以反射区可以耐受及酸痛为宜。（图 3-172）

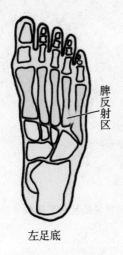

左足底

图 3-171 **脾反射区**

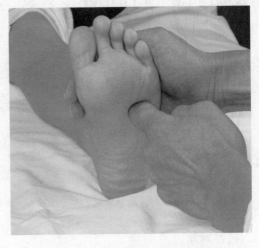

图 3-172 **脾反射区操作手法**

按摩时间：1.5 分钟。

（5）肝反射区

定位：位于右足足底第 4 跖骨与第 5 跖骨间。（图 3-173）

操作手法：0－4 岁采用拇指指腹揉按；5 岁以上，一手握足，另一手半握拳，示指弯曲，以示指指关节顶点施力，向足趾方向按摩。力度以反射区可以耐受及酸痛为宜。（图 3-174）

按摩时间：1.5 分钟。

（6）腹腔神经丛反射区

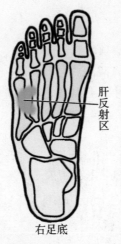

右足底

图 3-173 **肝反射区**

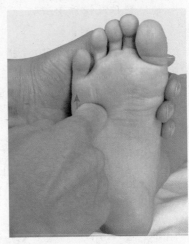

图 3-174 **肝反射区操作手法**

定位：位于双足足底第 1～4 跖骨体处，分布在肾反射区附近的椭圆形区域。（图 3-175）

操作手法:0-4岁采用拇指指腹施力;一手握足,另一手半握拳,示指弯曲,以示指指关节顶点施力,从足趾向足跟方向按摩。力度以反射区可以耐受及酸痛为宜。(图 3-176)

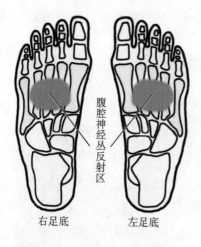

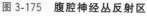

右足底　　　　　左足底

图 3-175　腹腔神经丛反射区

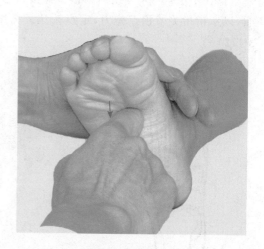

图 3-176　腹腔神经丛反射区操作手法

按摩时间:1.5 分钟。

【手部反射疗法】

1. 处方　额窦、大脑、心、脾、肝反射区。

2. 定位及操作手法

(1)额窦反射区

定位:位于双手掌 10 个指头顶端约 1cm 范围。左侧额窦反射区在右手上,右侧额窦反射区在左手上。(图 3-177)

操作手法:拇指指端在反射区上点按,力度以反射区可以耐受及酸痛为宜。(图 3-178)

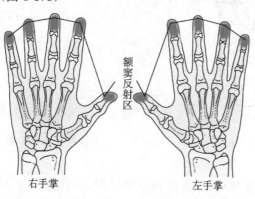

右手掌　　　　　左手掌

图 3-177　额窦反射区

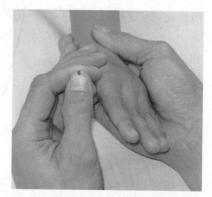

图 3-178　额窦反射区操作手法

按摩时间:1.5分钟。

(2)大脑反射区

定位:位于双手掌侧,拇指指腹全部。大脑左半球反射区在右手上,大脑右半球反射区在左手上。(图3-179)

操作手法:采用拇指指腹,由拇指指端向拇指根部按摩,力度以反射区可以耐受及酸痛为宜。(图3-180)

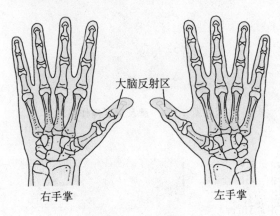

大脑反射区

右手掌　　　　左手掌

图3-179　大脑反射区

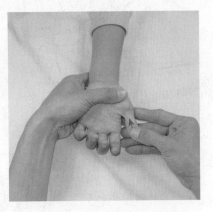

图3-180　大脑反射区操作手法

按摩时间:1.5分钟。

(3)心反射区

定位:位于左手掌第4与5掌骨之间,近掌骨头处。(图3-181)

操作手法:用拇指端从手腕向手指方向推按,力度以反射区可以耐受及酸痛为宜。(3-182)

按摩时间:1分钟。

(4)脾反射区

定位:位于左手掌第4与5掌骨间远端,心脏反射区下一拇指处。(图3-183)

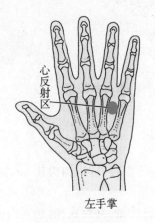

心反射区

左手掌

图3-181　心反射区

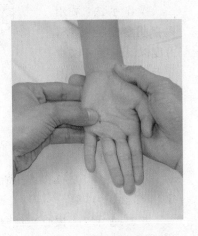

图3-182　心反射区操作手法

操作手法:拇指指腹揉按,力度以反射区可以耐受及酸痛为宜。(图3-184)

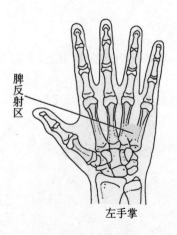

脾反射区

左手掌

图 3-183　脾反射区

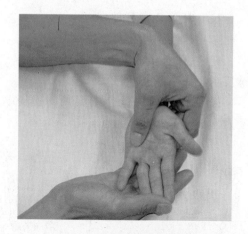

图 3-184　脾反射区操作手法

按摩时间：1.5分钟。

（5）肝反射区

定位：位于右手掌侧第 4 与 5 掌骨之间的中间的一段。（图 3-185）

操作手法：采用拇指指腹定点按摩，力度以反射区可以耐受及酸痛为宜。（图 3-186）

按摩时间：1.5分钟。

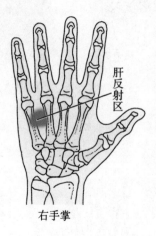

肝反射区

右手掌

图 3-185　肝反射区

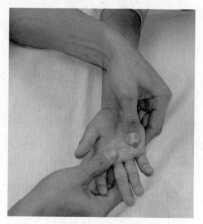

图 3-186　肝反射区操作手法

【食疗方】

方一：粳米 50～100g，煮粥，等粥将熟时，加肉桂 3g，粥熟后再加红糖适量。每日 1～2 次，温热食。

方二：莲子（去皮心）、百合各适量，共炖成糊，加入白砂糖适量即成。每日 1～2 次。

方三：龙眼肉 10g，芡实 10g，粳米 100g，共煮成粥，取汁频服。

【注意事项】

1. 反射疗法对夜啼有较好的效果，3 次见效。

2. 小儿不会言语,如因疾病引起啼哭(日夜俱哭),则应去医院检查,以免贻误病情。

3. 生理性哭闹。孩子的尿布湿了或者裹得太紧、饥饿、口渴、室内温度不合适、被褥太厚等,都会使小儿感觉不舒服而哭闹。对于这种情况,父母只要及时消除不良刺激,孩子很快就会安静入睡。此外,有的孩子每到夜间要睡觉时就会哭闹不止,这时父母若能耐心哄其睡觉,孩子很快就会安然入睡。

4. 环境不适应。有些孩子对自然环境不适应,黑夜白天颠倒。父母白天上班他睡觉,父母晚上休息他"工作"。若将孩子抱起和他玩,哭闹即止。对于这类孩子,可用些镇静药把休息睡眠时间调整过来,必要时需请儿童保健医生作些指导。

5. 白天运动不足。有的孩子白天运动不足,夜间不肯入睡,哭闹不止。这些孩子白天应增加活动量,孩子累了,晚上就能安静入睡。

6. 午睡时间安排不当。有的孩子早晨起不来,到了午后 14:00—15:00 才睡午觉,或者午睡时间过早,以至晚上提前入睡,半夜睡醒,没有人陪着玩就哭闹。这些孩子早晨可以早些唤醒,午睡时间作适当调整,使孩子晚上有了睡意,就能安安稳稳地睡到天明。

(九)遗尿

小儿遗尿,也叫尿床,指 3—5 岁以上小儿,睡眠中小便自遗、醒后方觉的一种病症。小儿在 3—5 岁膀胱控制趋于完善,健康儿童在 3 岁以后绝大多数夜间不遗尿,5 岁以后几乎所有健康儿童均不应出现夜间遗尿现象。因此,遗尿症应指 5 岁以后的小儿每周至少有 1 次遗尿者。遗尿仅发生在夜间者,一般病情较轻;白天、夜间均遗尿者,通常病情较重。指出一点,3—5 岁的小儿,膀胱控制排尿的功能发育尚未成熟,排尿自控能力尚未完善,学龄期有因白天嬉戏过度,夜间熟睡不醒,偶有睡中尿床者,不属病态。

小儿遗尿分有原发性遗尿和继发性遗尿两种。原发性遗尿,在遗尿小儿中占大多数,一般无器质性疾病,是由于膀胱控制排尿的功能发育不良所致,多有较明显的家族倾向,约 3/4 的遗尿男孩及 1/2 的遗尿女孩有双亲之一的遗尿史,多见于第一胎及早产的小儿。除夜间尿床外,部分患儿可伴有白天尿频、尿急、甚至遗尿,情绪波动或环境变化时症状往往暂时加重,少数患儿可愈后复发。本文主要介绍非器质性疾病引起的小儿遗尿。

【足部反射疗法】

1. **处方** 膀胱、垂体、小脑及脑干、大脑、心、脾、肝、腹腔神经丛、腰椎、尿道、下身淋巴腺反射区。

2. **定位及操作手法**

(1)膀胱反射区

定位:位于双足内踝前方,足舟骨下方,跗展肌内缘旁。(图 3-187)

操作手法：一手握足，另一手半握拳，示指弯曲，以示指指关节顶点施力，定点按压，力度以反射区产生酸痛为宜。（图 3-188）

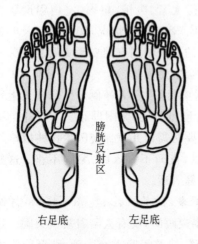

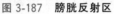

右足底　　　左足底

图 3-187　膀胱反射区

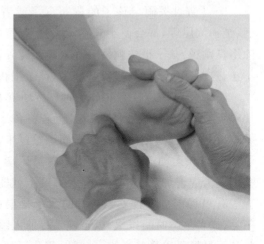

图 3-188　膀胱反射区操作手法

按摩时间：2 分钟。

（2）垂体反射区

定位：位于双足姆趾趾腹中央部位。（图 3-189）

操作手法：0—4 岁用拇指指腹揉按；5 岁以上一手握足，另一手半握拳，示指弯曲，以示指指关节顶点施力，定点深入按压，力度以反射区产生酸痛为宜。（图 3-190）

按摩时间：1.5 分钟。

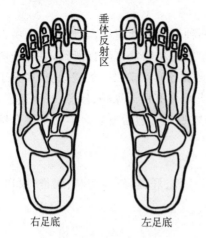

右足底　　　左足底

图 3-189　垂体反射区

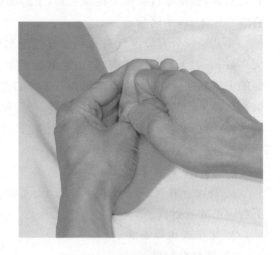

图 3-190　垂体反射区操作手法

（3）小脑及脑干反射区

定位：位于双足姆趾趾腹根部靠近第 2 趾的一侧。右半部小脑及脑干的反射区在左足，左半部小脑及脑干的反射区在右足。（图 3-191）

操作手法：0－4 岁用拇指指腹揉按；5 岁以上一手握足，另一手以拇指指腹施力，由足趾端向趾根方向按摩，力度以反射区产生酸痛为宜。（图 3-192）

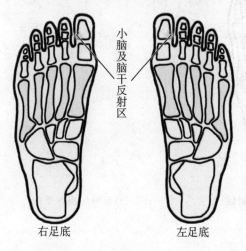

右足底　　　左足底

图 3-191　小脑及脑干反射区

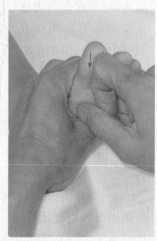

图 3-192　小脑及脑干反射区操作手法

按摩时间：1.5 分钟。

（4）大脑反射区

定位：位于双足姆趾的趾腹全部，大脑左半球反射区在右足，大脑右半球反射区在左足。（图 3-193）

操作手法：0－4 岁采用拇指指腹推推；5 岁以上，一手握足，另一手半握拳，示指弯曲，以示指指关节顶点施力，由姆趾趾端向根部按摩。力度以反射区可以耐受及酸痛为宜。（图 3-194）

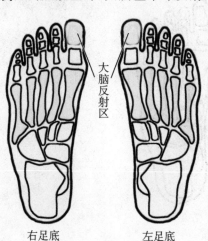

右足底　　　左足底

图 3-193　大脑反射区

图 3-194　大脑反射区操作手法

按摩时间:2分钟。

(5)心反射区

定位:位于左足底第4与5跖骨体间,在肺反射区后方(近足跟反向)。(图3-195)

操作手法:0－4岁以拇指指腹自足跟向足趾方向推按;5岁以上①中手法:以示指指间关节向足趾方向推按;②重手法:一手握足,另一手半握拳,示指弯曲,以示指指关节顶点施力,定点按压。力度以反射区可以耐受及酸痛为宜。(图3-196)

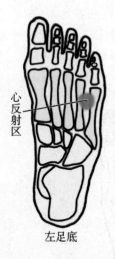

图 3-195　心反射区

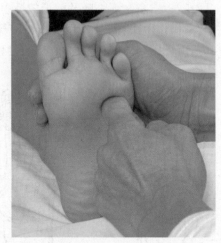

图 3-196　心反射区操作手法

按摩时间:1.5分钟。

(6)脾反射区

定位:位于左足底第4与5跖骨体间,心脏反射区下一拇指宽处。(图3-197)

操作手法:0－4岁用拇指指腹揉按;5岁以上一手握足,另一手半握拳,示指弯曲,以示指指关节顶点施力,定点按压。力度以反射区可以耐受及酸痛为宜。(图3-198)

按摩时间:2分钟。

(7)肝反射区

定位:位于右足足底第4跖骨与第5跖骨间。(图3-199)

操作手法:0－4岁采用拇指指腹揉按;5岁以上,一手握足,另一手半握拳,示指弯

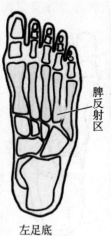

图 3-197　脾反射区

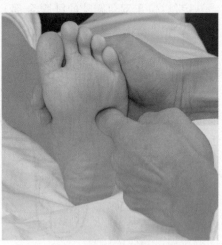

图 3-198　脾反射区操作手法

曲,以示指指间关节顶
点施力,向足趾方向按
摩。力度以反射区可
以耐受及酸痛为宜。
(图 3-200)

按摩时间:1.5 分
钟。

(8)腹腔神经丛反
射区

定位:位于双足足
底第 1～4 跖骨体处,分
布在肾反射区附近的椭
圆形区域。(图 3-201)

操 作 手 法:0 － 4

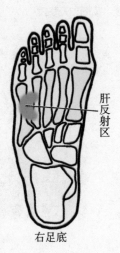

图 3-199　肝反射区

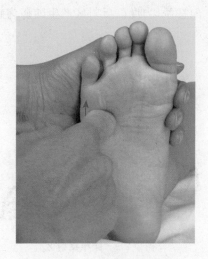

图 3-200　肝反射区操作手法

岁采用拇指指腹施力;一手握足,另一手半握拳,示指弯曲,以示指指关节顶点施
力,从足趾向足跟方向按摩。力度以反射区可以耐受及酸痛为宜。(图 3-202)

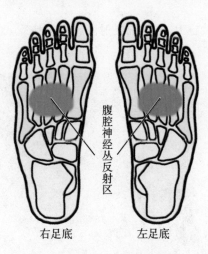

图 3-201　腹腔神经丛反射区

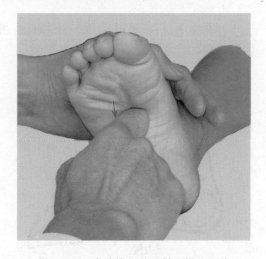

图 3-202　腹腔神经丛反射区操作手法

按摩时间:1.5 分钟。

(9)腰椎反射区

定位:位于双足足弓内侧缘,内侧第 1 楔骨至足舟骨处,上接胸椎反射区下连
骶骨反射区。(图 3-203)

操作手法:一手握足,另一手以拇指指腹施力,沿着足弓内侧缘由足趾向足跟

方向按摩,力度以反射区产生酸痛为宜。(图 3-204)

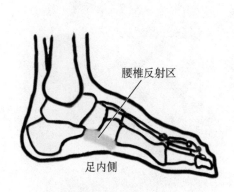

图 3-203　腰椎反射区

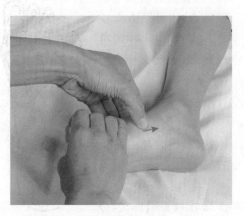

图 3-204　腰椎反射区操作手法

按摩时间:1 分钟。

(10)尿道反射区

定位:位于双足内侧,自膀胱反射区斜向后上方延伸,经距骨止于内踝后下方。(图 3-205)

操作手法:一手握足,另一手以拇指指腹施力,自膀胱反射区斜向上按摩,力度以反射区产生酸痛为宜。(图 3-206)

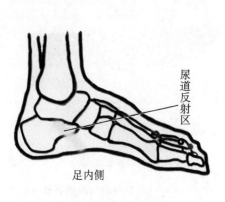

图 3-205　尿道反射区

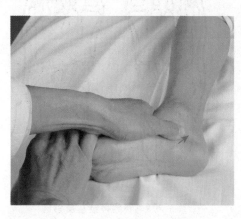

图 3-206　尿道反射区操作手法

按摩时间:2 分钟。

(11)下身淋巴腺反射区

定位:位于双足内踝与胫骨前肌肌腱形成的凹陷部位。(图 3-207)

操作手法:一手握足,另一手半握拳,示指弯曲,以示指指关节顶点施力,定点按压,力度以反射区产生酸痛为宜。(图3-208)

按摩时间:1分钟。

【手部反射疗法】

1.处方　大脑、心、脾、肝反射区。

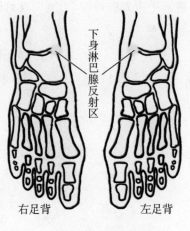

图3-207　下身淋巴腺反射区

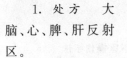

图3-208　下身淋巴腺反射区操作手法

2.定位及操作手法

(1)大脑反射区

定位:位于双手掌侧,拇指指腹全部。大脑左半球反射区在右手上,大脑右半球反射区在左手上。(图3-209)

操作手法:采用拇指指腹,由拇指指端向拇指根部按摩,力度以反射区可以耐受及酸痛为宜。(图3-210)

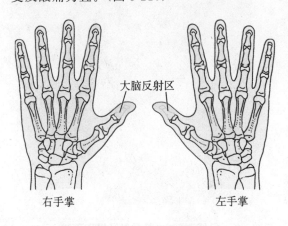

图3-209　大脑反射区

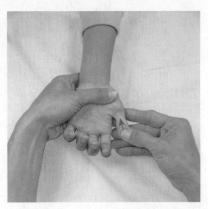

图3-210　大脑反射区操作手法

按摩时间:1.5分钟。

(2)心反射区

定位:位于左手掌第4与5掌骨之间,近掌骨头处。(图3-211)

操作手法:用拇指端从手腕向手指方向推按,力度以反射区可以耐受及酸痛为宜。(图 3-212)

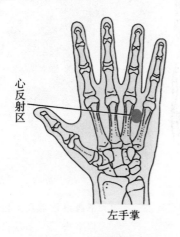

左手掌

图 3-211 **心反射区**

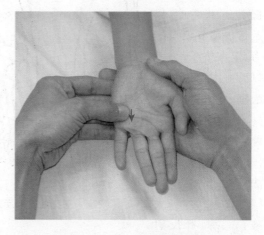

图 3-212 **心反射区操作手法**

按摩时间:1 分钟。

(3)脾反射区

定位:位于左手掌第 4 与 5 掌骨间远端,心脏反射区下一拇指处。(图 3-213)

操作手法:拇指指腹揉按,力度以反射区可以耐受及酸痛为宜。(图 3-214)

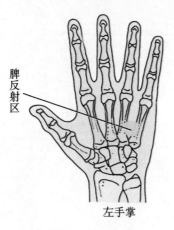

脾反射区

左手掌

图 3-213 **脾反射区**

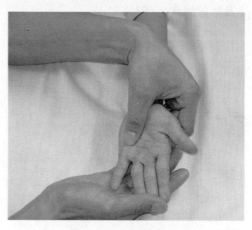

图 3-214 **脾反射区操作手法**

按摩时间:1.5 分钟。

(4)肝反射区

定位:位于右手掌侧第 4 与 5 掌骨之间的中间的一段。(图 3-215)

操作手法：采用拇指指腹定点按摩，力度以反射区可以耐受及酸痛为宜。（图 3-216）

按摩时间：1.5 分钟。

【食疗方】

方一：狗肉 150g，黑豆 20g。狗肉加水、料酒适量，用武火煮沸，撇去浮沫，改用文火煨至极烂，调味即可。1 日内分食完，15 日为 1 个疗程。

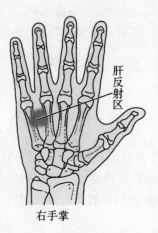

右手掌

图 3-215　肝反射区

肝反射区

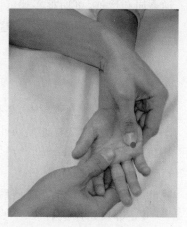

图 3-216　肝反射区操作手法

方二：麻雀 5 只，白酒少许，葱白 3 根，粳米 60g。先将麻雀用水淹死，洗净后炒熟，放少许白酒，用文火煮 30 分钟，再加粳米和适量水同煮，待粥将成时，加入葱白，再稍煮即成。早、晚随量食用。

【注意事项】

1. 反射疗法 7 次就可以见效

2. 调整饮食　每天下午 16：00 以后少饮水，晚饭最好少吃流食，宜偏咸偏干些，临睡前不要喝水（夏天除外），也不宜吃西瓜、橘子、生梨等水果及牛奶，以减少夜里膀胱的贮尿量。

3. 建立合理的生活制度　应该使孩子的生活、饮食起居有规律。应避免孩子过度疲劳及精神紧张。最好能坚持睡午觉，以免夜间睡得太熟，不易被大人唤醒起床小便。

4. 睡前不宜过分兴奋　应养成孩子按时睡眠的习惯，睡前家长不可逗孩子，不可让孩子兴奋，不可让孩子剧烈活动，不可看惊险紧张的影视片，以免使孩子过度兴奋。

5. 临上床前把小便排干净　要养成孩子每天睡前把小便排干净彻底的习惯，以使膀胱里的尿液排空。有条件的家庭，应尽可能在临睡之前给孩子洗澡，使其能舒适入睡，这样可减少尿床。

6. 及时更换尿湿的被褥衣裤　孩子睡觉的被褥要干净、暖和，尿湿之后，应及时更换，不要让孩子睡在潮湿的被褥里，这样，会使孩子更易尿床。

7. 鼓励、安慰，消除心理负担　遗尿可使孩子害羞、焦虑、恐惧及畏缩，父母不可不顾及他们的自尊心，采用打骂、威胁等惩罚的手段。这样，只会使孩子感到更加委屈和忧郁,更加重心理负担。遗尿症状不会减轻,反会加重。遗尿症者只能在安慰、鼓励情况下进行治疗,这一点甚为重要,是治疗成败的先决条件。

二、外科及其他病症

(一)小儿脱肛

小儿脱肛即直肠脱垂,是指肛管直肠向外翻出而脱垂于肛门外。其发病高峰多见于 6 个月至 3 岁的婴幼儿,由于小儿身体未发育完全,直肠呈垂直位,腹压增高时,直肠容易向下滑动。小儿营养不良时,直肠周围的脂肪少,缺乏对直肠的支持作用,直肠也容易向下坠。如果因便秘、腹泻等腹压增高时,就会使直肠脱出。脱肛开始的表现是小儿排便后有肿物从肛门内脱出,便后自动缩回。

【足部反射疗法】

1. 处方　大脑、心、脾、乙状结肠及直肠、肛门、肝、直肠及肛门反射区。

2. 定位及操作手法

(1)大脑反射区

定位:位于双足拇趾的整个趾腹,大脑左半球反射区在右足,大脑右半球反射区在左足。(图 3-217)

操作手法:0－4 岁采用拇指指腹推按;5 岁以上一手握足,另一手半握拳,示指弯曲,以示指指间关节定点施力,由拇趾端向趾根方向按摩,力度以反射区产生酸痛为宜。(图 3-218)

按摩时间:1.5 分钟。

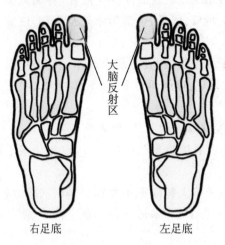

图 3-217　大脑反射区

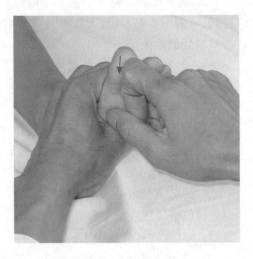

图 3-218　大脑反射区操作手法

（2）心反射区

定位：位于左足底第 4 与 5 跖骨体间，在肺反射区后方（近足跟反向）。（图3-219）

操作手法：0—4 岁以拇指指腹自足跟向足趾方向推按；5 岁以上①中手法：以示指指间关节向足趾方向推按；②重手法：一手握足，另一手半握拳，示指弯

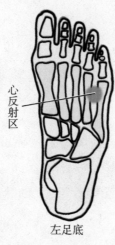

图 3-219　**心反射区**

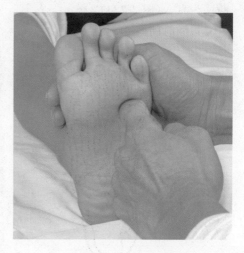

图 3-220　**心反射区操作手法**

曲，以示指指关节顶点施力，定点按压。力度以反射区可以耐受及酸痛为宜。（图3-220）

按摩时间：1.5 分钟。

（3）脾反射区

定位：位于左足底第 4 与 5 跖骨体间，心脏反射区下一拇指宽处。（图 3-221）

操作手法：0—4 岁用拇指指腹揉按；5 岁以上一手握足，另一手半握拳，示指弯曲，以示指指关节顶点施力，定点按压，力度以反射区产生酸痛为宜。（图 3-222）

按摩时间：2 分钟。

（4）乙状结肠及直肠反射区

定位：位于左足足底跟骨前缘，呈一横带状。（图 3-223）

操作手法：0—4 岁用拇指指腹揉按；5 岁以上一手握足，另一手半握拳，示指弯曲，以示指指关节顶点施力，由足外侧向足内侧方向按摩，力度以反射区产生

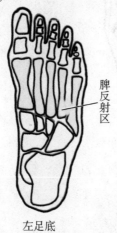

图 3-221　**脾反射区**

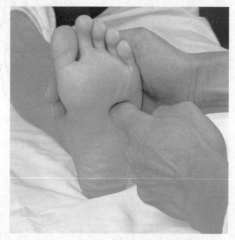

图 3-222　**脾反射区操作手法**

酸痛为宜。（图 3-224）

按摩时间：2 分钟。

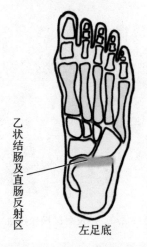

图 3-223　乙状结肠及直肠反射区

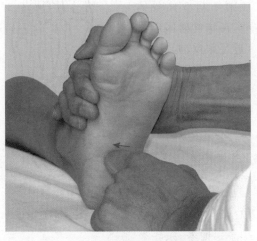

图 3-224　乙状结肠及直肠反射区操作手法

（5）肛门反射区

定位：位于左足足底跟骨前缘乙状结肠及直肠反射区的末端，跗展肌外侧缘处。（图 3-225）

操作手法：0—4 岁用拇指指腹揉按；5 岁以上一手握足，另一手半握拳，示指弯曲，以示指指关节顶点施力，定点按压，力度以反射区产生酸痛为宜。（图 3-226）

按摩时间：1.5 分钟。

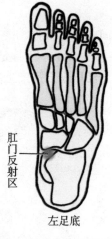

图 3-225　肛门反射区

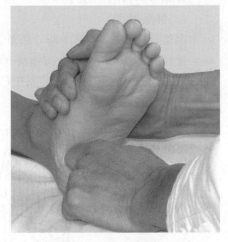

图 3-226　肛门反射区操作手法

（6）肝反射区

定位：位于右足足底第 4 与 5 跖骨体间。（图 3-227）

操作手法：0—4 岁用拇指指腹揉按；5 岁以上一手握足，另一手半握拳，示指弯曲，以示指指关节顶点施力，向足趾方向按摩，力度以反射区产生酸痛为宜。（图 3-

228）

按摩时间：1.5分钟。

（7）直肠及肛门反射区

定位：位于双足胫骨内侧，踝后沟内，从内踝后方向上延伸四横指的带状区域。（图3-229）

操作手法：0—4岁用拇指指腹揉按；5岁以上一手握足，另一手以拇指指腹施力，从

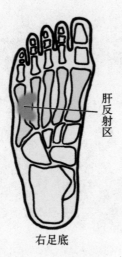

图 3-227　**肝反射区**

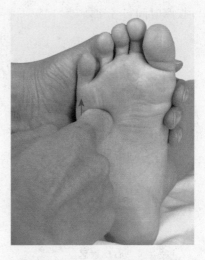

图 3-228　**肝反射区操作手法**

足跟向上推按，力度以反射区产生酸痛为宜。（图3-230）

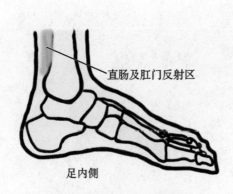

图 3-229　**直肠及肛门反射区**

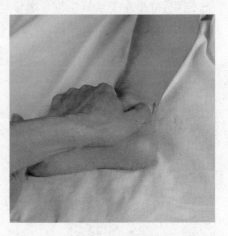

图 3-230　**直肠及肛门反射区操作手法**

按摩时间：2分钟。

【手部反射疗法】

1. 处方　心、脾、乙状结肠及直肠、肛门、肝反射区。

2. 定位及操作手法

（1）心反射区

定位：位于左手掌第4与5掌骨之间，近掌骨头处。（图3-231）

操作手法：用拇指端从手腕向手指方向推按，力度以反射区可以耐受及酸痛为宜。（图3-232）

按摩时间：1分钟。

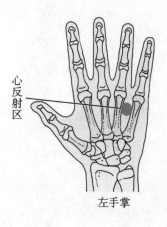

图 3-231　心反射区

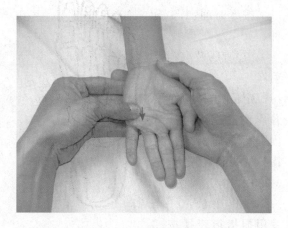

图 3-232　心反射区操作手法

（2）脾反射区

定位：位于左手掌第 4 与 5 掌骨间远端，心脏反射区下一拇指处。（图 3-233）

操作手法：拇指指腹揉按，力度以反射区可以耐受及酸痛为宜。（图 3-234）

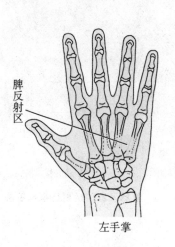

图 3-233　脾反射区

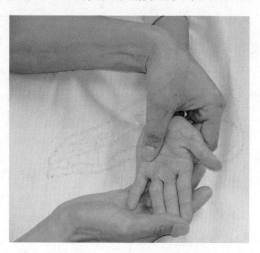

图 3-234　脾反射区操作手法

按摩时间：1.5 分钟。

（3）乙状结肠及直肠反射区

定位：位于左手掌侧，手掌根部小肠反射区下方。（图 3-235）

操作手法：拇指指腹由尺侧（小指侧）向桡侧（拇指侧）推按。（图 3-236）

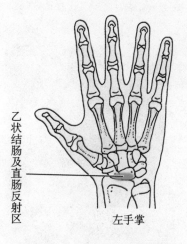

图 3-235 乙状结肠及直肠反射区

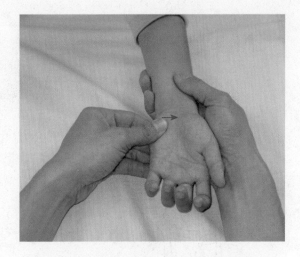

图 3-236 乙状结肠及直肠反射区操作手法

按摩时间:1.5 分钟。

(4)肛门反射区

定位:位于左手掌侧乙状结肠及直肠反射区末端。(图 3-237)

操作手法:拇指指腹定点按压。(图 3-238)

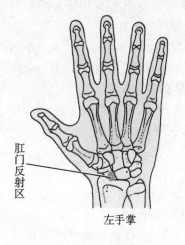

图 3-237 肛门反射区

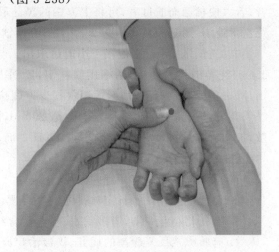

图 3-238 肛门反射区操作手法

按摩时间:1.5 分钟。

(5)肝反射区

定位:位于右手掌侧第 4 与 5 掌骨之间的中间的一段。(图 3-239)

操作手法:采用拇指指腹定点按摩,力度以反射区可以耐受及酸痛为宜。(图 3-

240)

按摩时间:1.5分钟。

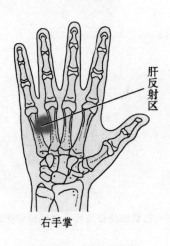

图 3-239　肝反射区

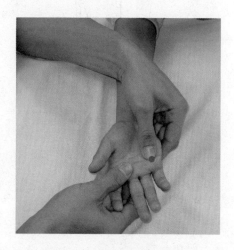

图 3-240　肝反射区操作手法

【食疗方】

方一:黄芪 30g,黑芝麻 10g,与适量猪大肠一起炖汤佐膳,用于因便秘而脱肛者;若大便稀溏而脱肛者,可将上方中的黑芝麻改成芡实 30g,或用猪大肠与黄豆、花生米炖汤,随意服食。2 岁以下小儿,弃肉饮汁即可。

方二:糯米 100g(水泡浸 1 小时后取出),与归身 7g,升麻 5g,共放入一小段(约25cm)洗净的猪大肠内,两端用线扎牢,置锅内,加水适量,文火煮 1～2 小时后取出,除去猪大肠及药渣,糯米饭用食盐少许调味,早晨空腹服食。

方三:槐花 24g,加水 400ml,熬至 200ml,滤去药渣,打入鸡蛋 1 枚(去壳),打散,加油、盐各适量调味,饮汁吃蛋。每日 1 剂,可连服 10～15 剂。

【注意事项】

1. 反射法对脱肛有一定的效果。

2. 要使小儿养成每日定时排便的好习惯,切忌坐便盆时间过长。

3. 有便秘小儿,平时应多喝水、多吃富含纤维素的食物。

4. 有咳嗽及反复腹泻的病儿,积极治疗原发病为主,以预防脱肛的发生。

5. 有益锻炼法如下

(1)将孩子臀部及大腿用力夹紧伸直,然后让孩子做仰卧起坐。连续 3～5 次,每天做 2～3 次。

(2)爬行法:要求孩子两手臂放开,腹部着床,臀部及大腿、小腿用力夹紧,伸直,利用腹部和臀部肌肉的收缩,一起一伏,蠕动向前,引导孩子向前练习爬行,以提高腹肌和肛周肌肉收缩力量,达到治疗脱肛的目的。

(二)小儿生长性骨痛

小儿生长性骨痛是儿童在生长发育过程中常见的一种现象,主要是指小儿胫骨结节骨骺炎,多发生于10岁左右的儿童,男孩的发病率大于女孩。主要表现为膝关节疼痛,胫骨结节肿大,局部皮肤可压痛明显,跑跳运动时疼痛加剧,休息后疼痛减轻。

【足部反射疗法】

1. 处方　垂体、甲状旁腺、心、脾、肝、膝、髋关节、下身淋巴腺反射区。

2. 定位及操作手法

(1)垂体反射区

定位:位于双足踇趾趾腹中央部位。(图3-241)

操作手法:0-4岁采用拇指指腹揉按;5岁以上,一手握足,另一手半握拳,示指弯曲,以示指指关节顶点施力,定点深入按压。力度以反射区可以耐受及酸痛为宜。(图3-242)

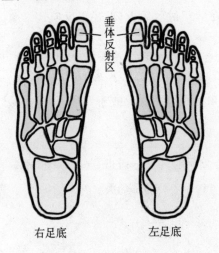

图 3-241　垂体反射区

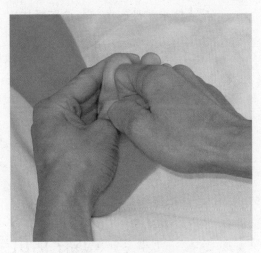

图 3-242　垂体反射区操作手法

按摩时间:1.5分钟。

(2)甲状旁腺反射区

定位:位于双足足底内侧缘第1跖趾关节前方凹陷处。(图3-243)

操作手法:0-4岁采用拇指指腹揉按;5岁以上,一手握足,另一手示指、中指弯曲成钳状夹住足踇趾,示指的侧缘固定在反射区位置上,以拇指在示指上定点加压。力度以反射区可以耐受及酸痛为宜。(图3-244)

按摩时间:1.5分钟。

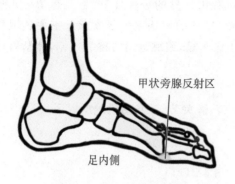

图 3-243　甲状旁腺反射区

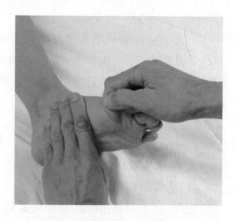

图 3-244　甲状旁腺反射区操作手法

（3）心反射区

定位：位于左足底第 4 与 5 跖骨体间，在肺反射区后方（近足跟反向）。（图 3-245）

操作手法：0－4 岁以拇指指腹自足跟向足趾方向推按；5 岁以上①中手法：以示指指间关节向足趾方向推按；②重手法：一手握足，另一手半握拳，示指弯曲，以示指指关节顶点施力，定点按压。力度以反射区可以耐受及酸痛为宜。（图 3-246）

按摩时间：1.5 分钟。

（4）脾反射区

定位：位于左足底第 4 与 5 跖骨体间，心脏反射区下一拇指宽处。（图 3-247）

操作手法：0－4 岁采用拇指指腹捏揉；5 岁以上，一手握足，另一手半握拳，示指弯曲，以示指指关节顶点施力，定点按压，力度以反射区可以耐受及酸痛为宜。（图 3-248）

按摩时间：1.5 分钟。

（5）肝反射区

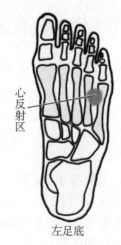

心反射区

左足底

图 3-245　心反射区

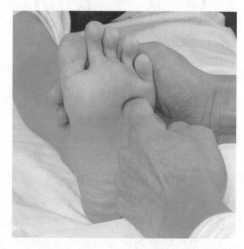

图 3-246　心反射区操作手法

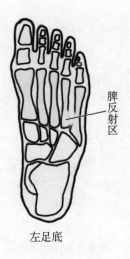

左足底

图 3-247 脾反射区

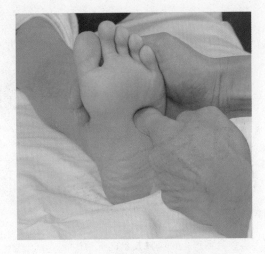

图 3-248 脾反射区操作手法

定位:位于右足足底第 4 与 5 跖骨体间。(图 3-249)

操作手法:0—4 岁采用拇指指腹揉按;5 岁以上,一手握足,另一手半握拳,示指弯曲,以示指指关节顶点施力,向足趾方向按摩,力度以反射区可以耐受及酸痛为宜。(图 3-250)

按摩时间:1.5 分钟。

(6)膝反射区

定位:位于双足外侧跟骨前缘,骰骨、距骨下方形成的半圆形凹陷处。(图 3-251)

操作手法:0—4 岁采用拇指指腹捏揉;5 岁以上,一手握足,另一手半握拳,示指弯曲,用示指指关节顶点施力,环绕反射区的半月形周边按摩。力度以反射区可以耐受及酸痛为宜。(图 3-252)

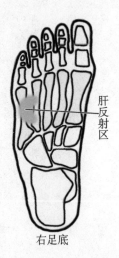

肝反射区

右足底

图 3-249 肝反射区

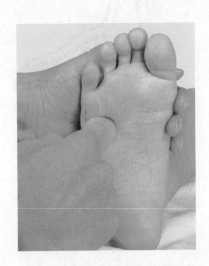

图 3-250 肝反射区操作手法

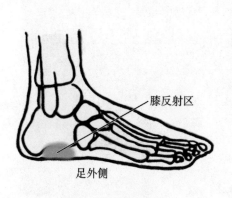

图 3-251　膝反射区

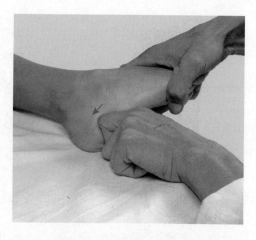

图 3-252　膝反射区操作手法

按摩时间:1.5 分钟。

(7)髋关节反射区

定位:位于双足内踝及外踝下缘,呈弧形区域。(图 3-253)

操作手法:0-4 岁采用拇指指腹揉;5 岁以上,一手握足,另一手拇指指腹施力,沿着内踝、外踝下缘,向后推按,力度以反射区可以耐受及酸痛为宜。(图 3-254)

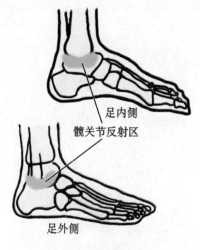

图 3-253　髋关节反射区

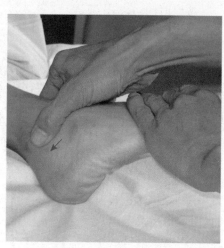

图 3-254　髋关节反射区操作手法

按摩时间:1.5 分钟。

(8)下身淋巴腺

定位:位于双足内踝与胫骨前肌肌腱形成的凹陷部位。(图 3-255)

操作手法:0—4 岁用拇指指腹揉按;5 岁以上一手握足,另一手半握拳,示指弯曲,以示指指关节顶点施力,定点按压。力度以反射区可以耐受及酸痛为宜。(图 3-256)

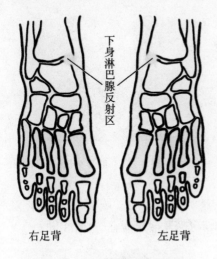

右足背　　　　　左足背

图 3-255　**下身淋巴腺反射区**

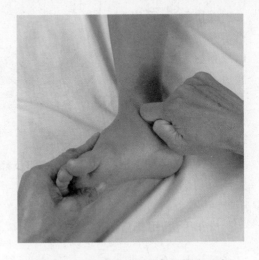

图 3-256　**下身淋巴腺反射区操作手法**

按摩时间:1.5 分钟。

【手部反射疗法】

1.处方　脾、肝、膝反射区。

2.定位及操作手法

(1)脾反射区

定位:位于左手掌第 4 与 5 掌骨间远端,心脏反射区下一拇指处。(图 3-257)

操作手法:拇指指腹揉按,力度以反射区可以耐受及酸痛为宜。(图 3-258)

按摩时间:1.5分钟。

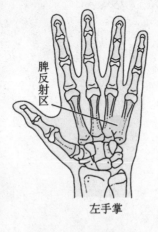

左手掌

图 3-257　**脾反射区**

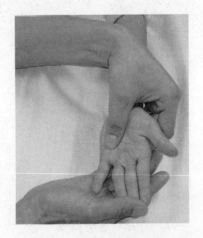

图 3-258　**脾反射区操作手法**

（2）肝反射区

定位：位于右手掌侧第 4 与 5 掌骨之间的中间的一段。（图 3-259）

操作手法：采用拇指指腹定点按摩，力度以反射区可以耐受及酸痛为宜。（图 3-260）

按摩时间：1.5 分钟。

（3）膝反射区

定位：位于双手肘关节反射区下端的凹陷处。（图 3-261）

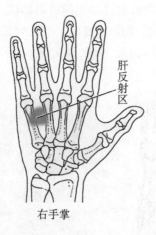

图 3-259　肝反射区

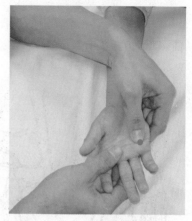

图 3-260　肝反射区操作手法

操作手法：用拇指按揉，力度以反射区可以耐受及酸痛为宜。（图 3-262）

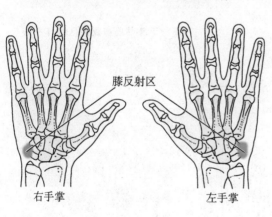

图 3-261　膝反射区

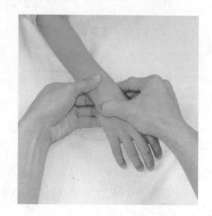

图 3-262　膝反射区操作手法

按摩时间：1.5 分钟。

【注意事项】

1. 反射疗法治疗 1 次马上见效。

2. 每天晚上睡觉前，可以用温水给孩子泡泡足，对下肢关节、肌肉做一些适当的局部按摩，还可以服用适量维生素 C。

3. 平时应关照孩子，不要活动过度，注意适当休息，锻炼身体应循序渐进。

4. 孩子处于生长发育期，营养需求量大，在日常饮食中，要加强营养，平衡膳食,荤素搭配,尤其要鼓励孩子每天摄入一定量奶制品,牛奶所提供的优质蛋白和丰富的钙质能补充机体快速生长的营养需要。

（三）扁桃体炎

大多数扁桃体炎患儿无自觉症状,偶有低热及食欲缺乏。在天气变化时易急性发作,表现为急性扁桃体炎的症状,但是症状反复出现。如扁桃体过大时可致上气道梗阻,表现为张口呼吸及呼吸困难。

【足部反射疗法】

1. 处方　肾上腺、颈项、甲状腺、耳、脾、扁桃腺、上身淋巴腺反射区。

2. 定位及操作手法

（1）肾上腺反射区

定位:位于双足足底第2与3跖骨体之间,距跖骨头近心端一拇指宽处。（图3-263）

操作手法:0－4岁采用拇指指腹捏揉;5岁以上,一手握足,另一手半握拳,示指弯曲,以示指指关节顶点施力,定点深部按压,力度以反射区产生酸痛为宜。（图3-264）

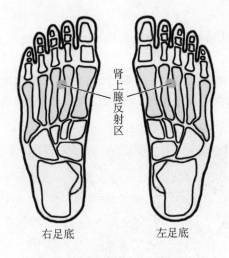

图 3-263　肾上腺反射区

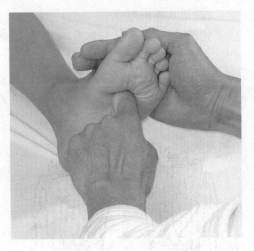

图 3-264　肾上腺反射区操作手法

按摩时间:1.5分钟。

（2）颈项反射区

定位:位于双足踇趾趾腹根部横纹处。右侧颈项反射区在左足,左侧颈项反射区在右足。（图3-265）

操作手法:0－4岁采用拇指指腹捏揉;5岁以上,一手持足,另一手拇指指端施力,沿着踇趾根部,由外向内旋转。力度以反射区可以耐受及酸痛为宜。（图3-266）

按摩时间:2分钟。

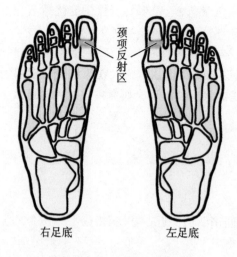

图 3-265　颈项反射区

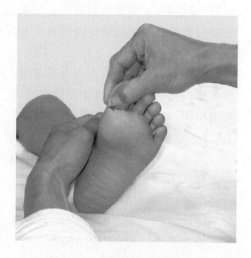

图 3-266　颈项反射区操作手法

（3）甲状腺反射区

定位:位于双足足底踇趾与第 2 趾蹼处沿第 1 跖骨头向内呈"L"形带状区。（图 3-267）

操作手法:0－4 岁采用拇指指腹捏揉;5 岁以上,一手握足,另一手以拇指固定,示指弯曲呈镰刀状,以示指内侧缘施力,由下向上按摩,力度以反射区产生酸痛为宜。（图 3-268）

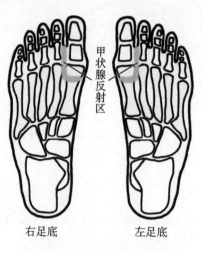

图 3-267　甲状腺反射区

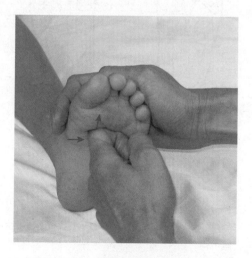

图 3-268　甲状腺反射区操作手法

按摩时间:1.5 分钟。

（4）耳反射区

定位：位于双足足底第 4 与 5 趾额窦反射区下方至中节趾骨底面及内外侧面。右侧耳反射区在左足，左侧耳反射区在右足。（图 3-269）

操作手法：0－4 岁采用拇指指腹捏揉；5 岁以上，一手握足，另一手以拇指指腹由足趾端向趾根方向及趾的内、外侧推按，力度以反射区产生酸痛为宜。（图 3-270）

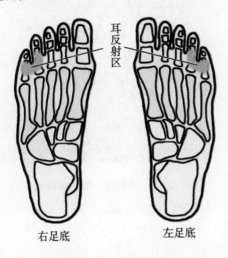

右足底　　　　左足底

图 3-269　耳反射区

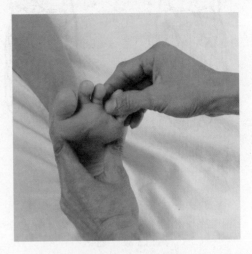

图 3-270　耳反射区操作手法

按摩时间：1.5 分钟。

（5）脾反射区

定位：位于左足底第 4 与 5 跖骨体间，心脏反射区下一拇指宽处。（图 3-271）

操作手法：0－4 岁采用拇指指腹捏揉；5 岁以上，一手握足，另一手半握拳，示指弯曲，以示指指关节顶点施力，定点按压，力度以反射区产生酸痛为宜。（图 3-272）

按摩时间：2 分钟。

（6）扁桃腺反射区

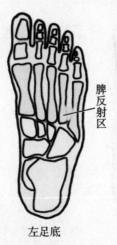

左足底

图 3-271　脾反射区

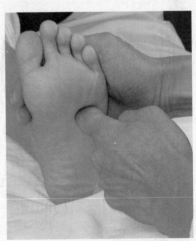

图 3-272　脾反射区操作手法

定位:位于双足足背踇趾近节趾骨处踇长伸肌的左右两侧。(图3-273)

操作手法:双手拇指指腹同时施力推压,力度以反射区产生酸痛为宜。(图3-274)

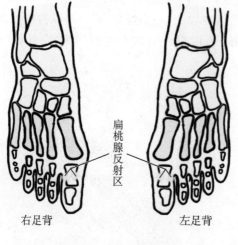

图3-273 扁桃腺反射区

图3-274 扁桃腺反射区操作手法

按摩时间:2分钟。

(7)上身淋巴腺反射区

定位:位于双足外踝与腓骨、距骨间形成的凹陷部位。(图3-275)

操作手法:0—4岁采用拇指指腹捏揉;5岁以上,一手握足,另一手半握拳,示指弯曲,以示指指关节顶点施力,定点按压,力度以反射区产生酸痛为宜。(图3-276)

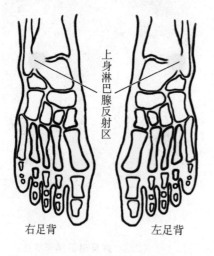

图3-275 上身淋巴腺反射区

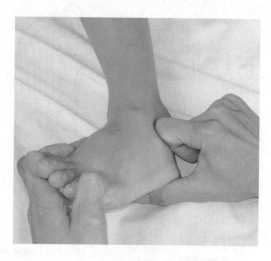

图3-276 上身淋巴腺反射区操作手法

按摩时间:1.5分钟。

【手部反射疗法】

1. 处方　脾、扁桃腺反射区。

2. 定位及操作手法

(1)脾反射区

定位:位于左手掌第4与5掌骨间远端,心脏反射区下一拇指处。(图 3-277)

操作手法:拇指指腹揉按,力度以反射区可以耐受及酸痛为宜。(图 3-278)

按摩时间:1.5分钟。

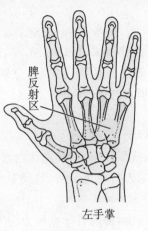

图 3-277　脾反射区

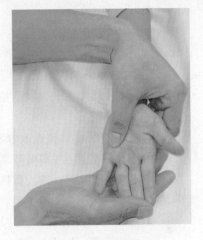

图 3-278　脾反射区操作手法

(2)扁桃腺反射区

定位:位于双手拇指近节背侧正中线肌腱两侧。(图 3-279)

操作手法:双手拇指指端同时施力。力度以反射区可以耐受及酸痛为宜。(图 3-280)

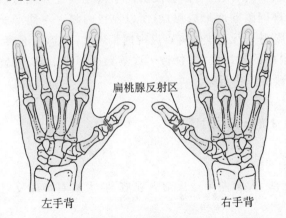

图 3-279　扁桃腺反射区

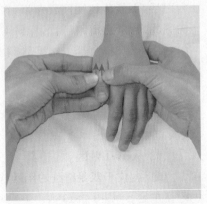

图 3-280　扁桃腺反射区操作手法

按摩时间:1.5分钟。

【食疗方】

方一:无花果 60g 入锅浓煎,冰糖适量调味,每日 1 剂,早、晚各 1 次分服,连用 3～7 日。

方二:枸杞子 20g,冬菜 30～50g,粳米 100g,白糖适量。粳米洗净,入锅煮粥至稀,放入冬菜、枸杞子煮 10 分钟,白糖调味,每日 1 剂,早、晚分服,连服 1 周。

方三:白萝卜、甘蔗(红皮)各若干。两者洗净后,分别榨汁备用。每次用白萝卜汁 20ml,甘蔗汁 10ml,加适量糖水冲服,每日 3 次。

【注意事项】

1. 反射疗法可以快速改善症状。

2. 注意口腔卫生,多喝开水,或果汁水,以补充体内水分。

3. 不要带患儿到影院、商场等人口密集场所,特别是在呼吸系统、消化系统疾病流行之际。

4. 注意加强饮食营养,增强体质,提高机体抵抗力。

5. 按时就餐,多喝水,多吃青菜、水果,不可偏食肉类,尤其不可过多食用炸鸡、炸鱼,因为这些食物属于热性食物,孩子吃了易"上火",从而发生扁桃体炎。

6. 合理添加辅食。在宝宝 4～6 个月,可以逐渐给宝宝添加米糊、蛋黄、稀粥等。

7. 坚持母乳喂养。母乳中的免疫因子,对提高宝宝的免疫能力有重要作用。

(四)近视

儿童看书、写字时眼睛并不感到困难,而对黑板上的字和远处的景物却看不清楚,这是由于,当儿童眼睛不进行调节时,从远处景物反射的平行光线进入儿童眼内之后,不能落到视网膜上,而在视网膜前面形成焦点,所以在视网膜上不能形成清晰物像,景物离眼越远,反射入眼内平行光线的焦点离视网膜越远,就越看不清,景物离眼近时,由于景物反射到眼内的光线发散,物像可以落到视网膜上,所以就能看清。我们把儿童眼睛的这种改变叫作近视。

【足部反射疗法】

1. 处方 大脑、眼、脾、肝、上身淋巴腺反射区。

2. 定位及操作手法

(1)大脑反射区

定位:位于双足踇趾的趾腹全部,大脑左半球反射区在右足,大脑右半球反射区在左足。(图 3-281)

操作手法:0－4 岁采用拇指指腹推按;5 岁以上,一手握足,另一手半握拳,示指弯曲,以示指指关节顶点施力,由踇趾趾端向根部按摩。力度以反射区可以耐受及酸痛为宜。(图 3-282)

按摩时间:1.5 分钟。

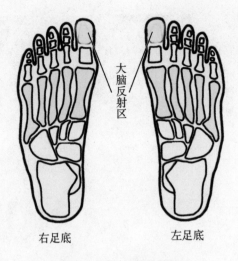

右足底　　　　左足底

图 3-281　大脑反射区

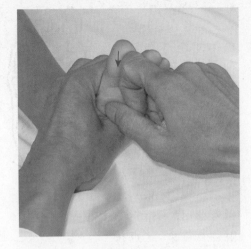

图 3-282　大脑反射区操作手法

（2）眼反射区

定位：位于双足足底第 2 与 3 趾额窦反射区下方至中节趾骨的底面及两侧面。右侧眼反射区在左足，左侧眼反射区在右足。（图 3-283）

操作手法：0—4 岁采用拇指指腹揉按；5 岁以上，一手握足，另一手以拇指指腹由足趾端向趾根方向及趾的内、外侧推按，力度以反射区可以耐受及酸痛为宜。（图 3-284）

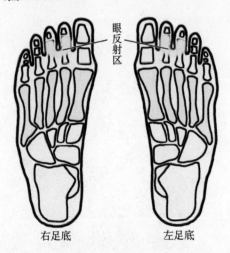

右足底　　　　左足底

图 3-283　眼反射区

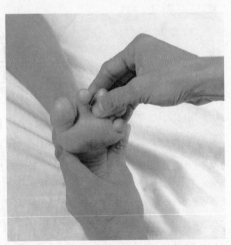

图 3-284　眼反射区操作手法

按摩时间：2 分钟。

（3）脾反射区

定位：位于左足底第 4 与 5 跖骨体间，心脏反射区下一拇指宽处。（图 3-285）

操作手法：0—4 岁采用拇指指腹捏揉；5 岁以上，一手握足，另一手半握拳，示指弯曲，以示指指关节顶点施力，定点按压，力度以反射区可以耐受及酸痛为宜。（图 3-286）

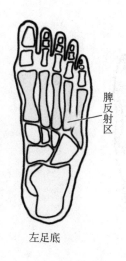

左足底

图 3-285　脾反射区

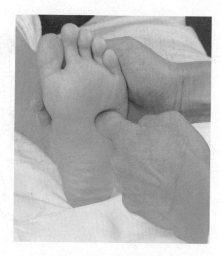

图 3-286　脾反射区操作手法

按摩时间：1.5 分钟。

（4）肝反射区

定位：位于右足足底第 4 与 5 跖骨体间。（图 3-287）

操作手法：0—4 岁采用拇指指腹揉按；5 岁以上，一手握足，另一手半握拳，示指弯曲，以示指指关节顶点施力，向足趾方向按摩，力度以反射区可以耐受及酸痛为宜。（图 3-288）

按摩时间：1.5 分钟。

（5）上身淋巴腺反射区

定位：位于双足外踝与腓骨、距骨间形成的凹陷部位。（图 3-289）

操作手法：0—4 岁采用拇指指腹捏揉；5 岁以上，一手握足，另一手半握拳，示指弯曲，以示指指关节顶点施力，定点按压，力度

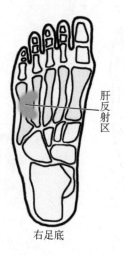

右足底

图 3-287　肝反射区

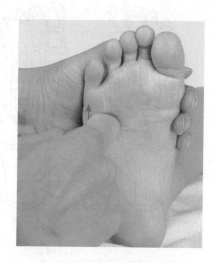

图 3-288　肝反射区操作手法

以反射区可以耐受及酸痛为宜。（图 3-290）

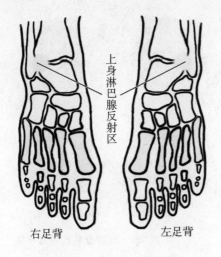
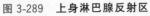

右足背　　　　　　左足背

图 3-289　**上身淋巴腺反射区**

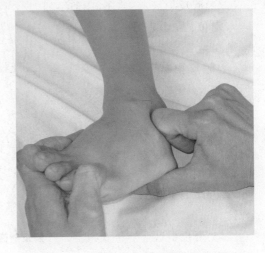

图 3-290　**上身淋巴腺反射区操作手法**

按摩时间：1 分钟。

【手部反射疗法】

1. 处方　眼、脾、肝反射区。

2. 定位及操作手法

（1）眼反射区

定位：位于双手掌第 2 与 3 指指根部。左眼反射区在右手上，右眼反射区在左手上。（图 3-291）

操作手法：拇指端（腹）施力，力度以反射区可以耐受及酸痛为宜。（图 3-292）

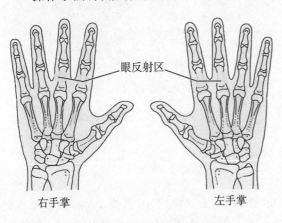

眼反射区

右手掌　　　　　　左手掌

图 3-291　**眼反射区**

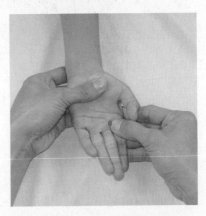

图 3-292　**眼反射区操作手法**

按摩时间:2分钟。

(2)脾反射区

定位:位于左手掌第4与5掌骨间远端,心脏反射区下一拇指处。(图3-293)

操作手法:拇指指腹揉按,力度以反射区可以耐受及酸痛为宜。(图3-294)

按摩时间:1.5分钟。

(3)肝反射区

定位:位于右手掌侧第4与5掌骨之间的中间的一段。(图3-295)

操作手法:采用拇指指腹定点按摩,力度以反射区可以耐受及酸痛为宜。(图3-296)

脾发射区

左手掌

图 3-293　脾反射区

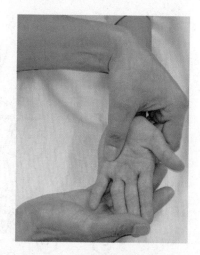

图 3-294　脾反射区操作手法

肝反射区

右手掌

图 3-295　肝反射区

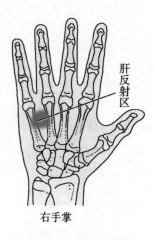

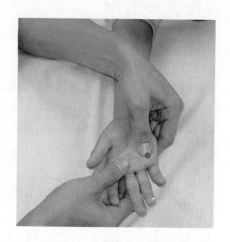

图 3-296　肝反射区操作手法

按摩时间:1.5分钟。

【食疗方】

方一:枸杞子100g,猪瘦肉300g,青笋(或玉兰片)10g,猪油100g,另炒菜佐料适量。制作:将猪瘦肉洗净,切成6cm左右的细丝,青笋也同样制作,枸杞子洗净。待油七成热时,放入肉丝、笋丝煸炒,加入料酒、酱油、食盐、味精,放入枸杞,翻炒几下,淋入麻油即可。说明:枸杞子可滋补肝肾,润肺明目。猪肉富含蛋白质,通过补益身体,使气血旺盛,以营养眼内各组织。

方二:猪肝100g,鸡蛋2只,豆豉、葱白、食盐、味精各适量。制作:猪肝洗净,切成片。置锅中加水适量,小火煮至肝熟,加入豆豉、葱白,再打入鸡蛋,加入食盐、味精等调味。说明:鸡蛋和猪肝都是富含蛋白质的食物。猪肝里含维生素A较多,可营养眼球,收到养肝明目的效果,适用于儿童青少年性近视(兼用于远视的食疗)。其中猪肝可用羊肝、牛肝、鸡肝代替。

【注意事项】

1. 反射疗法对视力有较好的促进作用,10次见效。

2. 要养成看书写字眼与书本之间的距离不能太近,要保持30cm左右的距离。

3. 儿童看书与写字时,光线不能过强或过暗,光线应从左前方射来,防止手挡到光。

4. 看书时间不要太长,每40~50分钟应休息10~15分钟,闭眼或向远处眺望数分钟或做眼保健操,防止眼睛过度疲劳。

5. 改正不好的习惯,看书过近,躺着看书,阳光底下看书,长时间看书等习惯都要改一下。

6. 多锻炼身体,多看看风景,强身健体的同时也让眼睛轻松一下,多吃有营养的食物,多补钙、维生素A及B族维生素和钙、铬、锌等微量元素,少吃糖果和高糖食品。

一、常见病按摩治疗

(一)高血压

随着年龄的增长,血压逐渐升高这是必然的。一般认为,成年人收缩压≥160mmHg(21.3kPa),舒张压≥95mmHg(12.7kPa)为高血压。

【足部反射疗法】

1. 处方　肾上腺、大脑、血压点、心、脾、肝反射区。

2. 定位及操作手法

(1)肾上腺反射区

定位:位于双足足底第2与3跖骨体之间,距跖骨头近心端一拇指宽处。(图4-1)

操作手法:一手握足,另一手半握拳,示指弯曲,以示指指关节顶点施力,定点深部按压。力度以反射区可以耐受及酸痛为宜。(图4-2)

按摩时间:1.5分钟。

(2)大脑反射区

定位:位于双

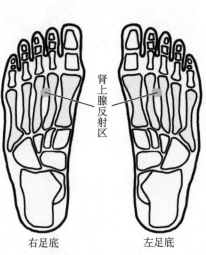

右足底　　　　左足底

图 4-1　肾上腺反射区

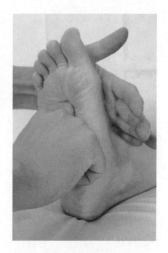

图 4-2　肾上腺反射区操作手法

足蹈趾的趾腹全部,大脑左半球反射区在右足,大脑右半球反射区在左足。(图4-3)

操作手法:一手握足,另一手半握拳,示指弯曲,以示指指关节顶点施力,由蹈趾趾端向根部按摩。力度以反射区可以耐受及酸痛为宜。(图4-4)

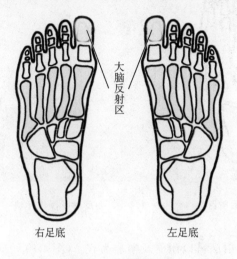

图4-3　大脑反射区

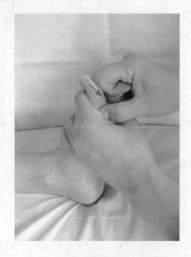

图4-4　大脑反射区操作手法

按摩时间:3分钟。

(3)血压点反射区

定位:位于双足足底蹈趾根部,颈项反射区下方正中。(图4-5)

操作手法:一手握足,另一手拇指指端顶点按压,力度以反射区可以耐受及酸痛为宜。(图4-6)

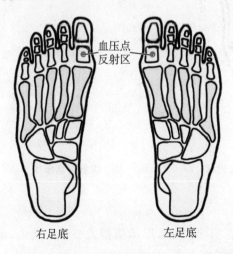

图4-5　血压点反射区

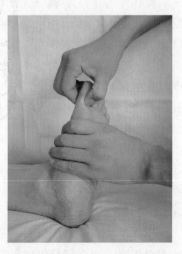

图4-6　血压点反射区操作手法

按摩时间：3分钟。

（4）心反射区

定位：位于左足底第4与5跖骨体间，在肺反射区后方（近足跟反向）。（图4-7）

操作手法：以示指指间关节向足趾方向推按；重手法：一手握足，另一手半握拳，示指弯曲，以示指指间关节顶点施力，定点按压。施术时先用轻手法，如患者能承受，再用中手法，如患者无异状，再用重手法。力度以反射区可以耐受及酸痛为宜。（图4-8）

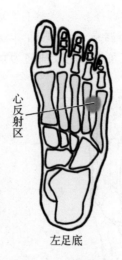

左足底

图4-7　心反射区

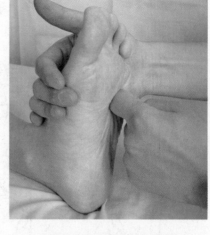

图4-8　心反射区操作手法

按摩时间：3分钟。

（5）脾反射区

定位：位于左足底第4与5跖骨体间，心脏反射区下一拇指处。（图4-9）

操作手法：一手握足，另一手半握拳，示指弯曲，以示指指关节顶点施力，定点按压。力度以反射区可以耐受及酸痛为宜。（图4-10）

按摩时间：3分钟。

（6）肝反射区

定位：位于右足底第4与5跖骨间。（图4-11）

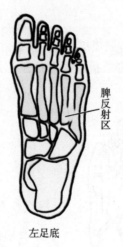

左足底

图4-9　脾反射区

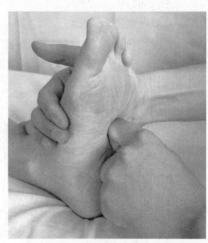

图4-10　脾反射区操作手法

操作手法：一手握足，另一手半握拳，示指弯曲，以示指指关节顶点施力，向足趾方向按摩。力度以反射区可以耐受及酸痛为宜。（图4-12）

按摩时间：3分钟。

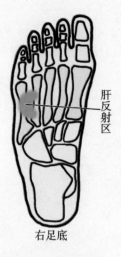

右足底

图 4-11　肝反射区

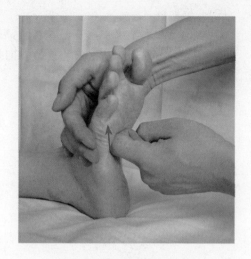

图 4-12　肝反射区操作手法

【手部反射疗法】

1. 处方　大脑、心、脾、肝、内耳迷路反射区。

2. 定位及操作手法

(1)大脑反射区

定位：位于双手掌侧，拇指指腹全部。大脑左半球反射区在右手上，大脑右半球反射区在左手上。(图 4-13)

操作手法：采用拇指指腹，由拇指指端向拇指根部按摩，力度以反射区可以耐受及酸痛为宜。(图 4-14)

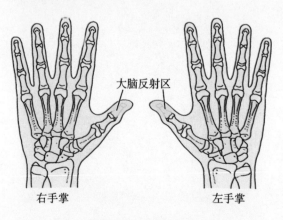

右手掌　　　　　　　　左手掌

图 4-13　大脑反射区

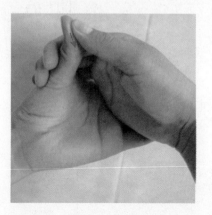

图 4-14　大脑反射区操作手法

按摩时间：3 分钟。

(2)心反射区

定位：位于左手掌第4与5掌骨之间，近掌骨头处。（图4-15）

操作手法：用拇指端从手腕向手指方向推按，力度以反射区可以耐受及酸痛为宜。（图4-16）

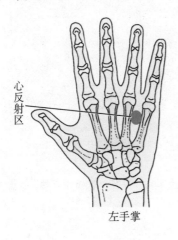

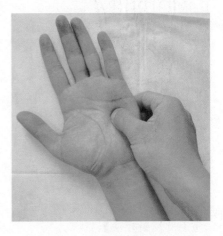

图4-15　心反射区

图4-16　心反射区操作手法

按摩时间：3分钟。

(3)脾反射区

定位：位于左手掌第4与5掌骨间远端，心脏反射区下一拇指处。（图4-17）

操作手法：拇指指腹揉按，力度以反射区可以耐受及酸痛为宜。（图4-18）

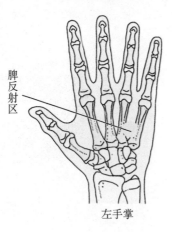

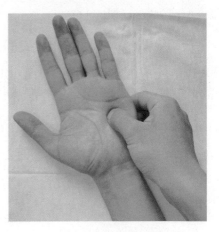

图4-17　脾反射区

图4-18　脾反射区操作手法

按摩时间：3分钟。

（4）肝反射区

定位：位于右手掌侧第 4 与 5 掌骨之间的中间的一段。（图 4-19）

操作手法：采用拇指指腹定点按摩，力度以反射区可以耐受及酸痛为宜。（图 4-20）

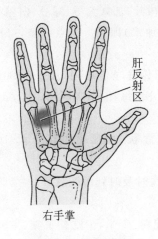

肝反射区

右手掌

图 4-19　肝反射区

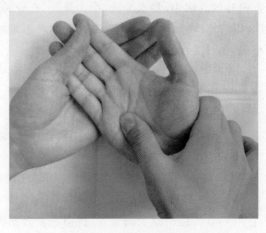

图 4-20　肝反射区操作手法

按摩时间：3 分钟。

（5）内耳迷路反射区

定位：位于双手背第 4 与 5 掌骨之间，肩胛骨反射区的前方。（图 4-21）

操作手法：示指指端施力，力度以反射区可以耐受及酸痛为宜。（图 4-22）

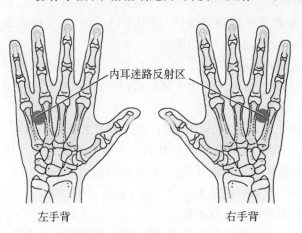

内耳迷路反射区

左手背　　　　　　　　右手背

图 4-21　内耳迷路反射区

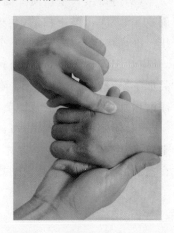

图 4-22　内耳迷路反射区操作手法

按摩时间：3 分钟。

【食疗方】

方一：水发海参 50g，冰糖适量。将海参炖烂后，加入冰糖，再炖片刻即成。早饭前空腹服。

方二：鲜银杏树叶 30g(干品 10g)，大枣 10 枚，绿豆 60g，白糖适量。将绿豆拣去杂质，洗净；银杏树叶洗净，切碎；大枣用温水浸泡片刻，洗净备用。将切碎的银杏树叶放入锅中，加水 2 碗，小火烧开 20 分钟，捞弃树叶，加入大枣、绿豆、白糖各 1 匙，继续煮 1 个小时，至绿豆熟烂(加水不足可中间加水)即可。当点心食，每次 1 小碗，每日 2 次。

方三：海蜇 120g，荸荠 360g。将海蜇漂净，将荸荠洗净连皮用，加水 1000ml，熬取 250ml。喝汤，吃海蜇、荸荠。空腹顿服，或分 2 次，每日早、晚服用。

【注意事项】

1. **反射疗法**　治疗 1 次，即可改善高血压的症状(血压也可以下降 10～20mmHg)。

2. **用药**　按照医生要求继续服用降压药，血压高时及时到医院就诊。

3. **合理膳食**

(1)首先控制能量的摄入，提倡吃复合糖类，如淀粉、玉米，少吃葡萄糖、果糖及蔗糖，这类糖属于单糖，易引起血脂升高。

(2)限制脂肪的摄入。烹调时，选用植物油，可多吃海鱼，海鱼含有不饱和脂肪酸，能使胆固醇氧化，从而降低血浆胆固醇，还可延长血小板的凝聚，抑制血栓形成，防止卒中，还含有较多的亚油酸，对增加微血管的弹性，防止血管破裂，防止高血压并发症有一定的作用。

(3)适量摄入蛋白质。高血压病人每日蛋白质的量为每公斤体重 1g 为宜。每周吃 2～3 次鱼类蛋白质，可改善血管弹性和通透性，增加尿钠排出，从而降低血压。如高血压合并肾功能不全时，应限制蛋白质的摄入。

(4)多吃含钾、钙丰富而含钠低的食品，如土豆、茄子、海带、莴笋。含钙高的食品如牛奶、酸牛奶、虾皮。少吃肉汤类，因为肉汤中含氮浸出物增加，能够促进体内尿酸增加，加重心、肝、肾的负担。

(5)限制盐的摄入量：每日应逐渐减至 6g 以下，即普通啤酒盖去掉胶垫后，一平盖食盐约为 6g。这量指的是食盐量包括烹调用盐及其他食物中所含钠折合成食盐的总量。适当地减少钠盐的摄入有助于降低血压，减少体内的钠水潴留。

(6)多吃新鲜蔬菜，水果。每天吃新鲜蔬菜不少于 400g，水果 100～200g。

(7)适当增加海产品摄入：如海带，紫菜，海产鱼等。

4. **适量运动**　运动对高血压的重要性：有句话说："年轻时，用健康换取金钱，年老时，用运动换取健康。"运动除了可以促进血液循环，降低胆固醇的生成外，并能增强肌肉、骨骼与关节僵硬的发生。运动能增加食欲，促进肠胃蠕动、预防便秘、改善睡眠。有持续运动的习惯：最好是做到有氧运动，才会有帮助。有氧运动同减肥一样可以降低血压，如散步、慢跑、太极拳、骑自行车和游泳都是有氧运动。

5. 戒烟限酒

6. **心理平衡**　高血压患者的心理表现是紧张、易怒、情绪不稳,这些又都是使血压升高的诱因。患者可通过改变自己的行为方式,培养对自然环境和社会的良好适应能力,避免情绪激动及过度紧张、焦虑,遇事要冷静、沉着;当有较大的精神压力时应设法释放,向朋友、亲人倾吐或鼓励参加轻松愉快的业余活动,将精神倾注于音乐或寄情于花卉之中,使自己生活在最佳境界中,从而维持稳定的血压。

(二)动脉硬化

动脉硬化是动脉的一种非炎症性病变,可使动脉管壁增厚、变硬,失去弹性、管腔狭小。动脉硬化是随着人年龄增长而出现的血管疾病,其规律通常是在青少年时期发生,至中老年时期加重、发病。男性较女性多,近年来本病在我国逐渐增多,成为中老年人死亡主要原因之一。

动脉硬化的原因中最重要的是高血压、高脂血症、抽烟三大危险因子。其他肥胖、糖尿病、运动不足、紧张状态、高龄、家族病史、脾气暴躁等都有关系。

【足部反射疗法】

1. **处方**　肾上腺、垂体、甲状腺、甲状旁腺、心、脾、肝反射区。

2. **定位及操作手法**

(1)肾上腺反射区

定位:位于双足足底第 2 与 3 跖骨体之间,距跖骨头近心端一拇指宽处。(图4-23)

操作手法:一手握足,另一手半握拳,示指弯曲,以示指指关节顶点施力,定点深部按压。力度以反射区可以耐受及酸痛为宜。(图 4-24)

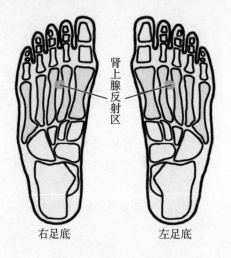

图 4-23　肾上腺反射区

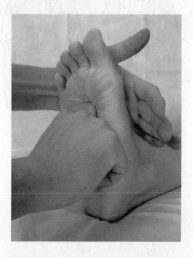

图 4-24　肾上腺反射区操作手法

按摩时间:2分钟。

(2)垂体反射区

定位:位于双足蹋趾趾腹中央部位。(图4-25)

操作手法:一手握足,另一手半握拳,示指弯曲,以示指指关节顶点施力,定点深入按压。力度以反射区可以耐受及酸痛为宜。(图4-26)

按摩时间:3分钟。

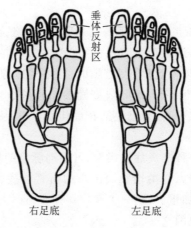
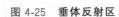

右足底　　　　左足底

图4-25　**垂体反射区**

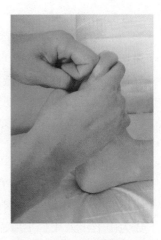

图4-26　**垂体反射区操作手法**

(3)甲状腺反射区

定位:位于双足足底蹋趾与第2趾蹼处沿第1跖骨头向内呈"L"形带状。(图4-27)

操作手法:一手握足,另一手以拇指固定,示指弯曲呈镰刀状,以示指内侧缘施力,由下向上按摩。力度以反射区可以耐受及酸痛为宜。(图4-28)

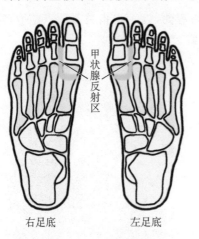

右足底　　　　左足底

图4-27　**甲状腺反射区**

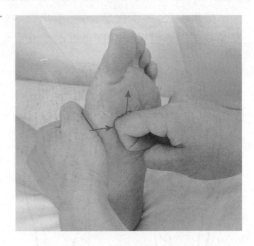

图4-28　**甲状腺反射区操作手法**

按摩时间:3分钟。

(4)甲状旁腺反射区

定位:位于双足足底内侧缘第1跖趾关节前方凹陷处。(图4-29)

操作手法：一手握足，另一手示指、中指弯曲成钳状夹住足姆趾，示指的侧缘固定在反射区位置上，以拇指在示指上定点加压。力度以反射区可以耐受及酸痛为宜。（图 4-30）

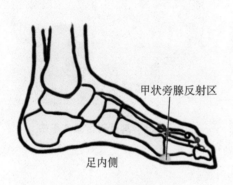

图 4-29　甲状旁腺反射区

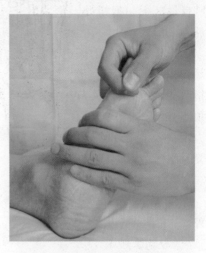

图 4-30　甲状旁腺反射区操作手法

按摩时间：3 分钟。

（5）心反射区

定位：位于左足底第 4 与 5 跖骨体间，在肺反射区后方（近足跟反向）。（图 4-31）

操作手法：以示指指间关节向足趾方向推按；重手法：一手握足，另一手半握拳，示指弯曲，以示指指关节顶点施力，定点按压。施术时先用轻手法，如患者能承受，再用中手法，如患者无异状，再用重手法。力度以反射区可以耐受及酸痛为宜。（图 4-32）

按摩时间：3 分钟。

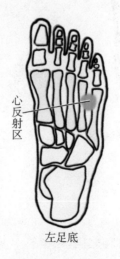

图 4-31　心反射区

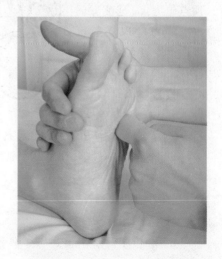

图 4-32　心反射区操作手法

（6）脾反射区

定位：位于左足底第4与5跖骨体间，心脏反射区下一拇指处。（图4-33）

操作手法：一手握足，另一手半握拳，示指弯曲，以示指指关节顶点施力，定点按压。力度以反射区可以耐受及酸痛为宜。（图4-34）

按摩时间：3分钟。

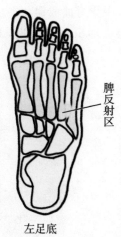

左足底

图4-33　脾反射区

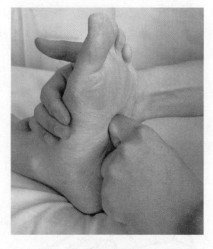

图4-34　脾反射区操作手法

（7）肝反射区

定位：位于右足足底第4与5跖骨间。（图4-35）

操作手法：一手握足，另一手半握拳，示指弯曲，以示指指关节顶点施力，向足趾方向按摩。力度以反射区可以耐受及酸痛为宜。（图4-36）

按摩时间：3分钟。

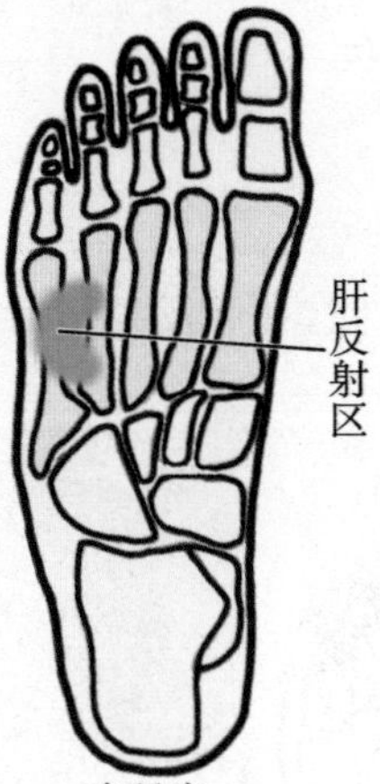

右足底

图4-35　肝反射区

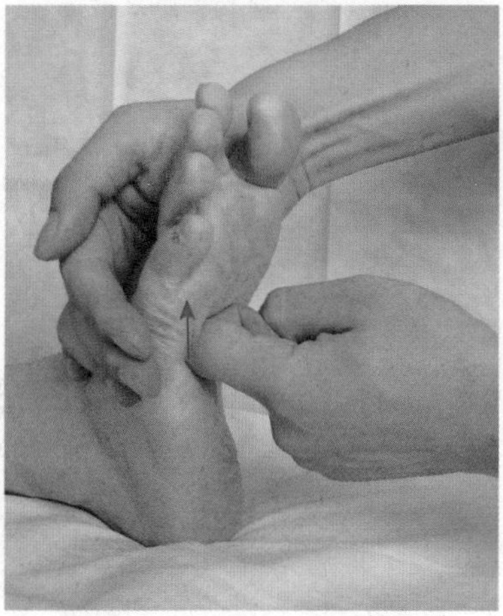

图4-36　肝反射区操作手法

【手部反射疗法】

1. 处方　肾上腺、甲状腺、心、脾、肝反射区。

2. 定位及操作手法

（1）肾上腺反射区

定位：位于双手掌第2与3掌骨体之间，距离第2与3掌骨头约一拇指宽处。（图4-37）

操作手法：采用拇指指腹定点揉按，力度以反射区可以耐受及酸痛为宜。（图4-38）

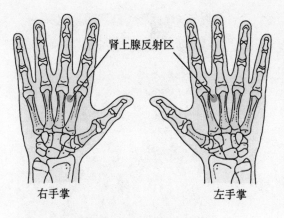

图 4-37　肾上腺反射区

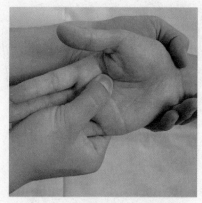

图 4-38　肾上腺反射区操作手法

按摩时间：2 分钟。

（2）甲状腺反射区

定位：位于双手掌第 1 掌骨的掌骨头处至第 1 与 2 掌骨间，再转向指尖方向成一弯曲带。（图 4-39）

操作手法：拇指指腹施力，在反射区上推揉，力度以反射区可以耐受及酸痛为宜。（图 4-40）

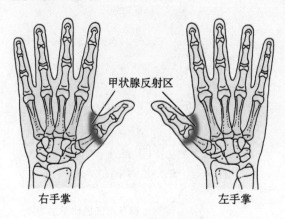

图 4-39　甲状腺反射区

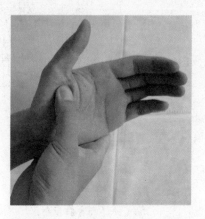

图 4-40　甲状腺反射区操作手法

按摩时间：3 分钟。

（3）心反射区

定位：位于左手掌第 4 与 5 掌骨之间，近掌骨头处。（图 4-41）

操作手法：用拇指指端从手腕向手指方向推按，力度以反射区可以耐受及酸痛为宜。（图 4-42）

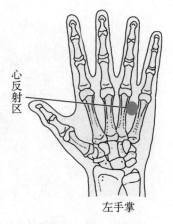

图 4-41 心反射区

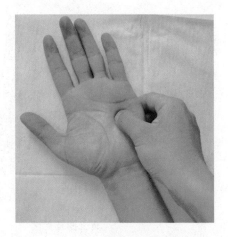

图 4-42 心反射区操作手法

按摩时间：3 分钟。

（4）脾反射区

定位：位于左手掌第 4 与 5 掌骨间远端，心脏反射区下一拇指处。（图 4-43）

操作手法：拇指指腹揉按，力度以反射区可以耐受及酸痛为宜。（图 4-44）

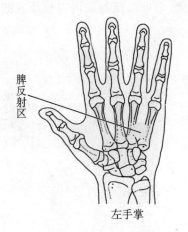

图 4-43 脾反射区

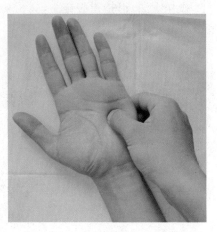

图 4-44 脾反射区操作手法

按摩时间：3 分钟。

（5）肝反射区

定位：位于右手掌侧第 4 与 5 掌骨之间的中间的一段。（图 4-45）

操作手法：采用拇指指腹定点按摩，力度以反射区可以耐受及酸痛为宜。（图 4-46）

按摩时间：3 分钟。

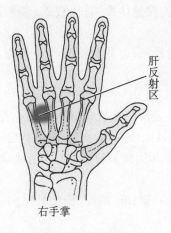

右手掌

图 4-45　肝反射区

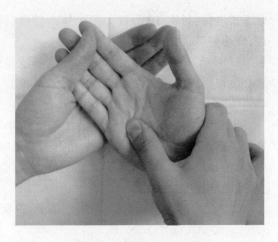

图 4-46　肝反射区操作手法

【食疗方】

方一:原料:玉米 150g,黑木耳 10g。将木耳用冷水浸泡,待泡软后将其撕碎,将玉米煮熟,然后加入木耳一起煮成稀粥即可食用。此粥可经常食用。

注:玉米中含有不饱和脂肪酸,能抑制胆固醇的吸收,有利于脂类的正常代谢,木耳能防止胆固醇沉积,有抗血小板凝聚作用。

方二:红薯 1000g,大米、芝麻各适量。将红薯洗净后切成片,与洗净后的大米一起煮成稀粥,将芝麻加适量的食盐炒熟后碾碎,装入瓶内备用。每次取一汤勺芝麻粉放入红薯粥中拌匀后即可食用。

注:此粥可经常食用。芝麻含有较多的亚油酸及四烯酸,有良好的降胆固醇作用,红薯含有人体所必需的 8 种氨基酸,还能供给人体大量的黏蛋白,是预防动脉硬化的佳品。

方三:香菇 15g,冬瓜 500g,食盐、葱白各适量。将冬瓜切成小片与香菇一起放入锅内煮汤,再加入食盐、葱白即可食用,香菇中有一种核酸类物质,该物质可以抑制胆固醇上升,具有防治动脉硬化的作用。

【注意事项】

1. 反射疗法　对动脉硬化有一定的治疗作用。

2. 饮食　减少对脂肪的摄取:应少食"饱和脂肪酸"占有量较多的煎炸食物及含"高胆固醇"食物的虾、肝、肾和其他内脏,蛋黄等。

3. 不吸烟并防被动吸烟　烟草毒害心血管内皮细胞,损害内皮系统功能,可致心肌肥大、变厚,殃及正常的舒缩运动并可致"好"血脂 HDL 下降。

4. 坚持适量的体力活动　体力活动量需根据原本身体情况而定,要循序渐进,不宜勉强做剧烈运动,每天最好坚持不短于 30 分钟的活动,可"一次性完成"或分 3 次进行,每次 10 分钟。依个体条件进行跳绳、保健体操、打太极拳、骑车、步行、修花剪草、拖地、干家务等。

5. 释放压抑或紧张情绪 慢性忧郁或持续的紧张,可刺激交感神经兴奋,易致心跳快速、血管收缩、血压上升,血流减少。

(三)冠心病

冠心病是冠状动脉粥样硬化性心脏病的简称,是由于冠状动脉粥样硬化使血管腔阻塞,导致心肌缺血、缺氧而引起的心脏病,与高血压、高脂血症、高黏血症、糖尿病、内分泌功能低下及年龄大等因素有关,是中老年人常见的一种心血管疾病。

【足部反射疗法】

1. 处方 肾上腺、垂体、小脑及脑干、甲状腺、心、脾、肝、胸椎、胸反射区。

2. 定位及操作手法

(1)肾上腺反射区

定位:位于双足足底第 2 与 3 跖骨体之间,距跖骨头近心端一拇指宽处。(图4-47)

操作手法:一手握足,另一手半握拳,示指弯曲,以示指指关节顶点施力,定点深部按压。力度以反射区可以耐受及酸痛为宜。(图 4-48)

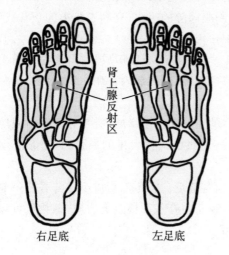

右足底　　　　左足底

图 4-47　肾上腺反射区

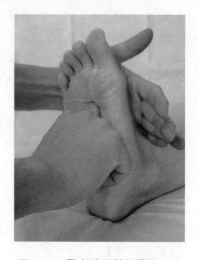

图 4-48　肾上腺反射区操作手法

按摩时间:3 分钟。

(2)垂体反射区

定位:位于双足姆趾趾腹中央部位。(图 4-49)

操作手法:一手握足,另一手半握拳,示指弯曲,以示指指关节顶点施力,定点深入按压。力度以反射区可以耐受及酸痛为宜。(图 4-50)

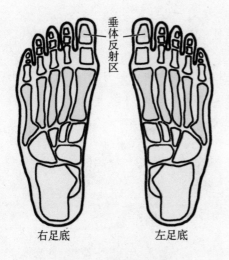

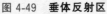

图 4-49　垂体反射区

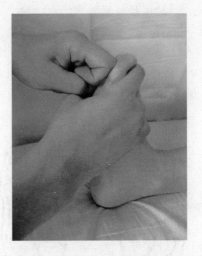

图 4-50　垂体反射区操作手法

按摩时间：3分钟。

（3）小脑及脑干反射区

定位：位于双足姆趾腹根部靠近第2节趾骨处。右半部小脑及脑干的反射区在左足，左半部小脑及脑干的反射区在右足。（图4-51）

操作手法：一手握足，另一手的拇指指端（腹）施力，由足趾端向趾根方向按摩，力度以反射区可以耐受及酸痛为宜。（图4-52）

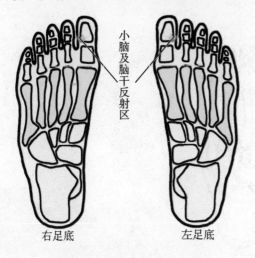

图 4-51　小脑及脑干反射区

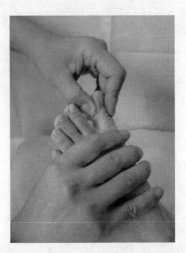

图 4-52　小脑及脑干反射区操作手法

按摩时间：3分钟。

(4)甲状腺反射区

定位:位于双足足底拇趾与第 2 趾蹼处沿第 1 跖骨头向内呈"L"形带状。(图4-53)

操作手法:一手握足,另一手以拇指固定,示指弯曲呈镰刀状,以示指内侧缘施力,由下向上按摩。力度以反射区可以耐受及酸痛为宜。(图 4-54)

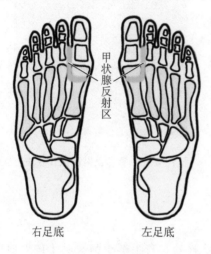

图 4-53　甲状腺反射区

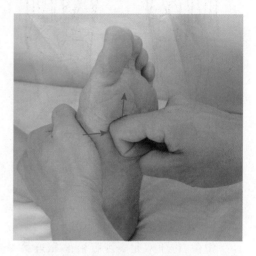

图 4-54　甲状腺反射区操作手法

按摩时间:3 分钟。

(5)心反射区

定位:位于左足底第 4 与 5 跖骨体间,在肺脏反射区后方(近足跟反向)。(图4-55)

操作手法:以示指指间关节向足趾方向推按;重手法:一手握足,另一手半握拳,示指弯曲,以示指指关节顶点施力,定点按压。施术时先用轻手法,如患者能承受,再用中手法,如患者无异状,再用重手法。力度以反射区可以耐受及酸痛为宜。(图 4-56)

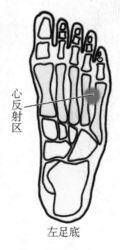

图 4-55　心反射区

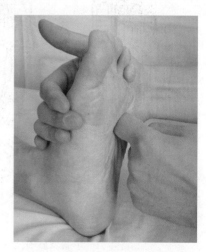

图 4-56　心反射区操作手法

按摩时间:3.5分钟。

(6)脾反射区

定位:位于左足底第4与5跖骨体间,心脏反射区下一拇指处。(图4-57)

操作手法:一手握足,另一手半握拳,示指弯曲,以示指指关节顶点施力,定点按压。力度以反射区可以耐受及酸痛为宜。(图4-58)

按摩时间:3分钟。

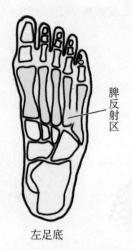

左足底

图 4-57　脾反射区

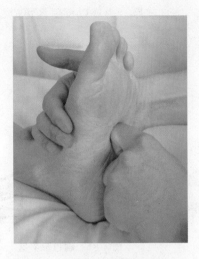

图 4-58　脾反射区操作手法

(7)肝反射区

定位:位于右足足底第4与5跖骨间。(图4-59)

操作手法:一手握足,另一手半握拳,示指弯曲,以示指指关节顶点施力,向足趾方向按摩。力度以反射区可以耐受及酸痛为宜。(图4-60)

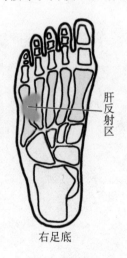

右足底

图 4-59　肝反射区

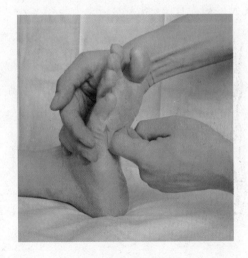

图 4-60　肝反射区操作手法

按摩时间:3分钟。

(8)胸椎反射区

定位:位于双足足弓内侧缘,第1跖骨头下方到第1楔骨前。(图4-61)

操作手法:一手握足,另一手拇指的指腹施力,沿着足弓内侧缘由足趾向足跟

方向按摩。力度以反射区可以耐受及酸痛为宜。（图4-62）

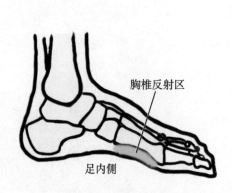

图 4-61　胸椎反射区

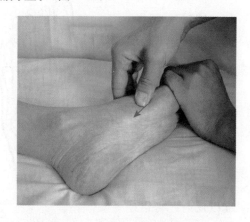

图 4-62　胸椎反射区操作手法

按摩时间：3分钟。

（9）胸反射区

定位：位于双足足背第2,3,4趾蹼至第2,3,4跖骨底的似圆形区域。（图4-63）

操作手法：双手拇指指腹施力，自足趾向足背方向推按，力度以反射区可以耐受及酸痛为宜。（图4-64）

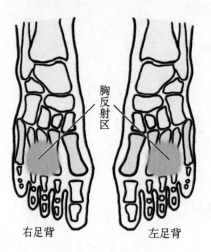

图 4-63　胸反射区

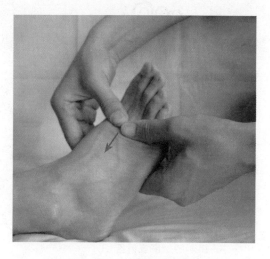

图 4-64　胸反射区操作手法

按摩时间：3分钟。

【手部反射疗法】

1. 处方　肾上腺、甲状腺、心、脾、肝、胸椎反射区。

2. 定位及操作手法

（1）肾上腺反射区

定位：位于双手掌第 2 与 3 掌骨体之间，距离第 2 与 3 掌骨头约一拇指宽处。（图 4-65）

操作手法：采用拇指指腹定点揉按，力度以反射区可以耐受及酸痛为宜。（图 4-66）

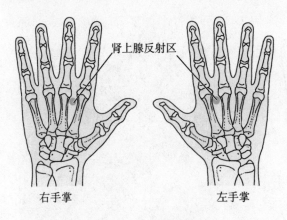

肾上腺反射区

右手掌　　　　　左手掌

图 4-65　肾上腺反射区

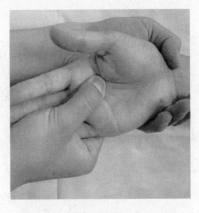

图 4-66　肾上腺反射区操作手法

按摩时间：3 分钟。

（2）甲状腺反射区

定位：位于双手掌第 1 掌骨的掌骨头处至第 1 与 2 掌骨间，再转向指尖方向成一弯曲带。（图 4-67）

操作手法：拇指指腹施力，在反射区上推揉，力度以反射区可以耐受及酸痛为宜。（图 4-68）

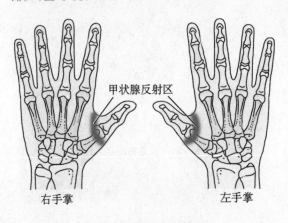

甲状腺反射区

右手掌　　　　　左手掌

图 4-67　甲状腺反射区

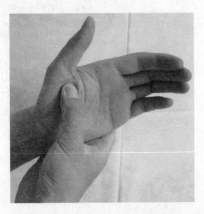

图 4-68　甲状腺反射区操作手法

按摩时间:2分钟。

(3)心反射区

定位:位于左手掌第4与5掌骨之间,近掌骨头处。(图4-69)

操作手法:用拇指端从手腕向手指方向推按,力度以反射区可以耐受及酸痛为宜。(图4-70)

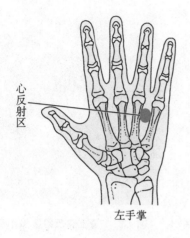

心反射区

左手掌

图4-69 心反射区

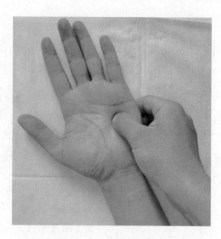

图4-70 心反射区操作手法

按摩时间:3.5分钟。

(4)脾反射区

定位:位于左手掌第4与5掌骨间远端,心脏反射区下一拇指处。(图4-71)

操作手法:拇指指腹揉按,力度以反射区可以耐受及酸痛为宜。(图4-72)

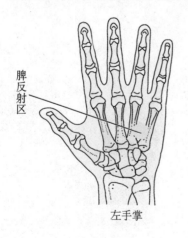

脾反射区

左手掌

图4-71 脾反射区

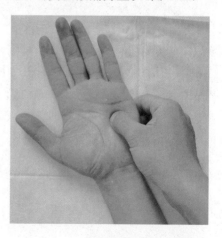

图4-72 脾反射区操作手法

按摩时间：3分钟。

（5）肝反射区

位置：位于右手掌侧第4与5掌骨之间的中间的一段。（图4-73）

操作手法：采用拇指指腹定点按摩，力度以反射区可以耐受及酸痛为宜。（图4-74）

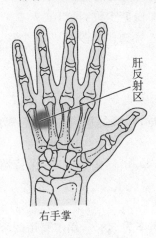

图4-73　肝反射区

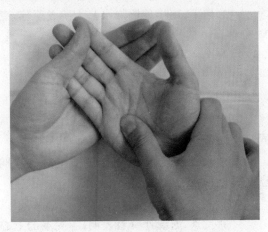

图4-74　肝反射区操作手法

按摩时间：3分钟。

（6）胸椎反射区

定位：位于双手第1掌骨外侧面，即从第1掌骨骨头到腰椎反射区相接处。（图4-75）

操作手法：以拇指施力，沿拇指外侧远端向腕部推压，力度以反射区可以耐受及酸痛为宜。（图4-76）

按摩时间：3分钟。

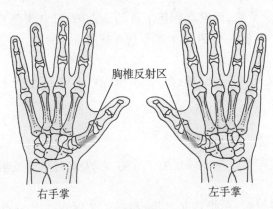

图4-75　胸椎反射区

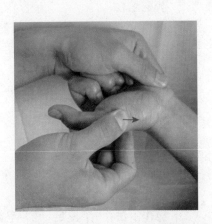

图4-76　胸椎反射区操作手法

【食疗方】

方一:桃仁10g,粳米适量。将桃仁煮熟去皮尖,取汁和粳米同煮粥食用,每日1次。亦可用桃仁捣烂如泥,加水研汁去渣,加粳米煮粥。

方二:荸荠300g,山楂糕60g,白糖适量,甜青梅脯丁、桂花糖各少许。荸荠洗净,去皮、切丁,用小砂锅加水一大碗煮荸荠,煮沸后加白糖少许,再以文火煮10～15分钟。山楂糕切丁,放入荸荠汤内,立即离火,加入青梅脯丁及桂花糖少许,拌匀吃。每次一小碗,日服2次。

【注意事项】

1. 反射疗法对改善冠状动脉供血有一定的作用。

2. 合理饮食,不要偏食,不宜过量。要控制高胆固醇、高脂肪食物,多吃素食。同时要控制总热量的摄入,限制体重增加。

3. 生活要有规律,避免过度紧张;保持足够的睡眠,培养多种情趣;保持情绪稳定,切忌急躁、激动或闷闷不乐。

4. 保持适当的体育锻炼活动,增强体质。

5. 多喝茶,据统计资料表明,不喝茶的冠心病发病率为3.1%,偶尔喝茶的降为2.3%,常喝茶的(喝3年以上)只有1.4%。此外,冠心病的加剧,与冠状动脉供血不足及血栓形成有关。而茶多酚中的儿茶素以及茶多本酚在煎煮过程中不断氧化形成的茶色素,经动物体外实验均提示有显著的抗凝、促进纤溶、抗血栓形成等作用。

6. 不吸烟、酗酒:烟可使动脉壁收缩,促进动脉粥样硬化;而酗酒则易情绪激动,血压升高。

7. 积极防治老年慢性疾病:如高血压、高血脂、糖尿病等,这些疾病与冠心病关系密切。

8. 预防冠心病应积极降压。

(四)偏瘫

偏瘫又叫半身不遂,是指一侧上下肢、面肌和舌肌下部的运动障碍,它是急性脑血管病的一个常见症状。多见于中老年人,并且大部分病人有高血压病史。

【足部反射疗法】

1. 处方 大脑、三叉神经、小脑及脑干、心、脾、肝、髋关节、膝、上肢、下肢反射区。

2. 定位及操作手法

(1)大脑反射区

定位:位于双足踇趾的趾腹全部,大脑左半球反射区在右足,大脑右半球反射区在左足。(图4-77)

操作手法:一手握足,另一手半握拳,示指弯曲,以示指指关节顶点施力,由踇趾趾端向根部按摩。力度以反射区可以耐受及酸痛为宜。(图4-78)

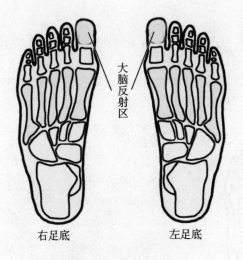

右足底　　　　　左足底

图 4-77　**大脑反射区**

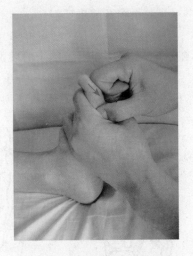

图 4-78　**大脑反射区操作手法**

按摩时间:3 分钟。

(2)三叉神经反射区

定位:位于双足姆趾近第 2 趾的一侧。右侧三叉神经反射区在左足,左侧三叉神经反射区在右足。(图 4-79)

操作手法:一手握足,另一手的拇指指端施力,由足趾端向趾根方向按摩,力度以反射区可以耐受及酸痛为宜。(图 4-80)

按摩时间:3 分钟。

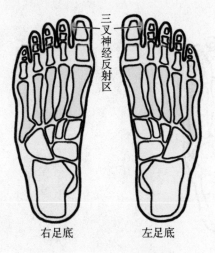

右足底　　　　　左足底

图 4-79　**三叉神经反射区**

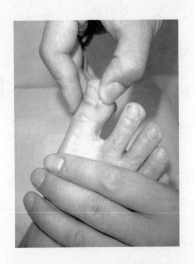

图 4-80　**三叉神经反射区操作手法**

（3）小脑及脑干反射区

定位：位于双足姆趾腹根部靠近第 2 节趾骨处。右半部小脑及脑干的反射区在左足，左半部小脑及脑干的反射区在右足。（图 4-81）

操作手法：一手握足，另一手的拇指指端（腹）施力，由足趾端向趾根方向按摩，力度以反射区可以耐受及酸痛为宜。（图 4-82）

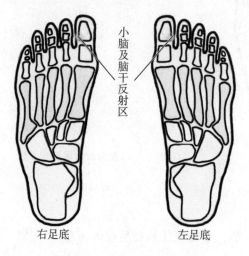

图 4-81　小脑及脑干反射区

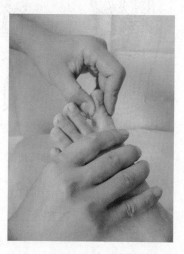

图 4-82　小脑及脑干反射区操作手法

按摩时间：3 分钟。

（4）心反射区

定位：位于左足底第 4 与 5 跖骨体间，在肺反射区后方（近足跟反向）。（图 4-83）

操作手法：以示指指间关节向足趾方向推按；重法：一手握足，另一手半握拳，示指弯曲，以示指指关节顶点施力，定点按压。施术时先用轻手法，如患者能承受，再用中手法，如患者无异状，再用重手法。力度以反射区可以耐受及酸痛为宜。（图 4-84）

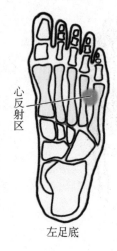

图 4-83　心反射区

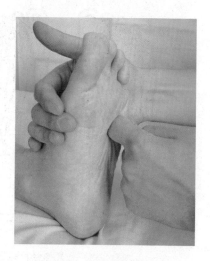

图 4-84　心反射区操作手法

按摩时间:2分钟。

(5)脾反射区

定位:位于左足底第 4 与 5 跖骨体间,心反射区下一拇指处。(图 4-85)

操作手法:一手握足,另一手半握拳,示指弯曲,以示指指关节顶点施力,定点按压。力度以反射区可以耐受及酸痛为宜。(图 4-86)

按摩时间:2.5分钟。

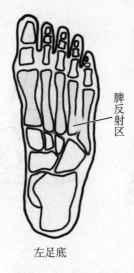

左足底

图 4-85 脾反射区

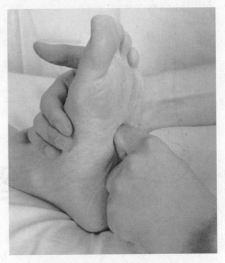

图 4-86 脾反射区操作手法

(6)肝反射区

定位:位于右足足底第 4 与 5 跖骨间。(图 4-87)

操作手法:一手握足,另一手半握拳,示指弯曲,以示指指关节顶点施力,向足趾方向按摩。力度以反射区可以耐受及酸痛为宜。(图 4-88)

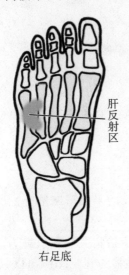

右足底

图 4-87 肝反射区

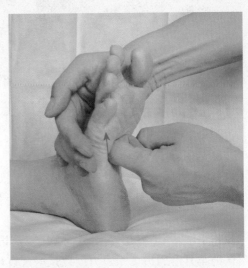

图 4-88 肝反射区操作手法

按摩时间:2.5分钟。

（7）髋关节反射区

定位：位于双足内踝及外踝下缘，呈弧形区域。（图 4-89，图 4-90）

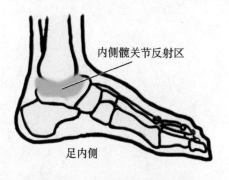

足内侧

图 4-89　（内侧）髋关节反射区

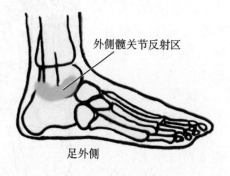

足外侧

图 4-90　（外侧）髋关节反射区

操作手法：一手握足，另一手拇指指腹施力，沿着内踝、外踝下缘，向后推按，力度以反射区可以耐受及酸痛为宜。（图 4-91，图 4-92）

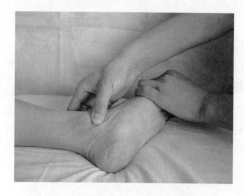

图 4-91　（内侧）髋关节反射区操作手法

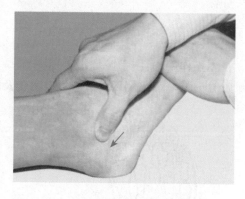

图 4-92　（外侧）髋关节反射区操作手法

按摩时间：2 分钟。

（8）膝反射区

定位：位于双足外侧跟骨前缘，骰骨、距骨下方形成的半圆形凹陷处。（图 4-93）

操作手法：一手握足，另一手半握拳，示指弯曲，用示指指关节顶点施力，环绕反射区的半月形周边按摩。力度以反射区可以耐受及酸痛为宜。（图 4-94）

按摩时间：2 分钟。

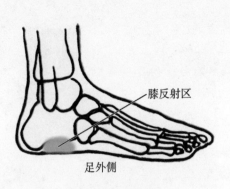

膝反射区

足外侧

图 4-93　膝反射区

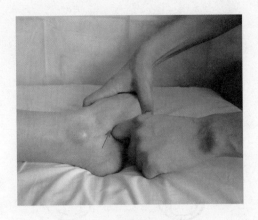

图 4-94　膝反射区操作手法

（9）上肢反射区

定位：位于双足底第 5 跖骨外侧，成带状区。（图 4-95）

操作手法：一手握足，另一手的示指指关节顶点按压。力度以反射区可以耐受及酸痛为宜。（图 4-96）

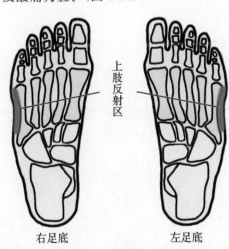

上肢反射区

右足底　　　　左足底

图 4-95　上肢反射区

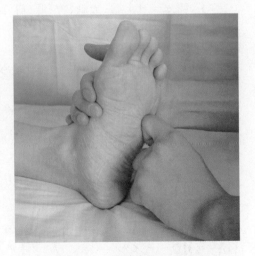

图 4-96　上肢反射区操作手法

按摩时间：2 分钟。

（10）下肢反射区

定位：位于双足足底升结肠、降结肠反射区的外侧带。（图 4-97）

操作手法：一手握足，另一手的示指指关节顶点按压。力度以反射区可以耐受及酸痛为宜。（图 4-98）

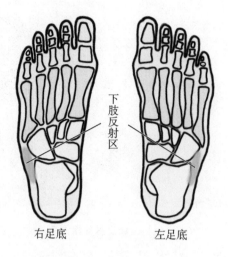

图 4-97　下肢反射区

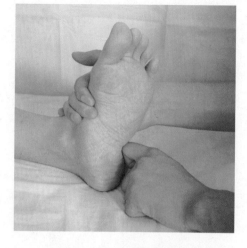

图 4-98　下肢反射区操作手法

按摩时间:2分钟。

【手部反射疗法】

1. 处方　肾上腺、大脑、脾、肝、肩、膝反射区。

2. 定位及操作手法

(1)肾上腺反射区

定位:位于双手掌第 2 与 3 掌骨体之间,距离第 2 及 3 掌骨头约一拇指宽处。(图 4-99)

操作手法:采用拇指指腹定点揉按,力度以反射区可以耐受及酸痛为宜。(图 4-100)

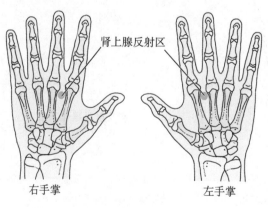

图 4-99　肾上腺反射区

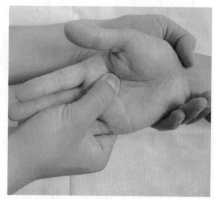

图 4-100　肾上腺反射区操作手法

按摩时间:3 分钟。

（2）大脑反射区

定位:位于双手掌侧,拇指指腹全部。大脑左半球反射区在右手上,大脑右半球反射区在左手上。（图 4-101）

操作手法:采用拇指指腹,由拇指指端向拇指根部按摩,力度以反射区可以耐受及酸痛为宜。（图 4-102）

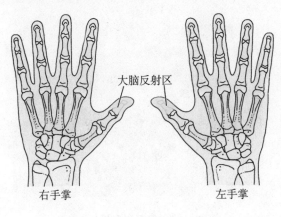

图 4-101　大脑反射区

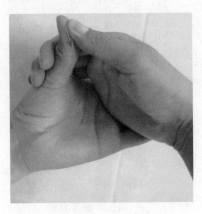

图 4-102　大脑反射区操作手法

按摩时间:3 分钟。

（3）脾反射区

定位:位于左手掌第 4 与 5 掌骨间远端,心脏反射区下一拇指处。（图 4-103）

操作手法:拇指指腹揉按,力度以反射区可以耐受及酸痛为宜。（图 4-104）

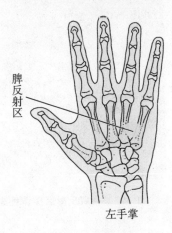

图 4-103　脾反射区

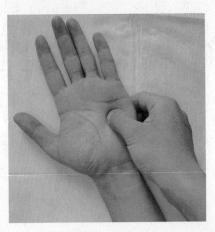

图 4-104　脾反射区操作手法

按摩时间:3分钟。

(4)肝反射区

定位:位于右手掌侧第4与5掌骨之间中间的一段。(图4-105)

操作手法:采用拇指指腹定点按摩,力度以反射区可以耐受及酸痛为宜。(图4-106)

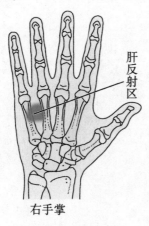

图4-105 **肝反射区**

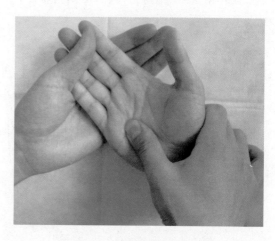

图4-106 **肝反射区操作手法**

按摩时间:3分钟。

(5)肩反射区

定位:位于双手尺侧(小指侧)第5掌骨、指骨关节尺侧凹陷处。(图4-107)

操作手法:用拇指按揉,力度以反射区可以耐受及酸痛为宜。(图4-108)

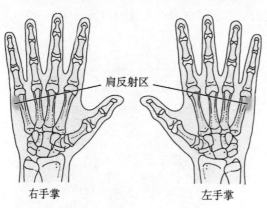

图4-107 **肩反射区**

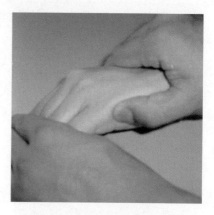

图4-108 **肩反射区操作手法**

按摩时间:3分钟。

(6)膝反射区

定位：位于双手肘关节反射区下端的凹陷处。（图 4-109）

操作手法：用拇指按揉，力度以反射区可以耐受及酸痛为宜。（图 4-110）

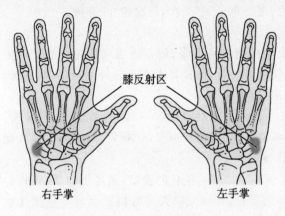

膝反射区

右手掌　　　　　左手掌

图 4-109　**膝反射区**

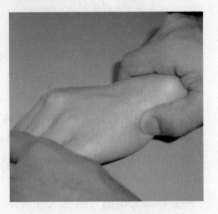

图 4-110　**膝反射区操作手法**

按摩时间：3 分钟。

【注意事项】

1. 反射疗法对偏瘫有一定的效果，15 次见效。

2. 防止各种并发症（如压疮、吸入性肺炎等）的发生。

3. 防止肢体肌肉挛缩和关节畸形。应使病人保持良好的躺坐姿式，协助其被动运动。如防止上肢内收挛缩，可在病人腋下放置一个枕头；防止足下垂，可在患肢给予夹板等。应尽早给病人进行被动运动，各关节每日被动运动 2～3 次，每次每个关节各方向运动 5 次以上，运动要轻柔，切忌粗暴，以免引起疼痛及损伤组织。

4. 康复训练对偏瘫有较好的效果，训练要点如下。

（1）开始康复训练的时间越早越好：一般来说，只要病情稳定，生命体征（即体温、呼吸、脉搏、血压）平稳，就可以开展康复训练。如果已经并发了其他疾病，如心肌梗死、上消化道出血、肺部感染、肾功能不全等，则应在医务人员的指导下进行训练。

（2）运动量不宜过大：训练强度要由小到大，使病人有一个适应的过程，逐渐恢复体力。如安静时心率超过 120 次/分，收缩压超过 180mmHg（24kPa），有心绞痛或严重心律失常，应暂停训练。训练后脉率不宜超过 120 次/分。如果患者经过一天的训练，休息一夜后仍感疲劳，脉搏数仍高于平日水平，则表示运动量过大，应适当减量。

（3）结合日常生活进行训练：鼓励病人自己做事，如更衣、梳洗、进食等。减少其对家庭的依赖，提高独立生活能力。

（4）注意日常保健：按时服药，规律起居，保持平稳的情绪和开阔的胸怀。多食高纤维素的清淡饮食，保持大便通畅，避免过劳。

（5）若在训练过程中出现其他疾病，如感冒等，则应暂停训练，并与医生取得联系。

(6)运动后切勿立即进行热水浴,以免导致循环血量进一步集中于外周,从而使血压突降,甚至诱发心律失常等。

(7)训练频度至少每周2~3次,最好每天1~2次,每次约30分钟。

5. 饮食应注意以下几点。

(1)适量增加蛋白质:由于膳食中的脂肪量下降,就要适当增加蛋白质。可由瘦肉、去皮禽类提供,可多食鱼类,特别是海鱼,每日要吃一定量的豆制品,如豆腐、豆干,对降低血液胆固醇及血液黏滞有利。

(2)注意烹调用料:为了增加食欲,可以在炒菜时加一些醋、番茄酱、芝麻酱。食醋可以调味外,还可加速脂肪的溶解,促进消化和吸收,芝麻酱含钙量高,经常食用可补充钙,对防止脑出血有一定好处。

(3)科学饮食:偏瘫患者应供给营养丰富和易消化的食品,满足蛋白质、无机盐和总热能的供给。多饮水并常吃半流质食物,瘫痪病人常有怕尿多而尽量少饮水的心理,这是不对的,瘫痪病人应有充足的水分供应,病人清晨饮1~2杯淡盐水可预防便秘。

(4)限制以下食物的摄入:忌饮浓茶、酒类、咖啡和辛辣刺激性食物。限制精制糖和含糖类的甜食,包括点心、糖果和饮料的摄入。脑血栓的病人食盐的用量要小,要采用低盐饮食,每日食盐3g,可在烹调后再加入盐拌匀即可。

(五)慢性支气管炎

慢性支气管炎是由于感染或非感染因素引起气管、支气管黏膜及其周围组织的慢性非特异性炎症。临床出现有连续2年以上,持续3个月以上的咳嗽、咳痰或气喘等症状。早期症状轻微,多在冬季发作,春暖后缓解;晚期炎症加重,症状长年存在,不分季节。疾病进展又可并发阻塞性肺气肿、肺源性心脏病,严重影响劳动和健康。

【足部反射疗法】

1. 处方　肾上腺、肺及支气管、脾、喉及气管、胸部淋巴腺、膈(横膈膜)、化痰、上身淋巴腺反射区。

2. 定位及操作手法

(1)肾上腺反射区

定位:位于双足足底第2与3跖骨体之间,距跖骨头近心端一拇指宽处。(图4-111)

操作手法:一手握足,另一手半握拳,示指弯曲,以示指指关节顶点施力,定点深部按压。力度以反射区可以耐受及酸痛为宜。(图4-112)

按摩时间:3分钟。

(2)肺及支气管反射区

定位:位于双足斜方肌反射区下方一拇指宽处。支气管敏感带自肺反射区的

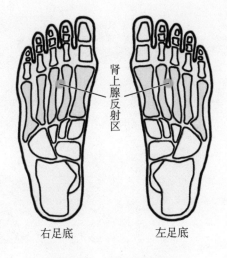

右足底　　　左足底

图 4-111　肾上腺反射区

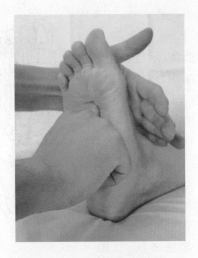

图 4-112　肾上腺反射区操作手法

中部向第 3 足趾延伸。(图 4-113)

操作手法:一手握足,另一手半握拳,以示指指关节顶点施力,沿肺反射区由内向外按摩,对支气管反射区用拇指指端施力。力度以反射区可以耐受及酸痛为宜。(图 4-114)

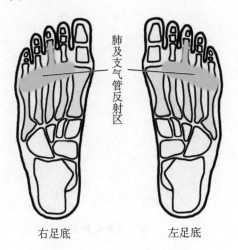

右足底　　　左足底

图 4-113　肺及支气管反射区

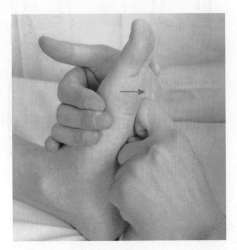

图 4-114　肺及支气管反射区操作手法

按摩时间:3 分钟。

(3)脾反射区

定位:位于左足底第 4 与 5 跖骨体间,心反射区下一拇指处。(图 4-115)

操作手法：一手握足，另一手半握拳，示指弯曲，以示指指关节顶点施力，定点按压。力度以反射区可以耐受及酸痛为宜。（图4-116）

按摩时间：3分钟。

（4）喉及气管反射区

定位：位于双足足背第1与2跖骨头与跖骨底之间。（图4-117）

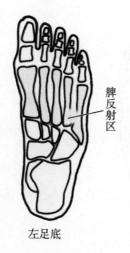

左足底

图 4-115 **脾反射区**

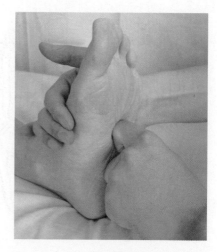

图 4-116 **脾反射区操作手法**

操作手法：拇指固定，以示指内侧缘施力，自关节处向趾尖按摩。力度以反射区可以耐受及酸痛为宜。（图4-118）

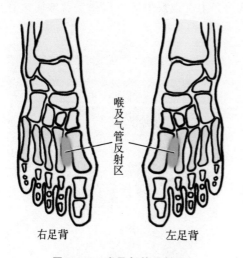

右足背　　　左足背

图 4-117 **喉及气管反射区**

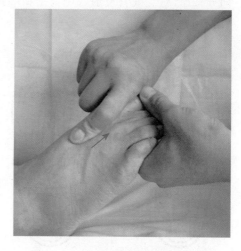

图 4-118 **喉及气管反射区操作手法**

按摩时间：3分钟。

（5）胸部淋巴腺反射区

定位：位于双足足背第1与2跖骨之间延伸至第1与2趾蹼处。（图4-119）

操作手法：一手握足，另一手以拇指固定，以示指内侧缘施力，自关节处向趾尖按摩。力度以反射区可以耐受及酸痛为宜。（图4-120）

按摩时间：2.5分钟。

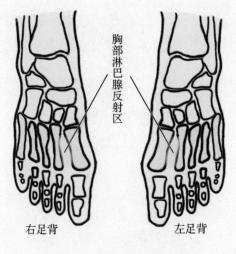

右足背　　　　左足背

图 4-119　胸部淋巴腺反射区

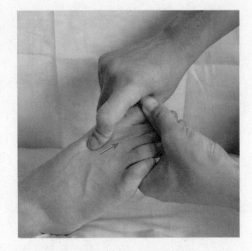

图 4-120　胸部淋巴腺反射区操作手法

（6）膈（横膈膜）反射区

定位：位于双足足背第 1,2,3,4,5 跖骨底部，与楔骨、骰骨之间，横跨足背的带状区域。（图 4-121）

操作手法：双手示指弯曲呈镰刀状，以两示指内侧缘同时实施力，自足背中央向两侧刮按。力度以反射区可以耐受及酸痛为宜。（图 4-122）

按摩时间：2.5 分钟。

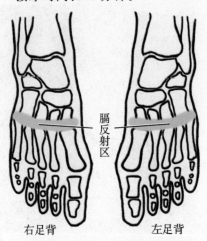

右足背　　　　左足背

图 4-121　膈（横膈膜）反射区

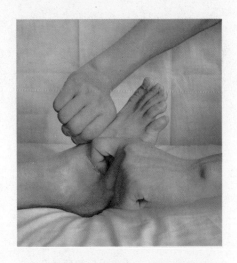

图 4-122　膈（横膈膜）反射区操作手法

（7）化痰反射区

定位：位于双足背内外踝连线中点。（图 4-123）

操作手法：用拇指指端施力，力度以反射区可以耐受及酸痛为宜。（图 4-124）

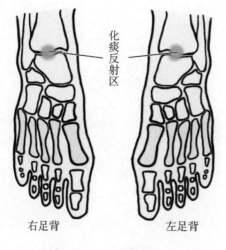

右足背　　　　　左足背

图 4-123　化痰反射区

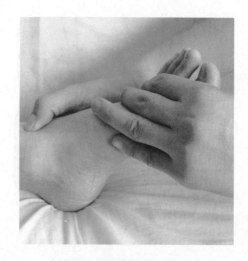

图 4-124　化痰反射区操作手法

按摩时间：2 分钟。

（8）上身淋巴腺反射区

定位：位于双足外踝与腓骨、距骨间形成的凹陷部位。（图 4-125）

操作手法：一手握足，另一手半握拳，示指弯曲，以示指指关节顶点施力，定点按压。力度以反射区可以耐受及酸痛为宜。（图 4-126）

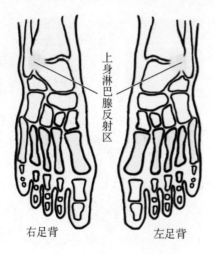

右足背　　　　　左足背

图 4-125　上身淋巴腺反射区

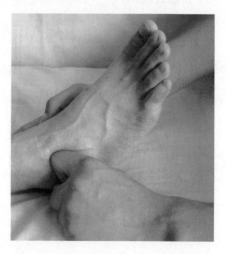

图 4-126　上身淋巴腺反射区操作手法

按摩时间：2 分钟。

【手部反射疗法】

1. 处方　肾上腺、肺及支气管、脾、喉及气管、胸部淋巴腺、膈反射区。

2. 定位及操作手法

（1）肾上腺反射区

定位：位于双手掌第 2 与 3 掌骨体之间，距离第 2 与 3 掌骨头约一拇指宽处。（图 4-127）

操作手法：采用拇指指腹定点揉按，力度以反射区可以耐受及酸痛为宜。（图 4-128）

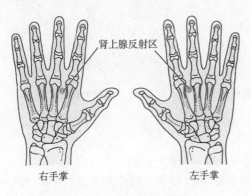

右手掌　　　　　　左手掌

图 4-127　肾上腺反射区

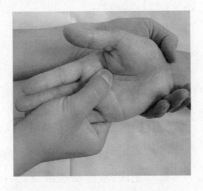

图 4-128　肾上腺反射区操作手法

按摩时间：3 分钟。

（2）肺及支气管反射区

定位：位于双手掌侧，横跨第 2,3,4,5 掌骨，斜方肌反射区下一拇指处；支气管位于中指第 3 近节指骨，中指根部处为敏感反射点。（图 4-129）

操作手法：以拇指腹对肺反射区施力，从外侧（小指侧）向内侧（拇指侧）推按；按压支气管反射区，由中指根部向中指远端推按。力度以反射区可以耐受及酸痛为宜。（图 4-130）

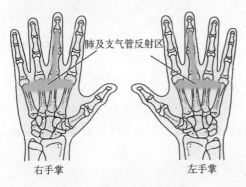

肺及支气管反射区

右手掌　　　　　　左手掌

图 4-129　肺及支气管反射区

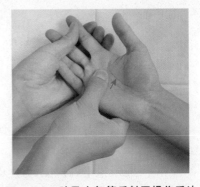

图 4-130　肺及支气管反射区操作手法

按摩时间：3分钟。

(3)脾反射区

定位：位于左手掌第4与5掌骨间远端，心脏反射区下一拇指处。(图4-131)

操作手法：拇指指腹揉按，力度以反射区可以耐受及酸痛为宜。(图4-132)

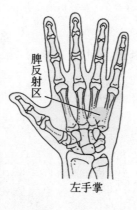

图4-131　脾反射区

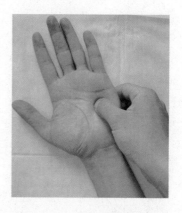

图4-132　脾反射区操作手法

按摩时间：3分钟。

(4)喉及气管反射区

定位：位于双手背第1与2掌骨间的区域。(图4-133)

操作手法：示指指端按压，力度以反射区可以耐受及酸痛为宜。(图4-134)

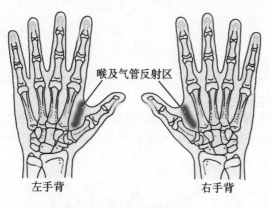

图4-133　喉及气管反射区

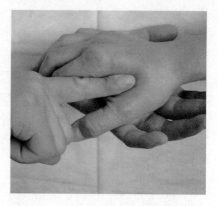

图4-134　喉及气管反射区操作手法

按摩时间：3分钟。

(5)胸部淋巴腺反射区

定位：位于双手背第1与2掌骨间的区域，与喉、气管及食管反射区在一起。(图4-135)

操作手法：示指指端揉按，力度以反射区可以耐受及酸痛为宜。(图4-136)

按摩时间：2分钟。

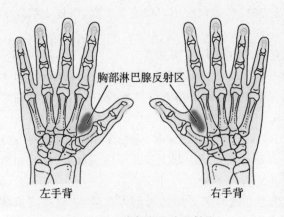

左手背　　　　　右手背

图 4-135　胸部淋巴腺反射区

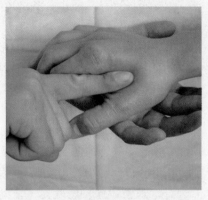

图 4-136　胸部淋巴腺反射区操作手法
注:该反射区与喉及气管反射区重叠(位于深处)

(6)膈(横膈膜)反射区

定位:位于双手背第 2,3,4,5 掌骨根部,横跨手背的带状区域。(图 4-137)

操作手法:用拇指指腹,由手背中央向两侧刮按,力度以反射区可以耐受及酸痛为宜。(图 4-138)

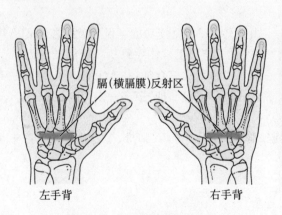

左手背　　　　　右手背

图 4-137　膈(横膈膜)反射区

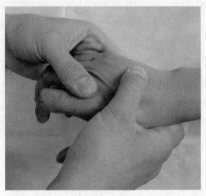

图 4-138　膈(横膈膜)反射区操作手法

按摩时间:2 分钟。

【食疗方】

方一:生姜 7 片,白萝卜 250g,红糖 30g,煎水服。

方二:大蒜 100g,猪瘦肉 500g,共炖熟食之。

方三:芝麻、生姜各 50g,洗净捣烂,加水适量煎汁服用,每日 1 剂。

方四:冬瓜皮、冬瓜籽各 20g,麦冬 15g,煎水服用,早、晚各 1 次,每日 1 剂。

【注意事项】

1. 反射疗法对慢性支气管炎有较好的效果,3 次见效。

2. 戒烟。慢性支气管炎患者不但要首先戒烟,而且还要避免被动吸烟,因为烟中的化学物质如焦油、尼古丁、氰氢酸等,可作用于自主神经,引起支气管的痉挛,从而增加呼吸道阻力。

3. 注意保暖。在气候变冷的季节,患者要注意保暖,避免受凉,因为寒冷一方面可降低支气管的防御功能,另一方面可反射地引起支气管平滑肌收缩、黏膜血液循环障碍和分泌物排出受阻,可发生继发性感染。

4. 加强锻炼。慢性支气管炎患者在缓解期要做适当的体育锻炼,以提高机体的免疫能力和心、肺的贮备能力。

5. 预防感冒。注意个人保护,预防感冒发生,有条件者可做耐寒锻炼以预防感冒。

6. 做好环境保护。避免烟雾、粉尘和刺激性气体对呼吸道的影响,以免诱发慢性支气管炎。

7. 不食辛辣刺激性食物,补充必要的蛋白质,如鸡蛋、鸡肉、瘦肉、牛奶、动物肝、鱼类、豆制品等。寒冷季节应补充一些含热量高的肉类暖性食品以增强御寒能力,适量进食羊肉、狗肉、牛奶、动物肝、鱼类、豆制品等。

(六)糖尿病

糖尿病是最常见的慢性病之一,由遗传因素、免疫功能紊乱、微生物感染及其毒素、自由基毒素、精神因素等各种致病因子作用于机体导致胰岛功能减退而引发的糖、蛋白质、脂肪、水和电解质等一系列代谢紊乱综合征,临床上以高血糖为主要特点,典型病例可出现多尿、多饮、多食、消瘦等表现,即"三多一少"症状。

【足部反射疗法】

1. 处方　肾上腺、垂体、甲状腺、脾、胰、十二指肠、胸椎、上身淋巴腺、下身淋巴腺反射区。

2. 定位及操作手法

(1)肾上腺反射区

定位:位于双足足底第 2 与 3 跖骨体之间,距跖骨头近心端一拇指宽处。(图 4-139)

操作手法:一手握足,另一手半握拳,示指弯曲,以示指指关节顶点施力,定点深部按压。力度以反射区可以耐受及酸痛为宜。(图 4-140)

按摩时间:3 分钟。

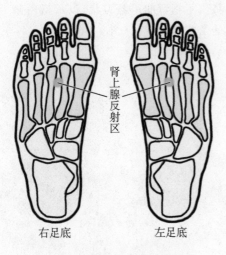

肾上腺反射区

右足底　　　　　左足底

图 4-139　肾上腺反射区

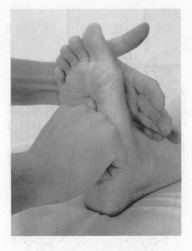

图 4-140　肾上腺反射区操作手法

（2）垂体反射区

定位：位于双足蹈趾趾腹中央部位。（图 4-141）

操作手法：一手握足，另一手半握拳，示指弯曲，以示指指关节顶点施力，定点深入按压。力度以反射区可以耐受及酸痛为宜。（图 4-142）

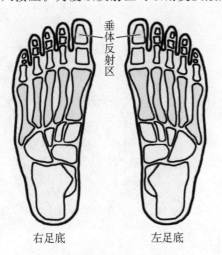

垂体反射区

右足底　　　　　左足底

图 4-141　垂体反射区

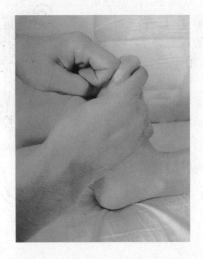

图 4-142　垂体反射区操作手法

按摩时间：3 分钟。

（3）甲状腺反射区

定位：位于双足足底蹈趾与第 2 趾蹼处沿第 1 跖骨头向内呈"L"形带状。（图 4-143）

239

操作手法：一手握足，另一手以拇指固定，示指弯曲呈镰刀状，以示指内侧缘施力，由下向上按摩。力度以反射区可以耐受及酸痛为宜。（图4-144）

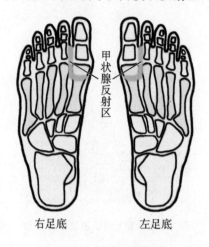

图4-143　甲状腺反射区

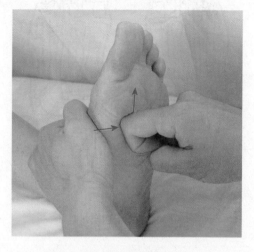

图4-144　甲状腺反射区操作手法

按摩时间：3分钟。

（4）脾反射区

定位：位于左足底第4与5跖骨体间，心脏反射区下一拇指处。（图4-145）

操作手法：一手握足，另一手半握拳，示指弯曲，以示指指关节顶点施力，定点按压。力度以反射区可以耐受及酸痛为宜。（图4-146）

按摩时间：2分钟。

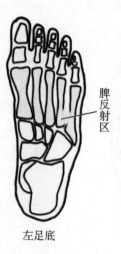

图4-145　脾反射区

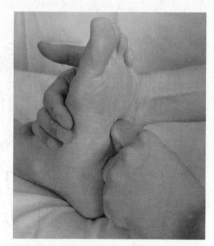

图4-146　脾反射区操作手法

（5）胰反射区

定位：位于双足足底第1跖骨体靠近跗跖关节处，胃反射区与十二指肠反射区之间。（图4-147）

操作手法：一手握足，另一手半握拳，示指弯曲，以示指指关节顶点施力，由足趾向足跟方向按摩。力度以反射区可以耐受及酸痛为宜。（图4-148）

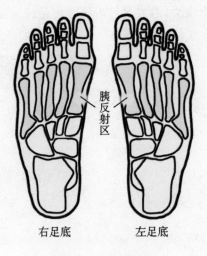

右足底　　　　左足底

图 4-147　胰反射区

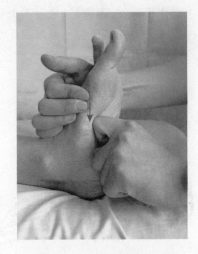

图 4-148　胰反射区操作手法

按摩时间：3.5 分钟。

（6）十二指肠反射区

定位：位于双足足底内侧缘第 1 跖趾关节前方，胰腺反射区后方。（图 4-149）

操作手法：一手握足，另一手半握拳，示指弯曲，以示指指关节顶点施力，由足趾向足跟方向按摩。力度以反射区可以耐受及酸痛为宜。（图 4-150）

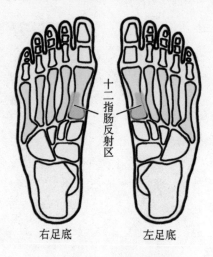

右足底　　　　左足底

图 4-149　十二指肠反射区

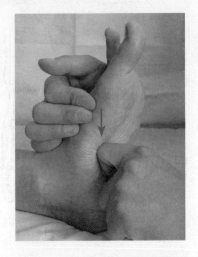

图 4-150　十二指肠反射区操作手法

按摩时间：3 分钟。

（7）胸椎反射区

定位：位于双足足弓内侧缘，第 1 跖骨头下方到第 1 楔骨前。（图 4-151）

操作手法:一手握足,另一手拇指的指腹施力,沿着足弓内侧缘由足趾向足跟方向按摩。力度以反射区可以耐受及酸痛为宜。(图 4-152)

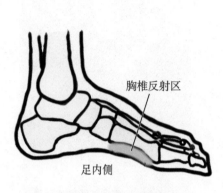

图 4-151　胸椎反射区

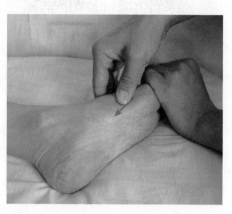

图 4-152　胸椎反射区操作手法

按摩时间:2 分钟。

(8)上身淋巴腺反射区

定位:位于双足外踝与腓骨、距骨间形成的凹陷部位。(图 4-153)

操作手法:一手握足,另一手半握拳,示指弯曲,以示指指关节顶点施力,定点按压。力度以反射区可以耐受及酸痛为宜。(图 4-154)

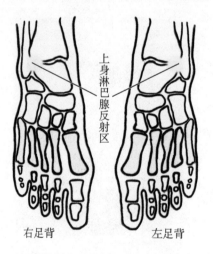

图 4-153　上身淋巴腺反射区

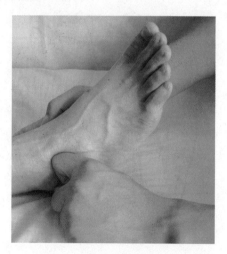

图 4-154　上身淋巴腺反射区操作手法

按摩时间:2 分钟。

(9)下身淋巴腺反射区

定位:位于双足内踝与胫骨前肌肌腱形成的凹陷部位。(图 4-155)

操作手法:一手握足,另一手半握拳,示指弯曲,以示指指关节顶点施力,定点按压。力度以反射区可以耐受及酸痛为宜。(图 4-156)

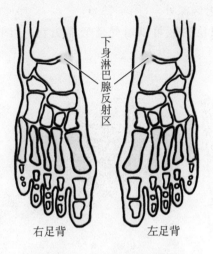

图 4-155　下身淋巴腺反射区

图 4-156　下身淋巴腺反射区操作手法

按摩时间:2 分钟。

【手部反射疗法】

1. 处方　肾上腺、垂体、脾、胰、十二指肠反射区。

2. 定位及操作手法

(1)肾上腺反射区

定位:位于双手掌第 2 与 3 掌骨体之间,距离第 2 与 3 掌骨头约一拇指宽处。(图 4-157)

操作手法:采用拇指指腹定点揉按,力度以反射区可以耐受及酸痛为宜。(图 4-158)

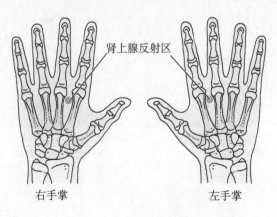

图 4-157　肾上腺反射区

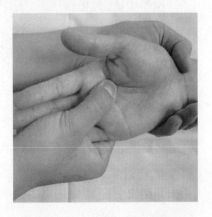

图 4-158　肾上腺反射区操作手法

按摩时间：3分钟。

（2）垂体反射区

定位：位于双手拇指指腹中点，大脑反射区深处。（图4-159）

操作手法：采用拇指指腹揉按，力度以反射区可以耐受及酸痛为宜。（图4-160）

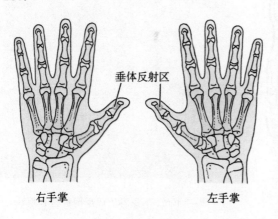

右手掌　　　　　　左手掌

图4-159　垂体反射区

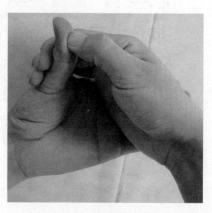

图4-160　垂体反射区操作手法

按摩时间：3分钟。

（3）脾反射区

定位：位于左手掌第4与5掌骨间远端，心脏反射区下一拇指处。（图4-161）

操作手法：拇指指腹揉按，力度以反射区可以耐受及酸痛为宜。（图4-162）

按摩时间：2.5分钟。

（4）胰反射区

定位：位于双手掌第1掌骨胃反射区与十二指肠反射区之间。（图4-163）

操作手法：拇指指腹施力，由手指向手腕方向按摩，力度以反射区可以耐受及

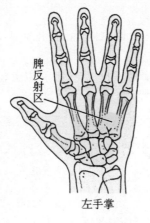

脾反射区

左手掌

图4-161　脾反射区

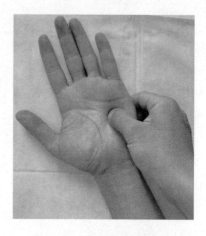

图4-162　脾反射区操作手法

酸痛为宜。（图 4-164）

　　按摩时间：3 分钟。

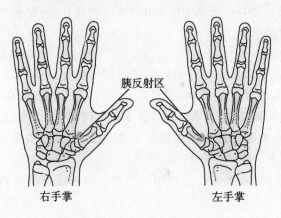

胰反射区

右手掌　　　　　　　　左手掌

图 4-163　**胰反射区**

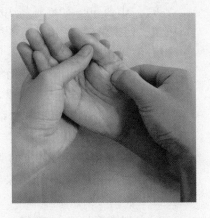

图 4-164　**胰反射区操作手法**

　　（5）十二指肠反射区

　　定位：位于双手掌侧，第 1 掌骨体近端，胰腺反射区下方。（图 4-165）

　　操作手法：拇指指腹施力，由手指向手腕方向按摩，力度以反射区可以耐受及酸痛为宜。（图 4-166）

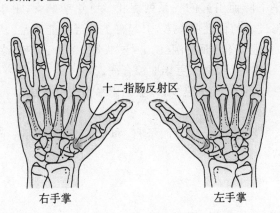

十二指肠反射区

右手掌　　　　　　　　左手掌

图 4-165　**十二指肠反射区**

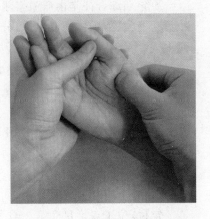

图 4-166　**十二指肠反射区操作手法**

　　按摩时间：2 分钟。

　　【食疗方】

　　方一：粳米 100g，葛根 30g。将葛根洗净后，切成片，加清水磨成浆，沉淀后取淀粉，晒干备用。粳米淘净。粳米放入锅内，加清水适量，用武火烧沸后，转用文火煮，煮至米半熟，加葛根粉，再继续用文火煮至米烂成粥。

方二:苦瓜 250g,蚌肉 100g。活蚌用清水养 2 天除泥味后取肉,同苦瓜煮汤;以盐油调味。喝汤吃苦瓜和蚌肉。

方三:山药 50～60g(鲜品 100～120g),粳米 60g。山药洗净切成片,同粳米煮成粥。供四季早餐食用,用于多食易饥者。

【注意事项】

1. 反射疗法对降低血糖和预防并发症有较好的效果,5 次即可见效。

2. 不暴饮暴食,生活有规律,吃饭要细嚼慢咽,多吃蔬菜,如青菜、白菜、黄瓜、冬瓜、番茄、豆腐、黄豆芽等和少量的猪瘦肉、鸡蛋。尽可能不在短时间内吃含葡萄糖、蔗糖量大的食品,这样可以防止血糖在短时间内快速上升,对保护胰腺功能有帮助,特别是有糖尿病家族史的朋友一定要记住!

3. 性生活有规律,防止感染性疾病;不要吃过量的抗生素。有些病毒感染和过量抗生素会诱发糖尿病。

4. 多加锻炼身体,少熬夜。

5. 注意皮肤清洁,预防感染,禁烟,禁酒,适当参加体力活动。

6. 病程较长者并发皮肤感觉障碍、微血管病变时,所穿鞋袜不宜过紧,要经常活动肢体,防止外伤,受冷以及在高温下要采取降温措施等。

7. 如有发热、咳嗽、尿频、疖疮等疾病情况应及时就诊,以免感染播散。

(七)更年期综合征

更年期综合征是由雌激素水平下降而引起的一系列症状。更年期妇女,由于卵巢功能减退,垂体功能亢进,分泌过多的促性腺激素,引起自主神经功能紊乱,从而出现一系列程度不同的症状,如月经变化、面色潮红、心悸、失眠、乏力、抑郁、多虑、情绪不稳定,易激动,注意力难于集中等,称为更年期综合征。

中医学认为更年期综合征是肾气不足,天癸衰少,以至阴阳平衡失调造成。

【足部反射疗法】

1. 处方　肾上腺、垂体、大脑、甲状腺、心、脾、肝、子宫、卵巢、上身淋巴腺、下身淋巴腺反射区。

2. 定位及操作手法

(1)肾上腺反射区

定位:位于双足足底第 2 与 3 跖骨体之间,距跖骨头近心端一拇指宽处。(图 4-167)

操作手法:一手握足,另一手半握拳,示指弯曲,以示指指关节顶点施力,定点深部按压。力度以反射区可以耐受及酸痛为宜。(图 4-168)

按摩时间:2.5 分钟。

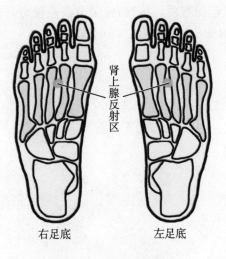

图 4-167　肾上腺反射区

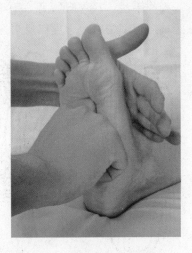

图 4-168　肾上腺反射区操作手法

（2）垂体反射区

定位：位于双足姆趾趾腹中央部位。（图 4-169）

操作手法：一手握足，另一手半握拳，示指弯曲，以示指指关节顶点施力，定点深入按压。力度以反射区可以耐受及酸痛为宜。（图 4-170）

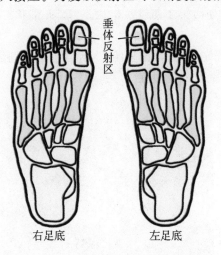

图 4-169　垂体反射区

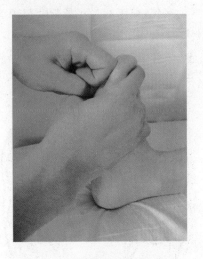

图 4-170　垂体反射区操作手法

按摩时间：2.5 分钟。

（3）大脑反射区

定位：位于双足姆趾的趾腹全部，大脑左半球反射区在右足，大脑右半球反射区在左足。（图 4-171）

操作手法：一手握足，另一手半握拳，示指弯曲，以示指指关节顶点施力，由姆趾趾端向根部按摩。力度以反射区可以耐受及酸痛为宜。（图4-172）

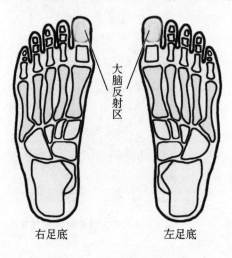

大脑反射区

右足底　　　左足底

图4-171　**大脑反射区**

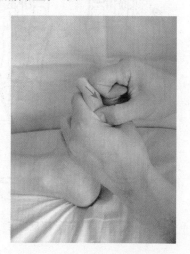

图4-172　**大脑反射区操作手法**

按摩时间：3分钟。

（4）甲状腺反射区

定位：位于双足足底姆趾与第2趾蹼处沿第1跖骨头向内呈"L"形带状。（图4-173）

操作手法：一手握足，另一手以拇指固定，示指弯曲呈镰刀状，以示指内侧缘施力，由下向上按摩。力度以反射区可以耐受及酸痛为宜。（图4-174）

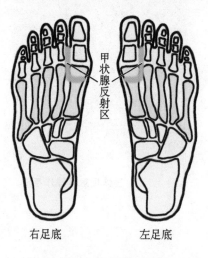

甲状腺反射区

右足底　　　左足底

图4-173　**甲状腺反射区**

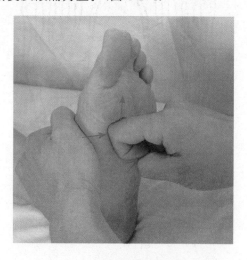

图4-174　**甲状腺反射区操作手法**

按摩时间:2.5分钟。

(5)心反射区

定位:位于左足底第4与5跖骨体间,在肺反射区后方(近足跟反向)。(图4-175)

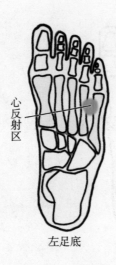

图4-175　**心反射区**

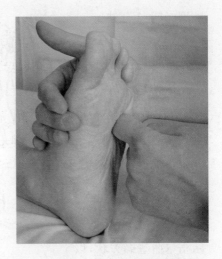

图4-176　**心反射区操作手法**

操作手法:以示指指间关节向足趾方向推按;重手法:一手握足,另一手半握拳,示指弯曲,以示指指关节顶点施力,定点按压。施术时先用轻手法,如患者能承受,再用中手法,如患者无异状,再用重手法。力度以反射区可以耐受及酸痛为宜。(图4-176)

按摩时间:2分钟。

(6)脾反射区

定位:位于左足底第4与5跖骨体间,心脏反射区下一拇指处。(图4-177)

操作手法:一手握足,另一手半握拳,示指弯曲,以示指指关节顶点施力,定点按压。力度以反射区可以耐受及酸痛为宜。(图4-178)

按摩时间:3分钟。

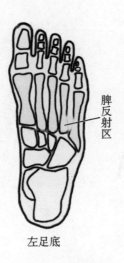

图4-177　**脾反射区**

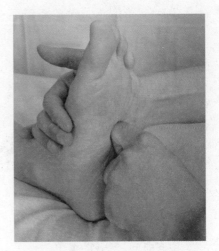

图4-178　**脾反射区操作手法**

(7)肝反射区

定位:位于右足足底第4与5跖骨间。(图4-179)

操作手法:一手握足,另一手半握拳,示指弯曲,以示指指关节顶点施力,向足趾方向按摩。力度以反射区可以耐受及酸痛为宜。(图4-180)

按摩时间：3分钟。

（8）子宫反射区

定位：位于双足跟骨内侧，内踝后下方的近似三角形区域。子宫颈的敏感点在三角形斜边的上段，即尿道及阴道反射区的尽头。（图4-181）

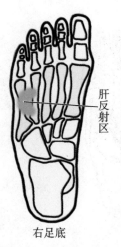

图4-179 肝反射区

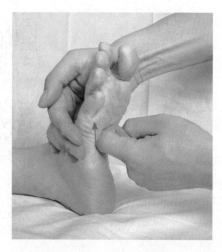

图4-180 肝反射区操作手法

操作手法：一手握足，另一手拇指固定，示指弯曲呈镰刀状，以示指内侧缘施力按摩；力度以反射区可以耐受及酸痛为宜。（图4-182）

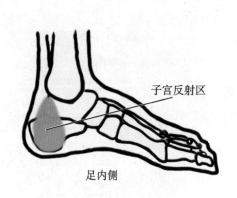

图4-181 子宫反射区

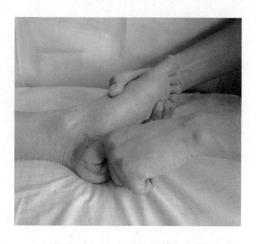

图4-182 子宫反射区操作手法

按摩时间：2.5分钟。

（9）生殖腺反射区

定位：位于双足外踝后方跟骨腱前方的三角形区域（与前列腺或子宫反射区位置相对应），卵巢的敏感点在三角形直角顶点附近。（图4-183）

操作手法：一手握足，另一手以拇指固定，示指弯曲呈镰刀状，以示指内侧缘施力按摩或以拇指指腹施力按摩。力度以反射区可以耐受及酸痛为宜。（图4-184）

按摩时间：2.5分钟。

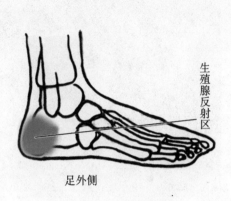

生殖腺反射区

足外侧

图 4-183　生殖腺反射区

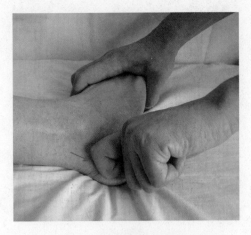

图 4-184　生殖腺反射区操作手法

（10）上身淋巴腺反射区

定位：位于双足外踝与腓骨、距骨间形成的凹陷部位。（图 4-185）

操作手法：一手握足，另一手半握拳，示指弯曲，以示指指关节顶点施力，定点按压。力度以反射区可以耐受及酸痛为宜。（图 4-186）

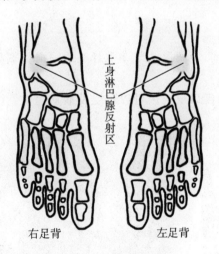

上身淋巴腺反射区

右足背　　　　左足背

图 4-185　上身淋巴腺反射区

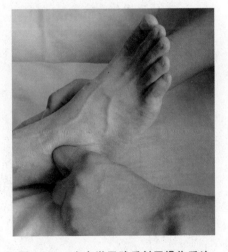

图 4-186　上身淋巴腺反射区操作手法

按摩时间：1.5 分钟。

（11）下身淋巴腺反射区

定位：位于双足内踝与胫骨前肌肌腱形成的凹陷部位。（图 4-187）

操作手法：一手握足，另一手半握拳，示指弯曲，以示指指关节顶点施力，定点按压。力度以反射区可以耐受及酸痛为宜。（图 4-188）

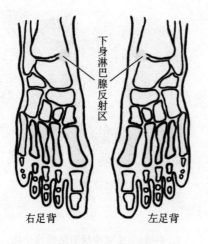

图 4-187　下身淋巴腺反射区

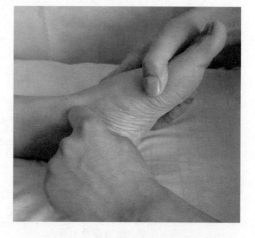

图 4-188　下身淋巴腺反射区操作手法

按摩时间：1.5分钟。

【手部反射疗法】

1. 处方　肾上腺、垂体、心脏、脾、肝反射区。

2. 定位及操作手法

(1)肾上腺反射区

定位：位于双手掌第2与3掌骨体之间，距离第2与3掌骨头约一拇指宽处。（图4-189）

操作手法：采用拇指指腹定点揉按，力度以反射区可以耐受及酸痛为宜。（图4-190）

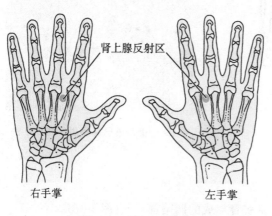

图 4-189　肾上腺反射区

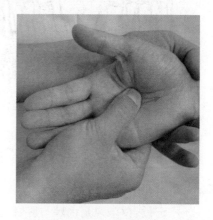

图 4-190　肾上腺反射区操作手法

按摩时间:3分钟。

(2)垂体反射区

定位:位于双手拇指指腹中点,大脑反射区深处。(图4-191)

操作手法:采用拇指指腹揉按,力度以反射区可以耐受及酸痛为宜。(图4-192)

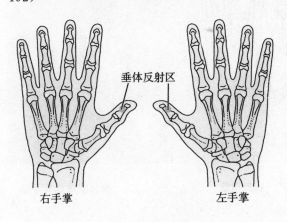

图4-191　**垂体反射区**

图4-192　**垂体反射区操作手法**

按摩时间:3分钟。

(3)心脏反射区

定位:位于左手掌第4与5掌骨之间,近掌骨头处。(图4-193)

操作手法:用拇指指端从手腕向手指方向推按,力度以反射区可以耐受及酸痛为宜。(图4-194)

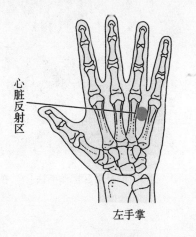

图4-193　**心脏反射区**

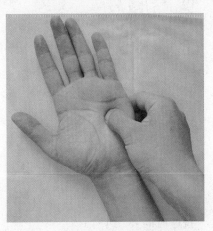

图4-194　**心脏反射区操作手法**

按摩时间:3分钟。

(4)脾反射区

定位:位于左手掌第4与第5掌骨间远端,心脏反射区下一拇指处。(图4-195)

操作手法:拇指指腹揉按,力度以反射区可以耐受及酸痛为宜。(图4-196)

按摩时间:2.5分钟。

(5)肝反射区

定位:位于右手掌侧第4与5掌骨之间的中间的一段。(图4-197)

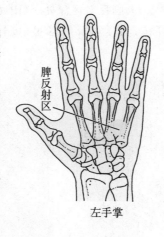

左手掌

图4-195 **脾反射区**

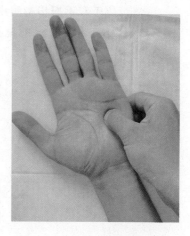

图4-196 **脾反射区操作手法**

操作手法:采用拇指指腹定点按摩,力度以反射区可以耐受及酸痛为宜。(图4-198)

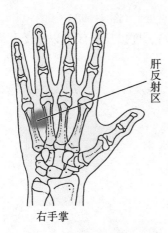

右手掌

图4-197 **肝反射区**

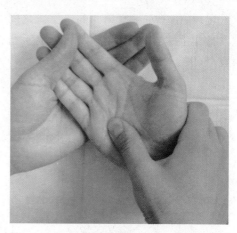

图4-198 **肝反射区操作手法**

按摩时间:3分钟。

【食疗方】

方一:莲子、百合、粳米各30g同煮粥,每日早、晚各服1次。适用于绝经前后伴有心悸不寐、怔忡健忘、肢体乏力、皮肤粗糙者。

方二：小麦 30g，大枣 10 枚，甘草 10g，水煎。每日早、晚各服 1 次。适用于绝经前后伴有潮热出汗、烦躁心悸、忧郁易怒、面色无华者。

方三：枸杞子、桑椹子、红枣各等份，水煎服，早、晚各 1 次；或用怀山药 30g，瘦肉 100g 炖汤喝，每日 1 次。适用于更年期有头晕目眩、饮食不香、困倦乏力及面色苍白者。

方四：赤小豆、薏苡仁、粳米各 30g，大枣 10 枚，每日熬粥食之。每日 3 次。适用于更年期有肢体水肿、皮肤松弛、关节酸痛者。

【注意事项】

1. 反射疗法对改善更年期综合征的自主神经系统功能紊乱症状有较好疗效。治疗 5 次即可见效。

2. 避免过度疲劳，做到劳逸结合，适当参加体育活动，饮食以清淡而有营养为主，增加水果及蔬菜食谱。

3. 更年期因肾气虚弱，肾的主骨髓功能减退，导致低钙或缺钙，故平时多服含钙的食物，如贝壳类、虾类食物，并可在医生指导下，适当服用钙片或雌激素类制剂。

4. 更年期综合征患者情绪变化较大，尤其是容易急躁发怒或抑郁猜疑，故医务人员或家庭成员要同情患者，给予精神安慰和思想开导等心理疗法，有助疾病恢复。

5. 更年期综合征患者在治疗后症状改善，但体力仍虚弱，于秋冬季节可服膏方调理，以增强脏腑功能，平衡肾中阴阳，可以防止症状复发。

(八)失眠

失眠，指无法入睡或无法保持睡眠状态，导致睡眠不足。中医学又称其为"不寐""不得眠""不得卧""目不瞑"，是以经常不能获得正常睡眠为特征的一种病症，为各种原因引起入睡困难、睡眠深度或频度过短（浅睡性失眠）、早醒及睡眠时间不足或质量差等。

【足部反射疗法】

1. 处方 肾、垂体、大脑、甲状腺、心、脾、肝、上身淋巴腺、下身淋巴腺反射区。

2. 定位及操作手法

(1)肾反射区

定位：位于双足足底第 2 与 3 跖骨体之间，近跖骨底处（肾上腺反射区下一横指）。（图 4-199）

操作手法：一手握足，另一手半握拳，示指弯曲，以示指指关节顶点施力，向足跟方向按摩。力度以反射区可以耐受及酸痛为宜。（图 4-200）

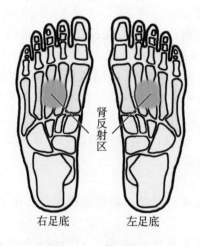

图 4-199　**肾反射区**

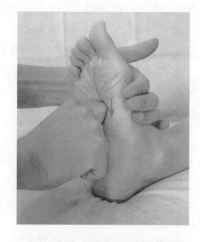

图 4-200　**肾反射区操作手法**

按摩时间：3 分钟。

（2）垂体反射区

定位：位于双足踇趾趾腹中央部位。（4-201）

操作手法：一手握足，另一手半握拳，示指弯曲，以示指指关节顶点施力，定点深入按压。力度以反射区可以耐受及酸痛为宜。（图 4-202）

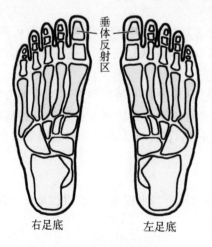

图 4-201　**垂体反射区**

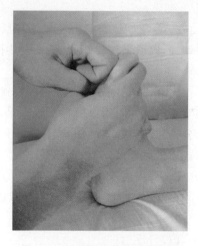

图 4-202　**垂体反射区操作手法**

按摩时间：2.5 分钟。

（3）大脑反射区

定位：位于双足踇趾的趾腹全部，大脑左半球反射区在右足，大脑右半球反射区在左足。（图 4-203）

操作手法：一手握足，另一手半握拳，示指弯曲，以示指指关节顶点施力，由踇趾趾端向根部按摩。力度以反射区可以耐受及酸痛为宜。（图 4-204）

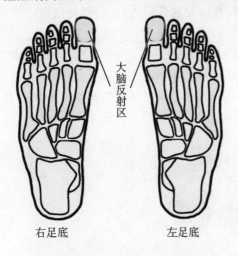

图 4-203 大脑反射区

图 4-204 大脑反射区操作手法

按摩时间：3 分钟。

（4）甲状腺反射区

定位：位于双足足底踇趾与第 2 趾蹼处沿第 1 跖骨头向内呈"L"形带状。（图 4-205）

操作手法：一手握足，另一手以拇指固定，示指弯曲呈镰刀状，以示指内侧缘施力，由下向上按摩。力度以反射区可以耐受及酸痛为宜。（图 4-206）

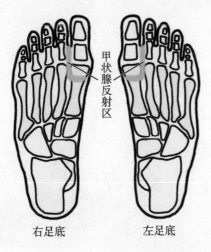

图 4-205 甲状腺反射区

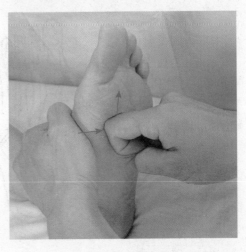

图 4-206 甲状腺反射区操作手法

按摩时间:2.5分钟。

(5)心脏反射区

定位:位于左足底第4与5跖骨体间,在肺反射区后方(近足跟反向)。(图4-207)

操作手法:以示指指间关节向足趾方向推按;重手法:一手握足,另一手半握拳,示指弯曲,以示指指关节顶点施力,定点按压。施术时先用轻手法,如患者能承受,再用中手法,如患者无异状,再用重手法。力度以反射区可以耐受及酸痛为宜。(图4-208)

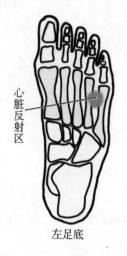

图4-207　心脏反射区

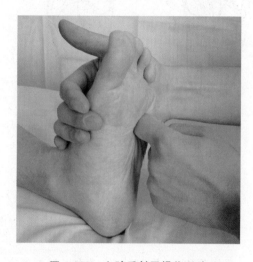

图4-208　心脏反射区操作手法

按摩时间:2分钟。

(6)脾反射区

定位:位于左足底第4与5跖骨体间,心脏反射区下一拇指处。(图4-209)

操作手法:一手握足,另一手半握拳,示指弯曲,以示指指关节顶点施力,定点按压。力度以反射区可以耐受及酸痛为宜。(图4-210)

按摩时间:3分钟。

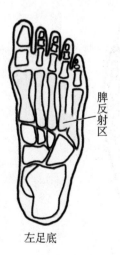

图4-209　脾反射区

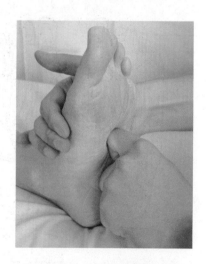

图4-210　脾反射区操作手法

（7）肝反射区

定位：位于右足足底第 4 跖骨与第 5 跖骨间。（图 4-211）

操作手法：一手握足，另一手半握拳，示指弯曲，以示指指关节顶点施力，向足趾方向按摩。力度以反射区可以耐受及酸痛为宜。（图 4-212）

按摩时间：3 分钟。

（8）上身淋巴腺反射区

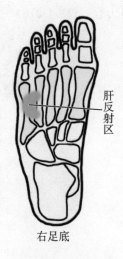

右足底

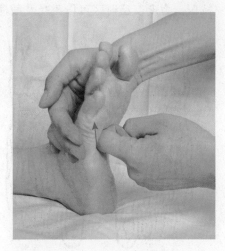

图 4-211　**肝反射区**　　图 4-212　**肝反射区操作手法**

定位：位于双足外踝与腓骨、距骨间形成的凹陷部位。（图 4-213）

操作手法：一手握足，另一手半握拳，示指弯曲，以示指指关节顶点施力，定点按压。力度以反射区可以耐受及酸痛为宜。（图 4-214）

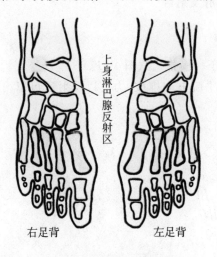

右足背　　　　左足背

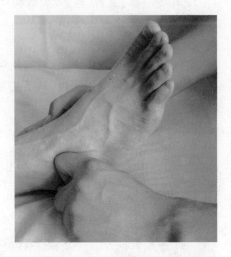

图 4-213　**上身淋巴腺反射区**　　图 4-214　**上身淋巴腺反射区操作手法**

按摩时间：1.5 分钟。

（9）下身淋巴腺反射区

定位：位于双足内踝与胫骨前肌肌腱形成的凹陷部位。（图 4-215）

操作手法：一手握足，另一手半握拳，示指弯曲，以示指指关节顶点施力，定点

按压。力度以反射区可以耐受及酸痛为宜。（图 4-216）

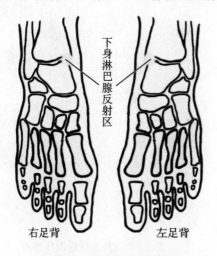

右足背　　　　左足背

图 4-215　**下身淋巴腺反射区**

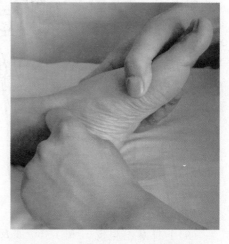

图 4-216　**下身淋巴腺反射区操作手法**

按摩时间：1.5 分钟。

【手部反射疗法】

1. 处方　肾、额窦、垂体、大脑、心、脾、肝反射区。

2. 定位及操作手法

（1）肾反射区

定位：位于双手掌中央（肾上腺反射区下一横指）。（图 4-217）

操作手法：采用拇指指腹，从手指端向手腕方向推按，力度以反射区可以耐受及酸痛为宜。（图 4-218）

按摩时间：2 分钟。

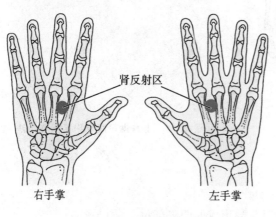

肾反射区

右手掌　　　　左手掌

图 4-217　**肾反射区**

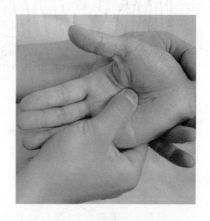

图 4-218　**肾反射区操作手法**

（2）额窦反射区

定位：位于双手掌 10 个指头顶端约 1cm 范围。左侧额窦反射区在右手上，右侧额窦反射区在左手上。（图 4-219）

操作手法：拇指指端在反射区上点按，力度以反射区可以耐受及酸痛为宜。（图 4-220）

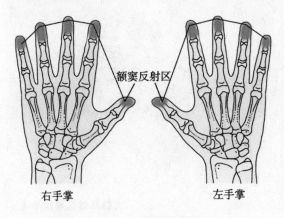

图 4-219　**额窦反射区**

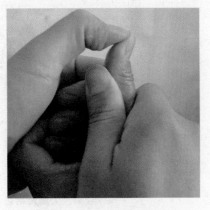

图 4-220　**额窦反射区操作手法**

按摩时间：3 分钟。

（3）垂体反射区

定位：位于双手拇指指腹中点，大脑反射区深处。（图 4-221）

操作手法：采用拇指指腹揉按，力度以反射区可以耐受及酸痛为宜。（图 4-222）

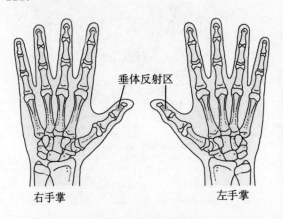

图 4-221　**垂体反射区**

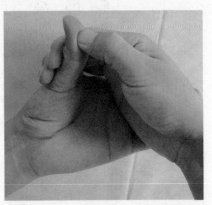

图 4-222　**垂体反射区操作手法**

按摩时间：2 分钟。

（4）大脑反射区

定位：位于双手掌侧，拇指指腹全部。大脑左半球反射区在右手上，大脑右半球反射区在左手上。（图 4-223）

操作手法：采用拇指指腹，由拇指指端向拇指根部按摩，力度以反射区可以耐受及酸痛为宜。（图 4-224）

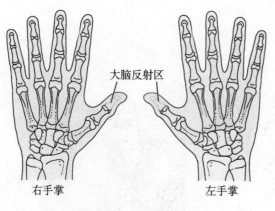

大脑反射区

右手掌　　　　　　左手掌

图 4-223　**大脑反射区**

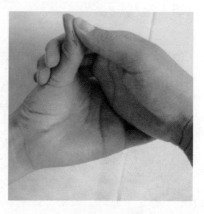

图 4-224　**大脑反射区操作手法**

按摩时间：2 分钟。

（5）心脏反射区

定位：位于左手掌第 4 与第 5 掌骨之间，近掌骨头处。（图 4-225）

操作手法：用拇指指端从手腕向手指方向推按，力度以反射区可以耐受及酸痛为宜。（4-226）

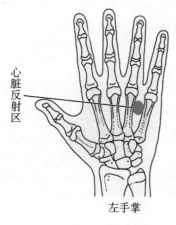

心脏反射区

左手掌

图 4-225　**心脏反射区**

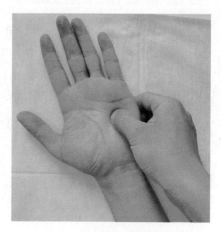

图 4-226　**心脏反射区操作手法**

按摩时间：3 分钟。

（6）脾反射区

定位:位于左手掌第 4 与第 5 掌骨间远端,心脏反射区下一拇指处。(图 4-227)

操作手法:拇指指腹揉按,力度以反射区可以耐受及酸痛为宜。(图 4-228)

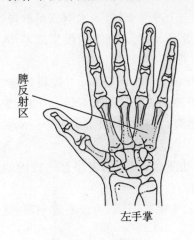

脾反射区

左手掌

图 4-227　脾反射区

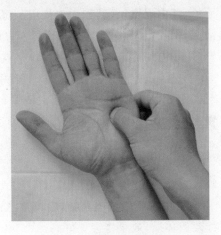

图 4-228　脾反射区操作手法

按摩时间:2.5 分钟。

(7)肝反射区

定位:位于右手掌侧第 4 与第 5 掌骨之间的中间的一段。(图 4-229)

操作手法:采用拇指指腹定点按摩,力度以反射区可以耐受及酸痛为宜。(图 4-230)

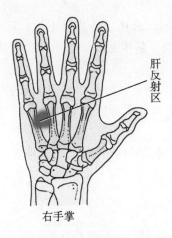

肝反射区

右手掌

图 4-229　肝反射区

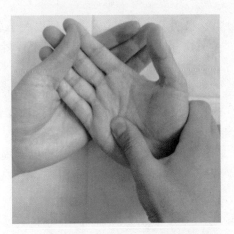

图 4-230　肝反射区操作手法

按摩时间:3 分钟。

【食疗方】

方一:面粉、鸡蛋各 500g,枣泥 30g,莲肉 100g,白糖 650g,菜油 20g。将干莲肉去心,放入锅内,加清水煮熟至黏软,再以洁白布包莲肉,揉烂成泥;将鸡蛋打入盆内,用打蛋器打成稀糊时,加入白糖,搅约 35 分钟,待蛋浆由淡黄转变为白色时,将面粉、莲肉泥撒入,调和均匀待用。将蒸笼垫上干净纱布,放入木制方形框,抹上菜油后,倒入蛋浆的 1/2,用铁瓢舀入方形框内擀平,再倒入余下的蛋浆擀平,入笼蒸熟,用小刀切成长条方块即成,作早点食之。

方二:黄连 10g,生白芍 20g,鲜鸡蛋(去蛋清)2 枚,阿胶 50g。先将黄连、生白芍加水煮取浓汁 150ml,然后去渣。再将阿胶加水 50ml,隔水蒸化,把药汁倒入以慢火煎膏,将成时放入蛋黄拌匀即可。每服适量,每晚睡前服 1 次。

【注意事项】

1. 有的失眠者经反射疗法治疗后,能很快见效,而有的需经过一段时间才能收效,故须有恒心、信心、耐心。

2. 失眠不能依赖药物,应该注意消除引起失眠的原因,力求心理平衡,结合体疗改善体质,效果将会更好。

3. 劳逸适度,改变不良生活习惯。戒烟、酒、忌辛辣刺激食品,如咖啡、浓茶等。晚餐不要过饱。

4. 适量选食一些有助于神经功能的食品。如河鱼、海鱼、牡蛎、虾、泥鳅、猪肝、猪腰、核桃、花生、苹果、蘑菇、豌豆、蚕豆、牛奶等。

5. 睡前 30 分钟不再用脑,在安宁的环境中听听柔和优美的音乐。难以入睡者还可以做一些外出散步之类的松散活动。

(九)膝关节骨性关节炎

膝关节骨性关节炎是一种以关节软骨的变性、破坏及骨质增生为特征的慢性关节病。又称增生性膝关节炎、老年性膝关节炎。临床上以中老年发病最常见,女性多于男性。

本病的病因尚不十分明确,但与年龄、性别、职业、代谢、损伤等关系密切。其病理改变是一种因关节软骨退行性变化引起的以骨质增生为主的关节病变,滑膜的炎症是继发性病变。

中医学认为本病,一是因慢性劳损、受寒或轻微外伤所致;二是因年老体弱、肝肾亏损、气血不足而致。

【足部反射疗法】

1. 处方 肾上腺、肾、甲状旁腺、心、脾、肝。

2. 定位及操作手法

(1)肾上腺反射区

定位:位于双足足底第 2 与第 3 跖骨体之间,距跖骨头近心端一拇指宽处。(图 4-231)

操作手法:一手握足,另一手半握拳,示指弯曲,以示指指关节顶点施力,定点

深部按压。力度以反射区可以耐受及酸痛为宜。(图 4-232)

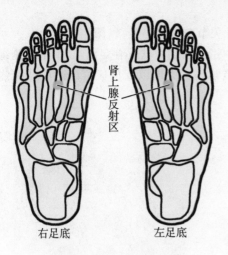

图 4-231 **肾上腺反射区**

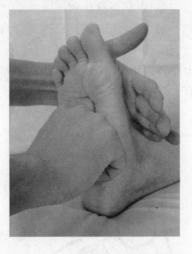

图 4-232 **肾上腺反射区操作手法**

按摩时间:3 分钟。

(2)肾反射区

定位:位于双足足底第 2 与第 3 跖骨体之间,近跖骨底处(肾上腺反射区下一横指)。(图 4-233)

操作手法:一手握足,另一手半握拳,示指弯曲,以示指指关节顶点施力,向足跟方向按摩。力度以反射区可以耐受及酸痛为宜。(图 4-234)

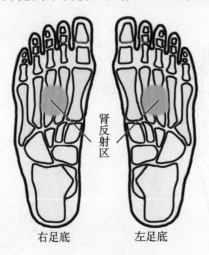

图 4-233 **肾反射区**

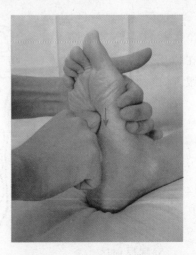

图 4-234 **肾反射区操作手法**

按摩时间：3分钟。

（3）甲状旁腺反射区

定位：位于双足足底内侧缘第1跖趾关节前方凹陷处。（图4-235）

操作手法：一手握足，另一手示指、中指弯曲成钳状夹住足蹬趾，示指的侧缘固定在反射区位置上，以拇指在示指上定点加压。力度以反射区可以耐受及酸痛为宜。（图4-236）

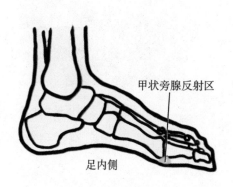

图4-235　甲状旁腺反射区

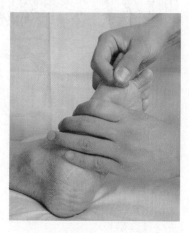

图4-236　甲状旁腺反射区操作手法

按摩时间：3分钟。

（4）心脏反射区

定位：位于左足底第4与第5跖骨体间，在肺反射区后方（近足跟方向）。（图4-237）

操作手法：一手握足，另一手半握拳，示指弯曲，以示指指关节顶点施力，定点按压，力度以反射区产生酸痛为宜。（图4-238）

按摩时间：2分钟。

（5）脾反射区

定位：位于左足底第4与第5跖骨体间，

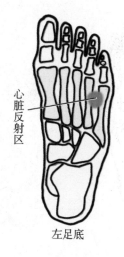

图4-237　心脏反射区

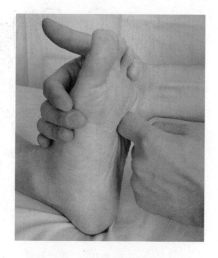

图4-238　心脏反射区操作手法

心脏反射区下一拇指宽处。(图 4-239)

操作手法:一手握足,另一手半握拳,示指弯曲,以示指指关节顶点施力,定点按压,力度以反射区产生酸痛为宜。(图 4-240)

按摩时间:3 分钟。

(6)肝反射区

定位:位于右足足底第 4 与第 5 跖骨体间。(图 4-241)

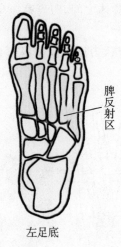

脾反射区

左足底

图 4-239 **脾反射区**

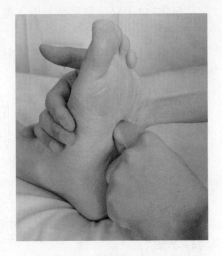

图 4-240 **脾反射区操作手法**

操作手法:一手握足,另一手半握拳,示指弯曲,以示指指关节顶点施力,向足趾方向按摩,力度以反射区产生酸痛为宜。(图 4-242)

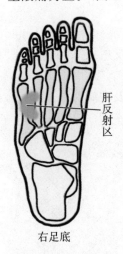

肝反射区

右足底

图 4-241 **肝反射区**

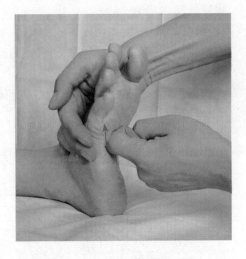

图 4-242 **肝反射区操作手法**

按摩时间:3 分钟。

【手部反射疗法】

1. 处方 肾上腺、脾、肝、膝反射区。

2. 定位及操作手法

（1）肾上腺反射区

定位：位于双手掌第2与第3掌骨体之间，距离第2与第3掌骨头约一拇指宽处。（图4-243）

操作手法：采用拇指指腹定点揉按，力度以反射区可以耐受及酸痛为宜。（图4-244）

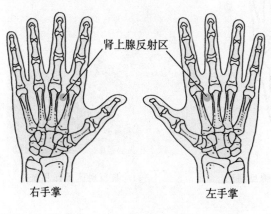

右手掌　　　　　左手掌

图4-243　肾上腺反射区

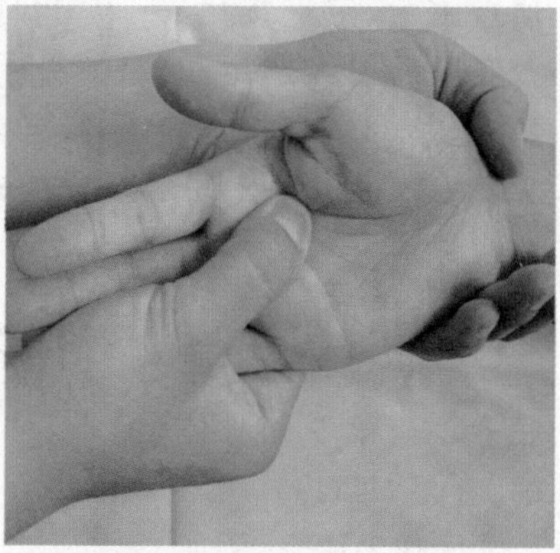

图4-244　肾上腺反射区操作手法

按摩时间：2分钟。

（2）脾反射区

定位：位于左手掌第4与第5掌骨间远端，心脏反射区下一拇指处。（图4-245）

操作手法：拇指指腹揉按，力度以反射区可以耐受及酸痛为宜。（图4-246）

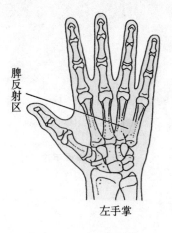

脾反射区

左手掌

图4-245　脾反射区

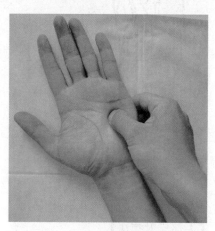

图4-246　脾反射区操作手法

按摩时间:2.5分钟。

(3)肝反射区

定位:位于右手掌侧第4与第5掌骨之间的中间的一段。(图4-247)

操作手法:采用拇指指腹定点按摩,力度以反射区可以耐受及酸痛为宜。(图4-248)

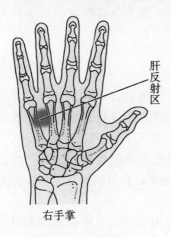

图4-247　肝反射区

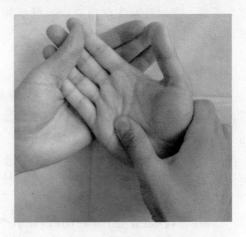

图4-248　肝反射区操作手法

按摩时间:3分钟。

(4)膝反射区

定位:位于双手肘关节反射区下端的凹陷处。(图4-249)

操作手法:用拇指按揉,力度以反射区可以耐受及酸痛为宜。(图4-250)

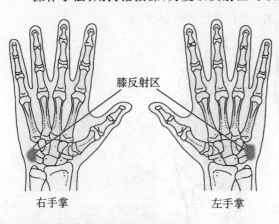

图4-249　膝反射区

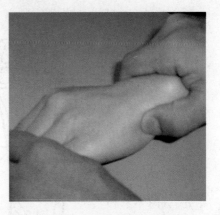

图4-250　膝反射区操作手法

按摩时间:3分钟。

【食疗方】

方一：猪排骨250g，冬瓜500g，煨汤。宜淡忌浓。适用于骨性关节炎急性期、关节肿胀明显的患者日常保健食用。

方二：百合米仁汤：薏苡仁50g，绿豆25g，鲜百合100g，将百合瓣成瓣，撕去内膜，盐腌以除去苦味；绿豆、薏苡仁洗净后烧开，文火煎成豆酥，然后加入百合一起熬至汤稠。食用时加少许白糖，早、晚各用一碗。适用于急性期症状显著患者食用。

【注意事项】

1. 反射疗法有一定的疗效，3次见效。

2. 急性发作期有炎症体征，膝关节疼痛难忍，应绝对卧床休息。待炎症控制后，可开始膝关节在无重力、无拮抗下活动。可平卧床上进行。缓解期可练习搁腿，由低到高直至180°伸直膝关节为止，每日1～2次，每次5～10分钟。

3. 注意保暖，避免肢体过于劳累、负重。加强膝关节的保暖，尤其冬、春二季更应该注意，可戴护膝。肥胖患者须节制饮食，这是减轻受累膝关节的有效措施。

（十）老视

所谓"老视"是指上了年纪的人，逐渐产生近距离阅读或工作困难的情况。这是人体功能老化的一种现象。

绝大多数的人在40－45岁眼睛会悄悄出现"老花"，首先感到看细小字迹模糊不清，必须要将书本、报纸拿远才能看清上面的字迹。

老花眼医学上又称老视，多见于40岁以上，晶状体硬化，弹性减弱，睫状肌收缩能力降低而致调节减退，近点远移，故发生近距离视物困难，这种现象称为老视。

【足部反射疗法】

1. 处方　肾、大脑、眼、心、脾、肝、上身淋巴腺反射区。

2. 定位及操作手法

（1）肾反射区

定位：位于双足足底第2与第3跖骨体之间，近距骨底处。即肾上腺反射区下一横指处。（图4-251）

操作手法：一手握足，另一手半握拳，示指弯曲，以示指指关节顶点施

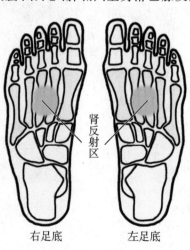

右足底　　左足底

图4-251　肾反射区

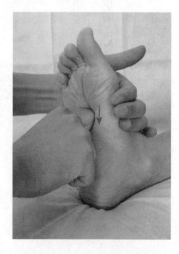

图4-252　肾反射区操作手法

力,向足跟方向按摩,力度以反射区产生酸痛为宜。(图4-252)

按摩时间:2分钟。

(2)大脑反射区

定位:位于双足
踇趾的趾腹全部,大
脑左半球反射区在右
足,大脑右半球反射
区在左足。(图4-253)

操作手法:一手
握足,另一手半握拳,
示指弯曲,以示指指
关节顶点施力,由踇
趾趾端向根部按摩。

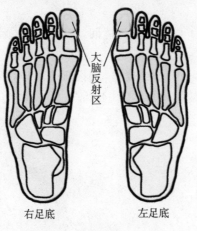

图4-253 大脑反射区图谱

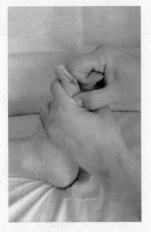

图4-254 大脑反射区操作手法

力度以反射区可以耐受及酸痛为宜。(图4-254)

按摩时间:3分钟。

(3)眼反射区

定位:位于双足足底第2趾、第3趾额窦反射区至中节趾骨的底面及两侧面。右侧眼睛反射区在左足,左侧眼睛反射区在右足。(图4-255)

操作手法:一手握足,另一手拇指端(腹)由足趾端向趾根方向及趾的内、外侧推按。力度以反射区可以耐受及酸痛为宜。(图4-256)

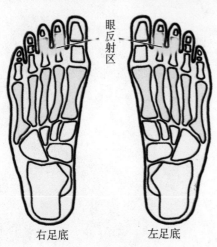

图4-255 眼反射区

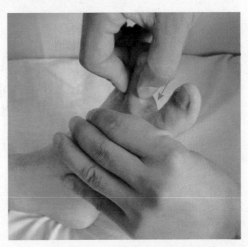

图4-256 眼反射区操作手法

按摩时间:3.5分钟。

(4)心脏反射区

定位:位于左足底第4与第5跖骨体间,在肺反射区后方(近足跟方向)。(图4-257)

操作手法:一手握足,另一手半握拳,示指弯曲,以示指指关节顶点施力,定点按压,力度以反射区产生酸痛为宜。(图4-258)

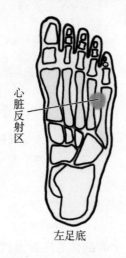

图4-257 心脏反射区

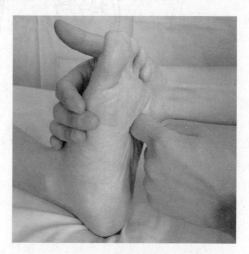

图4-258 心脏反射区操作手法

按摩时间:2分钟。

(5)脾反射区

定位:位于左足底第4与第5跖骨体间,心脏反射区下一拇指宽处。(图4-259)

操作手法:一手握足,另一手半握拳,示指弯曲,以示指指关节顶点施力,定点按压,力度以反射区产生酸痛为宜。(图4-260)

按摩时间:3分钟。

(6)肝反射区

定位:位于右足足

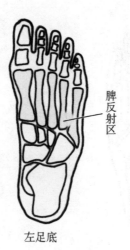

图4-259 脾反射区

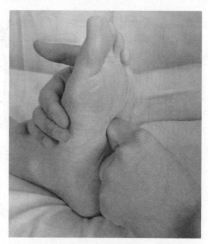

图4-260 脾反射区操作手法

底第4与第5跖骨体间。
（图4-261）

操作手法：一手握足，另一手半握拳，示指弯曲，以示指指关节顶点施力，向足趾方向按摩，力度以反射区产生酸痛为宜。（图4-262）

按摩时间：3分钟。

（7）上身淋巴腺反射区

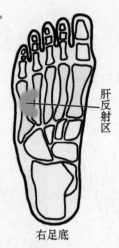

图4-261　**肝反射区**

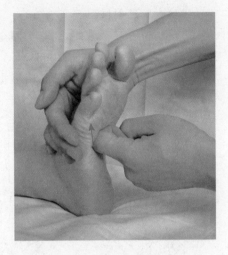

图4-262　**肝反射区操作手法**

定位：位于双足外踝与腓骨、距骨间形成的凹陷部位。（图4-263）

操作手法：一手握足，另一手半握拳，示指弯曲，以示指指关节顶点施力，定点按压，力度以反射区产生酸痛为宜。（图4-264）

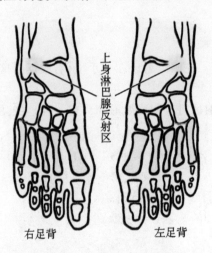

图4-263　**上身淋巴腺反射区**

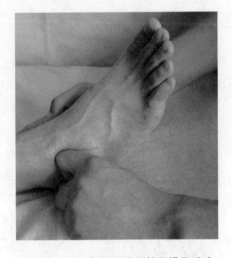

图4-264　**上身淋巴腺反射区操作手法**

按摩时间：2分钟。

【手部反射疗法】

1. 处方　大脑、眼、脾、肝反射区。

2. 定位及操作手法

（1）大脑反射区

定位：位于双手掌侧，拇指指腹全部。大脑左半球反射区在右手上，大脑右半球反射区在左手上。（图 4-265）

操作手法：采用拇指指腹，由拇指指端向拇指根部按摩，力度以反射区可以耐受及酸痛为宜。（图 4-266）

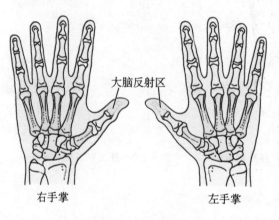

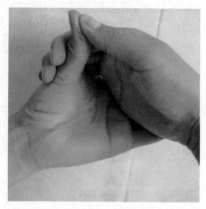

图 4-265　大脑反射区　　　　　　　图 4-266　大脑反射区操作手法

按摩时间：3 分钟。

（2）眼反射区

定位：位于双手掌第 2 与第 3 指指根部。左眼反射区在右手上，右眼反射区在左手上。（图 4-267）

操作手法：拇指端（腹）施力，力度以反射区可以耐受及酸痛为宜。（图 4-268）

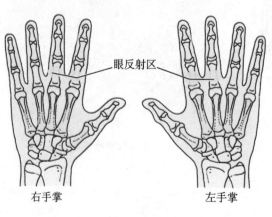

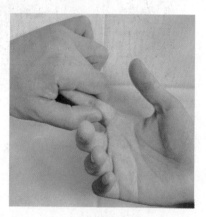

图 4-267　眼反射区　　　　　　　图 4-268　眼反射区操作手法

按摩时间:3分钟。

(3)脾反射区

定位:位于左手掌第4与第5掌骨间远端,心脏反射区下一拇指处。(图4-269)

操作手法:拇指指腹揉按,力度以反射区可以耐受及酸痛为宜。(图4-270)

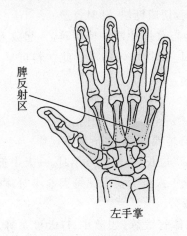

图4-269　脾反射区

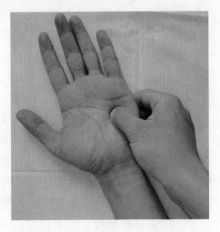

图4-270　脾反射区操作手法

按摩时间:2.5分钟。

(4)肝反射区

定位:位于右手掌侧第4与第5掌骨之间的中间的一段。(图4-271)

操作手法:采用拇指指腹定点按摩,力度以反射区可以耐受及酸痛为宜。(图4-272)

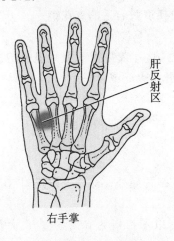

图4-271　肝反射区

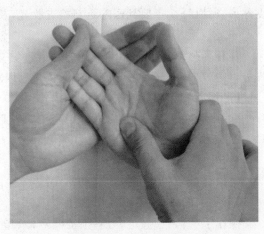

图4-272　肝反射区操作手法

按摩时间:3分钟。

【食疗方】

方一:白菊花、枸杞子各5g,用开水冲泡,代茶饮,每日1剂,坚持服用3个月。

方二:取500g桑椹(鲜者加倍)捣成泥状与500g白糖共煮,待糖液起黄色并拔起丝时,倒在涂有麻油的石板(或不锈钢板)上,切成糖块,随时含服。

方三:黄瓜、西红柿各150g,柠檬汁5ml,将黄瓜和西红柿切碎,一起放入榨汁机中榨成混合汁,再在此混合汁中加入柠檬汁,搅拌均匀即成。此饮料可早、晚各饮1次。

【注意事项】

1. 反射疗法对本证有较好的效果。

2. 养成良好的生活习惯。精神要愉悦,心情要开朗,生活要有规律。

3. 讲究合理用眼。用眼工作时间1次不宜过长,一般为2小时,一天中近距离工作不宜超过6小时。要保证充足的睡眠,成年人至少要保证每天6小时睡眠,经常有意识地放松眼肌或做眼肌操,避免用眼疲劳。

4. 加强体育锻炼。经常进行一些适当的体育锻炼,如散步、打太极拳等,以促进全身的血液循环和营养物质、氧气的供应,增强体质,延缓衰老,同时延缓老花眼的发生。

5. 做眼保健操。

6. 进行营养食疗。平时要多摄取富含维生素A及B族食物,如猪肝等动物内脏、豆制品、蛋类、绿叶蔬菜、胡萝卜等食品。还可适当多吃一些瘦肉、鱼、蛋、牛奶,以及新鲜水果等,平素要禁忌烟酒,少吃辛辣刺激性食物。

7. 及时调整眼镜度数。配老花镜以后,老年人的屈光度仍在以每年10°的速度递增,所以每5年要到医院重新检查验光,及时更换度数合适的老花镜。

(十一)耳聋耳鸣

耳聋耳鸣都是听觉异常。耳鸣是指自觉耳内鸣响,耳聋是指听力减退或听觉丧失,耳鸣常常是耳聋的先兆。中医认为病因均为肝胆火旺或肾虚。

【足部反射疗法】

1. 处方　肾、三叉神经、大脑、耳、心、脾、肝、上身淋巴腺反射区。

2. 定位及操作手法

(1)肾反射区

定位:位于双足足底第2与第3跖骨体之间,近跖骨底处。即肾上腺反射区下一横指处。(图4-273)

操作手法:一手握足,另一手半握拳,示指弯曲,以示指指关节顶点施力,向足跟方向按摩,力度以反射区产生酸痛为宜。(图4-274)

按摩时间:3分钟。

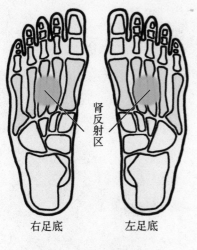

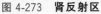

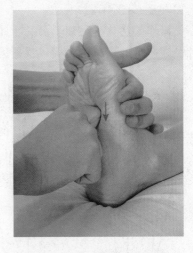

图 4-273　**肾反射区**　　　　　图 4-274　**肾反射区操作手法**

（2）三叉神经反射区

定位：位于双足姆趾近第 2 趾的一侧。右侧三叉神经反射区在左足，左侧三叉神经反射区在右足。（图 4-275）

操作手法：一手握足，另一手的拇指指端施力，由足趾端向趾根方向按摩，力度以反射区可以耐受及酸痛为宜。（图 4-276）

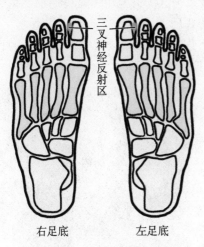

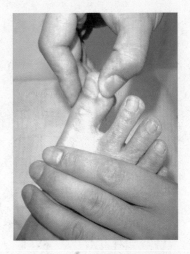

图 4-275　**三叉神经反射区**　　　图 4-276　**三叉神经反射区操作手法**

按摩时间：3 分钟。

（3）大脑反射区

定位：位于双足姆趾的趾腹全部，大脑左半球反射区在右足，大脑右半球反射

区在左足。（图 4-277）

操作手法：一手握足，另一手半握拳，示指弯曲，以示指指关节顶点施力，由姆趾趾端向根部按摩。力度以反射区可以耐受及酸痛为宜。（图 4-278）

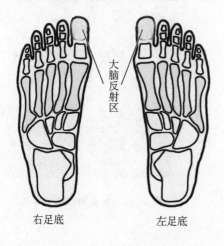

图 4-277　大脑反射区

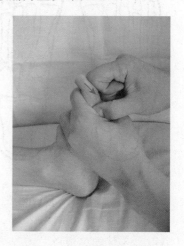

图 4-278　大脑反射区操作手法

按摩时间：3 分钟。

（4）耳反射区

定位：位于双足足底第 4 与第 5 趾额窦反射区下方至中节趾骨底面及内、外侧面。右侧耳反射区在左足，左侧耳反射区在右足。（图 4-279）

操作手法：一手握足，另一手拇指指端（腹）由足趾端向趾根方向及趾的内、外侧推按。力度以反射区可以耐受及酸痛为宜。（图 4-280）

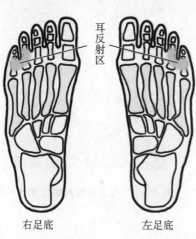

图 4-279　耳反射区

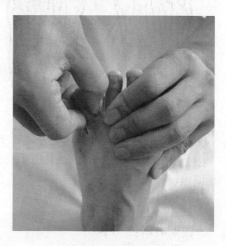

图 4-280　耳反射区操作手法

按摩时间：3分钟。

（5）心脏反射区

定位：位于左足底第4与第5跖骨体间，在肺反射区后方（近足跟方向）。（图4-281）

操作手法：一手握足，另一手半握拳，示指弯曲，以示指指关节顶点施力，定点按压，力度以反射区产生酸痛为宜。（图4-282）

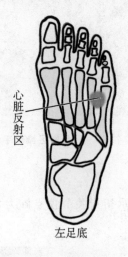

图4-281　心脏反射区

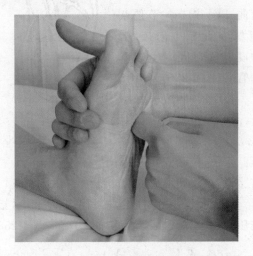

图4-282　心脏反射区操作手法

按摩时间：2分钟。

（6）脾反射区

定位：位于左足底第4与第5跖骨体间，心脏反射区下一拇指宽处。（图4-283）

操作手法：一手握足，另一手半握拳，示指弯曲，以示指指关节顶点施力，定点按压，力度以反射区产生酸痛为宜。（图4-284）

按摩时间：3分钟。

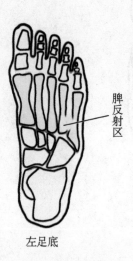

图4-283　脾反射区

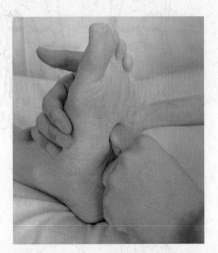

图4-284　脾反射区操作手法

（7）肝反射区

定位：位于右足足底第 4 与第 5 跖骨体间。（图 4-285）

操作手法：一手握足，另一手半握拳，示指弯曲，以示指指关节顶点施力，向足趾方向按摩，力度以反射区产生酸痛为宜。（图 4-286）

按摩时间：3 分钟。

（8）上身淋巴腺反射区

定位：位于双足外踝

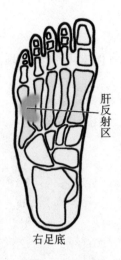

肝反射区

右足底

图 4-285　肝反射区

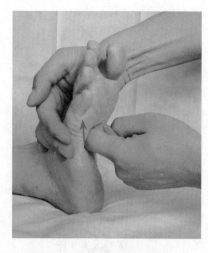

图 4-286　肝反射区操作手法

与腓骨、距骨间形成的凹陷部位。（图 4-287）

操作手法：一手握足，另一手半握拳，示指弯曲，以示指指关节顶点施力，定点按压，力度以反射区产生酸痛为宜。（图 4-288）

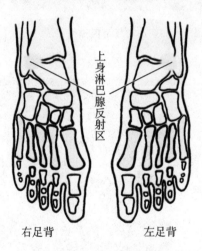

上身淋巴腺反射区

右足背　　　　左足背

图 4-287　上身淋巴腺反射区

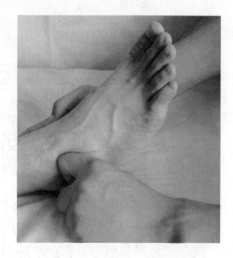

图 4-288　上身淋巴腺反射区操作手法

按摩时间：2 分钟。

【手部反射疗法】

1. 处方　大脑、耳、脾、肝反射区。

2. 定位及操作手法

（1）大脑反射区

定位：位于双手掌侧，拇指指腹全部。大脑左半球反射区在右手上，大脑右半球反射区在左手上。（图 4-289）

操作手法：采用拇指指腹，由拇指指端向拇指根部按摩，力度以反射区可以耐受及酸痛为宜。（图 4-290）

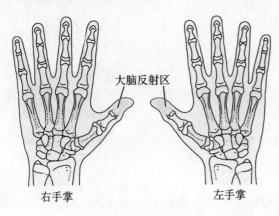

图 4-289　**大脑反射区**

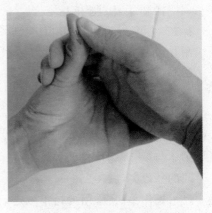

图 4-290　**大脑反射区操作手法**

按摩时间：3 分钟。

（2）耳反射区

定位：位于双手掌第 4 与第 5 指指根部。左耳反射区在右手上，右耳反射区在左手上。（图 4-291）

操作手法：拇指端（腹）施力，力度以反射区可以耐受及酸痛为宜。（图 4-292）

按摩时间：3 分钟。

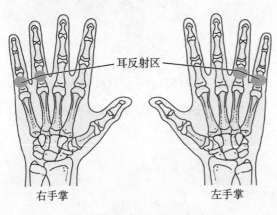

图 4-291　**耳反射区**

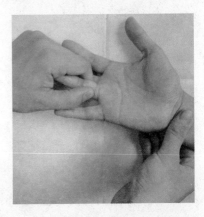

图 4-292　**耳反射区操作手法**

（3）脾反射区

定位：位于左手掌第4与第5掌骨间远端，心脏反射区下一拇指处。（图4-293）

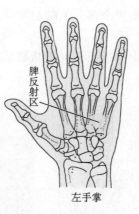

操作手法：拇指指腹揉按，力度以反射区可以耐受及酸痛为宜。（图4-294）

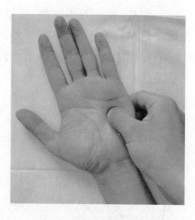

按摩时间：2.5分钟。

（4）肝反射区

定位：位于右手掌侧第4与第5掌骨之间的中间的一段。（图4-295）

图4-293　脾反射区

图4-294　脾反射区操作手法

操作手法：采用拇指指腹定点按摩，力度以反射区可以耐受及酸痛为宜。（图4-296）

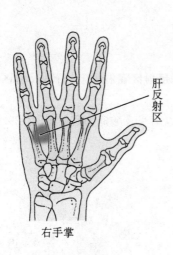

图4-295　肝反射区

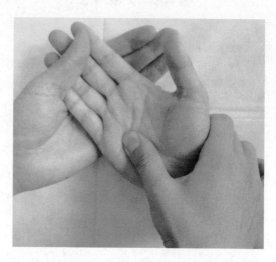

图4-296　肝反射区操作手法

按摩时间：2分钟。

【食疗方】

方一：枸杞子15g，大米适量，煮粥服食。

方二：羊骨适量，粟米100g，陈皮5g，生姜3片。共煮粥，盐调味服食。

方三：猪肾2枚，大米60g，葱白适量。猪肾洗净切块与米合煮成粥，加入葱白及调料服食。

方四：精羊肉 100g，肉苁蓉 20g，大米 60g。将肉苁蓉加水煎汁去渣后，入羊肉、大米煮粥，熟后加调料服食。

【注意事项】

1. 反射疗法对耳鸣耳聋有一定的效果。

2. 要戒除挖耳的不良习惯。

3. 合理饮食。少食过甜、含有高脂肪、高胆固醇的食物，减少心血管病的发生。防止动脉硬化产生内耳缺血，导致听力减退。

4. 要昼夜避免噪声。

5. 要戒除烟酒。

6. 尽量避免长时间使用耳机。

7. 控制心血管疾病。

8. 慎用耳滴剂及耳毒性药物。

9. 定期听力检查。

（十二）皮肤瘙痒

皮肤瘙痒是指无原发皮疹，但有瘙痒的一种皮肤病。皮肤瘙痒症属于神经精神性皮肤病，是一种皮肤神经官能症疾患。临床上将只有皮肤瘙痒而无原发性皮肤损害者称之为瘙痒症。多见于老年人。

【足部反射疗法】

1. 处方　肾上腺、大脑、甲状腺、肺、心、脾、肝、上身淋巴腺反射区。

2. 定位及操作手法

（1）肾上腺反射区

定位：位于双足足底第 2 与第 3 跖骨体之间，距跖骨头近心端一拇指宽处。（图 4-297）

操作手法：一手握足，另一手半握拳，示指弯曲，以示指指关节顶点施力，定点深部按压。力度以反射区可以耐受及酸痛为宜。（图 4-298）

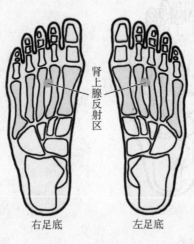

右足底　　左足底

图 4-297　肾上腺反射区

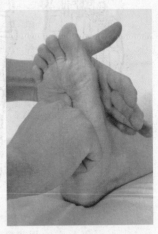

图 4-298　肾上腺反射区操作手法

按摩时间：3分钟。

（2）大脑反射区

定位：位于双足蹞趾的趾腹全部，大脑左半球反射区在右足，大脑右半球反射区在左足。（图4-299）

操作手法：一手握足，另一手半握拳，示指弯曲，以示指指关节顶点施力，由蹞趾趾端向根部按摩。力度以反射区可以耐受及酸痛为宜。（图4-300）

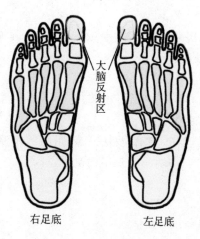

图4-299 大脑反射区

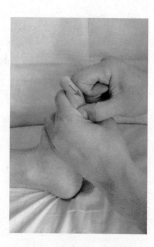

图4-300 大脑反射区操作手法

按摩时间：3分钟。

（3）甲状腺反射区

定位：位于双足足底蹞趾与第2趾蹼处沿第1跖骨头向内呈"L"形带状。（图4-301）

操作手法：一手握足，另一手以拇指固定，示指弯曲呈镰刀状，以示指内侧缘施力，由下向上按摩。力度以反射区可以耐受及酸痛为宜。（图4-302）

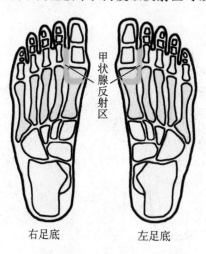

图4-301 甲状腺反射区

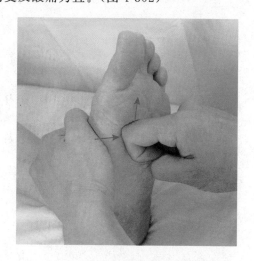

图4-302 甲状腺反射区操作手法

按摩时间：3分钟。

(4)肺反射区

定位:位于双足足底斜方肌反射区下方一拇指宽处。(图 4-303)

操作手法:一手握足,另一手半握拳,以示指指关节顶点施力,沿肺反射区由内向外按摩,对支气管反射区用拇指指端施力。力度以反射区可以耐受及酸痛为宜。(图 4-304)

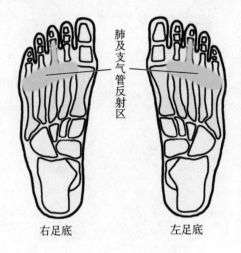

肺及支气管反射区

右足底　　　左足底

图 4-303　肺反射区

图 4-304　肺反射区操作手法

按摩时间:3 分钟。

(5)心脏反射区

定位:位于左足底第 4 与第 5 跖骨体间,在肺反射区后方(近足跟方向)。(图 4-305)

操作手法:一手握足,另一手半握拳,示指弯曲,以示指指关节顶点施力,定点按压,力度以反射区产生酸痛为宜。(图 4-306)

按摩时间:2 分钟。

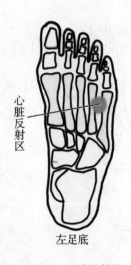

心脏反射区

左足底

图 4-305　心脏反射区

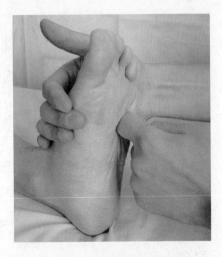

图 4-306　心脏反射区操作手法

（6）脾反射区

定位：位于左足底第 4 与第 5 跖骨体间，心脏反射区下一拇指宽处。（图 4-307）

操作手法：一手握足，另一手半握拳，示指弯曲，以示指指关节顶点施力，定点按压，力度以反射区产生酸痛为宜。（图 4-308）

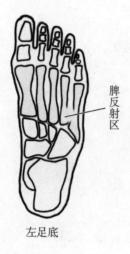

左足底

图 4-307　脾反射区

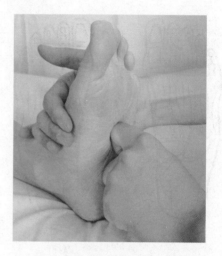

图 4-308　脾反射区操作手法

按摩时间：3 分钟。

（7）肝反射区

定位：位于右足足底第 4 与第 5 跖骨体间。（图 4-309）

操作手法：一手握足，另一手半握拳，示指弯曲，以示指指关节顶点施力，向足趾方向按摩，力度以反射区产生酸痛为宜。（图 4-310）

按摩时间：3 分钟。

（8）上身淋巴腺反射区

定位：位于双足外踝与腓骨、距骨间形成的凹

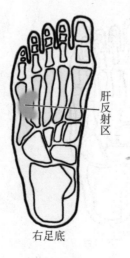

右足底

图 4-309　肝反射区

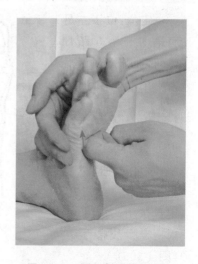

图 4-310　肝反射区操作手法

陷部位。(图 4-311)

操作手法:一手握足,另一手半握拳,示指弯曲,以示指指关节顶点施力,定点按压,力度以反射区产生酸痛为宜。(图 4-312)

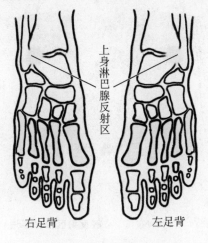

图 4-311 上身淋巴腺反射区

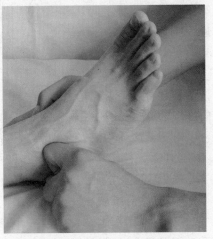

图 4-312 上身淋巴腺反射区操作手法

按摩时间:2 分钟。

【手部反射疗法】

1. 处方 甲状腺、心、脾、肝反射区

2. 定位及操作手法

(1)甲状腺

定位:于双手掌第 1 掌骨的掌骨头处至第 1 与第 2 掌骨间,再转向指尖方向成一弯曲带。(图 4-313)

操作手法:拇指指腹施力,在反射区上推揉,力度以反射区可以耐受及酸痛为宜。(图 4-314)

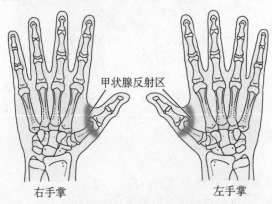

图 4-313 甲状腺反射区

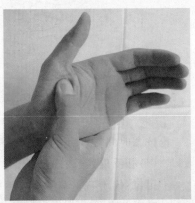

图 4-314 甲状腺反射区操作手法

按摩时间:3分钟。

(2)心脏反射区

定位:位于左手掌第4与第5掌骨之间,近掌骨头处。(图4-315)

操作手法:用拇指指端从手腕向手指方向推按,力度以反射区可以耐受及酸痛为宜。(图4-316)

按摩时间:3分钟。

(3)脾反射区

定位:位于左手掌第4与第5掌骨间远端,心脏反射区下一拇指处。(图4-317)

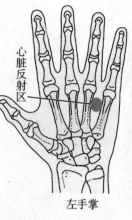

图4-315 **心脏反射区**

图4-316 **心脏反射区操作手法**

操作手法:拇指指腹揉按,力度以反射区可以耐受及酸痛为宜。(图4-318)

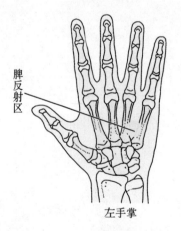

图4-317 **脾反射区**

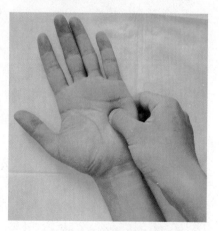

图4-318 **脾反射区操作手法**

按摩时间:2.5分钟。

(4)肝反射区

定位:位于右手掌侧第4与第5掌骨之间的中间的一段。(图4-319)

操作手法:采用拇指指腹定点按摩,力度以反射区可以耐受及酸痛为宜。(图4-320)

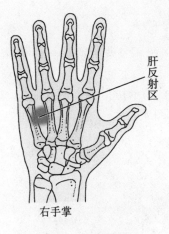

右手掌

图 4-319 肝反射区

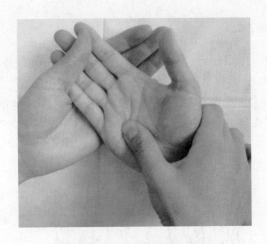

图 4-320 肝反射区操作手法

按摩时间:2分钟。

【食疗方】

方一:黄芪300g,大枣300g,面粉300g。黄芪加水煎煮20分钟后去渣,入大枣再煮,熟后捞出大枣,去皮核取肉,捣烂为馅做包子,蒸熟即得。

方二:海带1000g,猪排骨500g。海带用温水泡发、洗净,切成菱形;猪排骨切块用沸水汆一下,温水洗净,加水用旺火煮沸,去浮沫后倒入海带,用小火炖烂,加盐、麻油调味。

方三:海带250g,绿豆100g,白糖适量。海带切碎,与绿豆、白糖加水共煮汤。

【注意事项】

1. 反射疗法治疗数次即可见效,要持之以恒的坚持治疗。

2. 生活规律,早睡早起,适当锻炼。及时增减衣服,避免冷热刺激。

3. 全身性瘙痒患者应注意减少洗澡次数,洗澡时不要过度搓洗皮肤,不用碱性肥皂。

4. 内衣以棉织品为宜,应宽松舒适,避免摩擦。

5. 精神放松,避免恼怒忧虑,树立信心。积极寻找病因,去除诱发因素。

6. 戒烟酒、浓茶、咖啡及一切辛辣刺激食物,饮食中适度补充脂肪。

(十三)阳痿

阳痿是指在有性欲要求时,阴茎不能勃起或勃起不坚,或者虽然有勃起且有一定程度的硬度,但不能保持性交的足够时间,因而妨碍性交或不能完成性交。

【足部反射疗法】

1. 处方 肾上腺、大脑、垂体、甲状腺、心、脾、肝、生殖腺、前列腺、下身淋巴腺反射区。

2. 定位及操作手法

(1)肾上腺反射区

定位:位于双足足底第 2 与第 3 跖骨体之间,距跖骨头近心端一拇指宽处。（图 4-321）

操作手法:一手握足,另一手半握拳,示指弯曲,以示指指关节顶点施力,定点深部按压。力度以反射区可以耐受及酸痛为宜。（图 4-322）

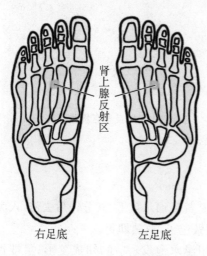

右足底　　左足底

图 4-321　肾上腺反射区

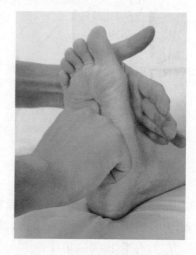

图 4-322　肾上腺反射区操作手法

按摩时间:3 分钟。

(2)大脑反射区

定位:位于双足踇趾的趾腹全部,大脑左半球反射区在右足,大脑右半球反射区在左足。（图 4-323）

操作手法:一手握足,另一手半握拳,示指弯曲,以示指指关节顶点施力,由踇趾趾端向根部按摩。力度以反射区可以耐受及酸痛为宜。（图 4-324）

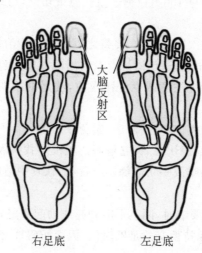

右足底　　左足底

图 4-323　大脑反射区

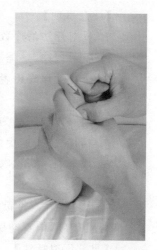

图 4-324　大脑反射区操作手法

按摩时间：3分钟

（3）垂体反射区

定位：位于双足鉧趾趾腹中央部位。（图4-325）

操作手法：一手握足，另一手半握拳，示指弯曲，以示指指关节顶点施力，定点深入按压。力度以反射区可以耐受及酸痛为宜。（图4-326）

按摩时间：3分钟。

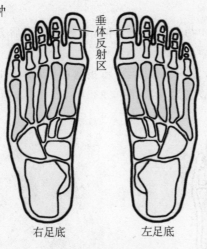

图4-325　**垂体反射区**

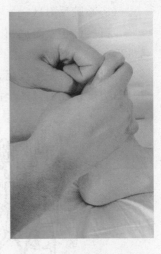

图4-326　**垂体反射区操作手法**

（4）甲状腺反射区

定位：位于双足足底鉧趾与第2趾蹼处沿第1跖骨头向内呈"L"形带状。（图4-327）

操作手法：一手握足，另一手以拇指固定，示指弯曲呈镰刀状，以示指内侧缘施力，由下向上按摩。力度以反射区可以耐受及酸痛为宜。（图4-328）

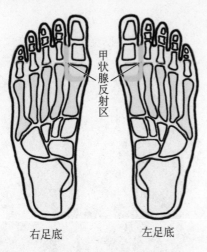

图4-327　**甲状腺反射区**

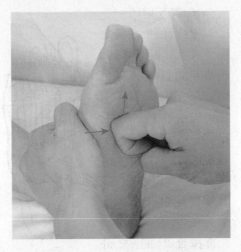

图4-328　**甲状腺反射区操作手法**

按摩时间：3分钟。

（5）心脏反射区

定位：位于左足底第4与第5跖骨体间，在肺反射区后方（近足跟方向）。（图4-329）

操作手法：一手握足，另一手半握拳，示指弯曲，以示指指关节顶点施力，定点按压，力度以反射区产生酸痛为宜。（图4-330）

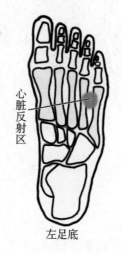

图4-329　心脏反射区

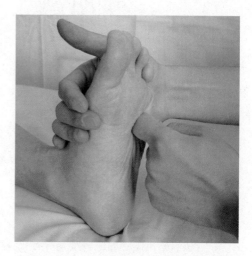

图4-330　心脏反射区操作手法

按摩时间：2分钟。

（6）脾反射区

定位：位于左足底第4及第5跖骨体间，心脏反射区下一拇指宽处。（图4-331）

操作手法：一手握足，另一手半握拳，示指弯曲，以示指指关节顶点施力，定点按压，力度以反射区产生酸痛为宜。（图4-332）

按摩时间：3分钟。

（7）肝反射区

定位：位于右足足

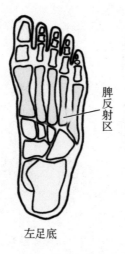

图4-331　脾反射区

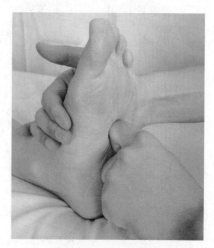

图4-332　脾反射区操作手法

底第 4 与第 5 跖骨体间。（图 4-333）

操作手法：一手握足，另一手半握拳，示指弯曲，以示指指关节顶点施力，向足趾方向按摩，力度以反射区产生酸痛为宜。（图 4-334）

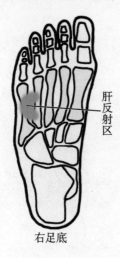

右足底

图 4-333　肝反射区

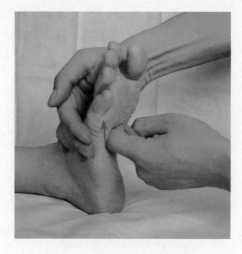

图 4-334　肝反射区操作手法

按摩时间：3 分钟。

（8）生殖腺

定位：①生殖腺位于双足足底足跟中央处（图 4-335）；②生殖腺反射区位于双足外踝后方跟骨腱前方的三角形区域（与前列腺反射区位置相对应），睾丸敏感点在三角形直角顶点附近。（图 4-336）

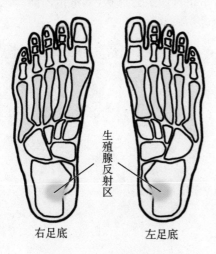

右足底　　　左足底

图 4-335　生殖腺反射区

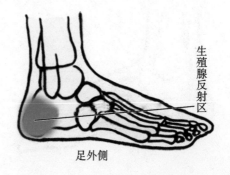

足外侧

图 4-336　生殖腺反射区

操作手法：位置①一手握足，另一手半握拳，示指弯曲，以示指指关节顶点施力按摩（图4-337）；位置②一手握足，另一手以拇指固定，示指弯曲呈镰刀状，以示指内侧缘施力按摩或以拇指指腹施力按摩（图4-338）。力度以反射区可以耐受及酸痛为宜。

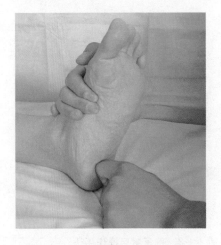

图4-337　生殖腺反射区操作手法

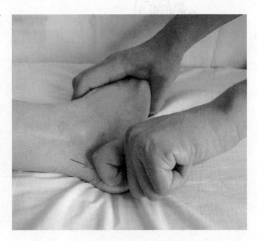

图4-338　生殖腺反射区操作手法

按摩时间：3分钟。

（9）前列腺

定位：位于双足跟骨内侧，内踝后下方的近似三角形区域。前列腺敏感点在三角形直角顶点附近。（图4-339）

操作手法：一手握足，另一手拇指固定，示指弯曲呈镰刀状，以示指内侧缘施力按摩；力度以反射区可以耐受及酸痛为宜。（图4-340）

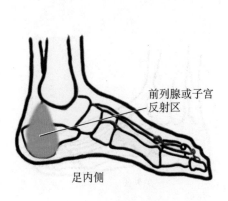

前列腺或子宫
反射区

足内侧

图4-339　前列腺反射区

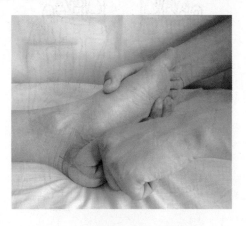

图4-340　前列腺反射区操作手法

按摩时间:3分钟。

(10)下身淋巴腺反射区

定位:位于双足内踝与胫骨前肌肌腱形成的凹陷部位。(图4-341)

操作手法:一手握足,另一手半握拳,示指弯曲,以示指指关节顶点施力,定点按压,力度以反射区产生酸痛为宜。(图4-342)

按摩时间:2分钟。

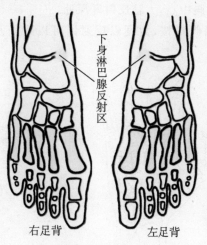

图4-341　下身淋巴腺反射区

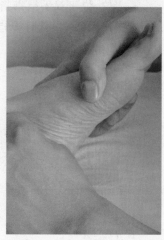

图4-342　下身淋巴腺反射区操作手法

【手部反射疗法】

1.处方　肾上腺、垂体、脾、肝反射区。

2.定位及操作手法

(1)肾上腺反射区

定位:位于双手掌第2与第3掌骨体之间,距离第2与第3掌骨头约一拇指宽处。(图4-343)

操作手法:采用拇指指腹定点揉按,力度以反射区可以耐受及酸痛为宜。(图4-344)

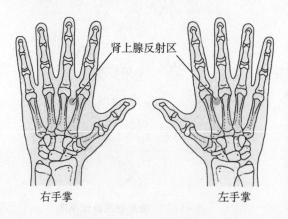

图4-343　肾上腺反射区

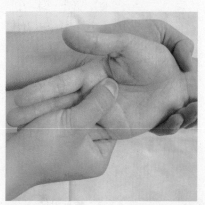

图4-344　肾上腺反射区操作手法

按摩时间:3 分钟。

(2)垂体反射区

定位:位于双手拇指指腹中点,大脑反射区深处。(图 4-345)

操作手法:采用拇指指腹揉按,力度以反射区可以耐受及酸痛为宜。(图 4-346)

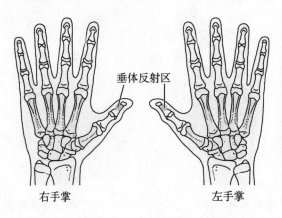

图 4-345　**垂体反射区**　　　　　　图 4-346　**垂体反射区操作手法**

按摩时间:2 分钟。

(3)脾反射区

定位:位于左手掌第 4 与第 5 掌骨间远端,心脏反射区下一拇指处。(图 4-347)

操作手法:拇指指腹揉按,力度以反射区可以耐受及酸痛为宜。(图 4-348)

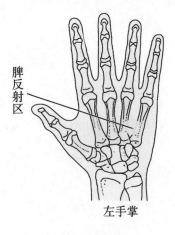

图 4-347　**脾反射区**

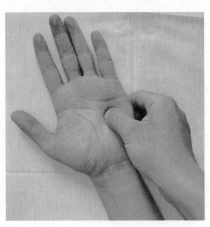

图 4-348　**脾反射区操作手法**

按摩时间:2.5 分钟。

(4)肝反射区

定位:位于右手掌侧第 4 与第 5 掌骨之间的中间的一段。(图 4-349)

操作手法:采用拇指指腹定点按摩,力度以反射区可以耐受及酸痛为宜。(图 4-350)

按摩时间:2 分钟。

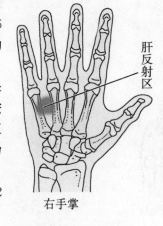

肝反射区

右手掌

图 4-349　肝反射区

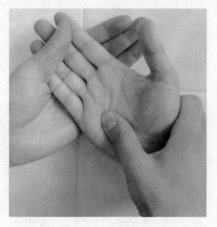

图 4-350　肝反射区操作手法

【食疗方】

方一:冬虫夏草 4～5 枚,鸡肉 300g 左右,共炖,煮熟后食肉喝汤。

方二:羊肉去肥油,蒸熟或煮熟,切片,加蒜、姜、豆豉、葱、茴香、五香酱油等调料拌食。

方三:麻雀 3～5 只,去毛及内脏,切碎炒熟,与大米同煮粥,加葱、盐和调味品,空腹服食。

【注意事项】

1. 反射疗法对阳痿有一定的效果,5 次可以见效。

2. 消除心理因素。

3. 节房事,戒手淫。

4. 饮食调养。

5. 提高身体素质。

6. 戒烟酒。

(十四)前列腺疾病

前列腺肥大,又称良性前列腺增生症,是一种前列腺明显增大而影响老年男性健康的常见病。主要表现为排尿困难,时间延长,尿频,排尿越来越细,尿流缓慢无力等症状。

【足部反射疗法】

1. 处方　肾上腺、肾、输尿管、膀胱、垂体、甲状腺、心、脾、肝、生殖腺、前列腺、尿道、下身淋巴腺反射区。

2. 定位及操作手法

(1)肾上腺反射区

定位:位于双足足底第 2 与第 3 跖骨体之间,距跖骨头近心端一拇指宽处。(图 4-351)

操作手法:一手握足,另一手半握拳,示指弯曲,以示指指关节顶点施力,定点深部按压。力度以反射区可以耐受及酸痛为宜。(图 4-352)

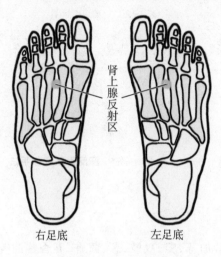

右足底　　　　　左足底

图 4-351　肾上腺反射区

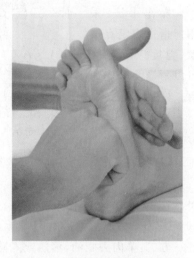

图 4-352　肾上腺反射区操作手法

按摩时间:2 分钟。

(2)肾反射区

定位:位于双足足底第 2 与第 3 跖骨体之间,近跖骨底处(肾上腺反射区下一横指)。(图 4-353)

操作手法:一手握足,另一手半握拳,示指弯曲,以示指指关节顶点施力,向足跟方向按摩。力度以反射区可以耐受及酸痛为宜。(图 4-354)

按摩时间:2.5 分

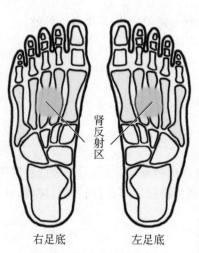

右足底　　　　　左足底

图 4-353　肾反射区

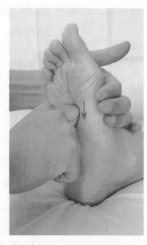

图 4-354　肾反射区操作手法

钟。

（3）输尿管反射区

定位：位于双足足底自肾反射区斜向内方，至足舟骨内下方，呈弧形带状区。（图4-355）

操作手法：一手握足，另一手半握拳，示指弯曲，以示指指关节顶点施力，由肾反射区向膀胱反射区方向按摩。力度以反射区可以耐受及酸痛为宜。（图4-356）

按摩时间：2分钟。

（4）膀胱反射区

定位：位于双足内踝前方，足舟骨下方，姆展肌内缘旁。（图4-357）

操作手法：一手握足，另一手半握拳，示指弯曲，以示指指关节顶点施力，定点按压。力度以反射区可以耐受及酸痛为宜。（图4-358）

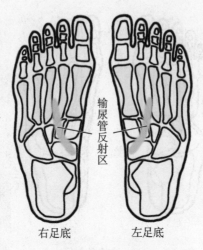

图 4-355　输尿管反射区

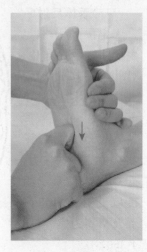

图 4-356　输尿管反射区操作手法

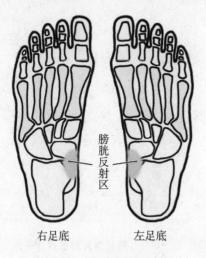

图 4-357　膀胱反射区

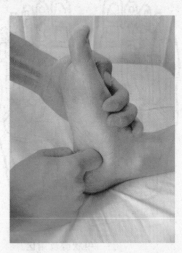

图 4-358　膀胱反射区操作手法

按摩时间：2分钟。

（5）垂体反射区

定位：位于双足蹬趾趾腹中央部位。（图4-359）

操作手法：一手握足，另一手半握拳，示指弯曲，以示指指关节顶点施力，定点深入按压。力度以反射区可以耐受及酸痛为宜。（图4-360）

按摩时间：2分钟。

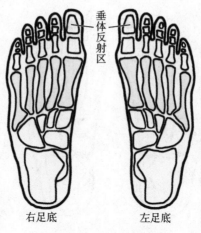

右足底　　左足底

图4-359　**垂体反射区**

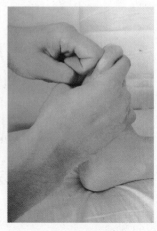

图4-360　**垂体反射区操作手法**

（6）甲状腺反射区

定位：位于双足足底蹬趾与第2趾蹼处沿第1跖骨头向内呈"L"形带状。（图4-361）

操作手法：一手握足，另一手以拇指固定，示指弯曲呈镰刀状，以示指内侧缘施力，由下向上按摩。力度以反射区可以耐受及酸痛为宜。（图4-362）

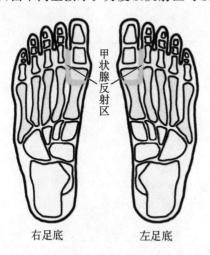

右足底　　左足底

图4-361　**甲状腺反射区**

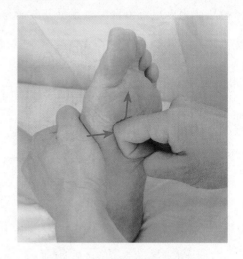

图4-362　**甲状腺反射区操作手法**

按摩时间：2分钟。

（7）心脏反射区

定位:位于左足底第4与第5跖骨体间,在肺反射区后方(近足跟方向)。(图4-363)

操作手法:一手握足,另一手半握拳,示指弯曲,以示指指关节顶点施力,定点按压,力度以反射区产生酸痛为宜。(图4-364)

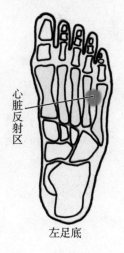

心脏
反射
区

左足底

图 4-363　心脏反射区

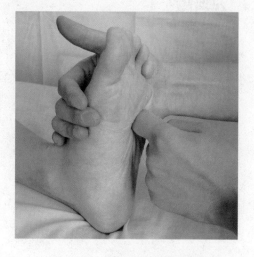

图 4-364　心脏反射区操作手法

按摩时间:2分钟。

（8）脾反射区

定位:位于左足底第4与第5跖骨体间,心脏反射区下一拇指宽处。(图4-365)

操作手法:一手握足,另一手半握拳,示指弯曲,以示指指关节顶点施力,定点按压,力度以反射区产生酸痛为宜。(图4-366)

按摩时间:2分钟。

（9）肝反射区

定位:位于右足足

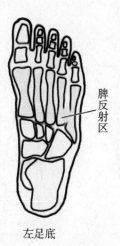

脾
反射
区

左足底

图 4-365　脾反射区

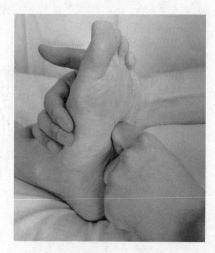

图 4-366　脾反射区操作手法

底第4与第5跖骨体间。（图4-367）

操作手法：一手握足，另一手半握拳，示指弯曲，以示指指关节顶点施力，向足趾方向按摩，力度以反射区产生酸痛为宜。（图4-368）

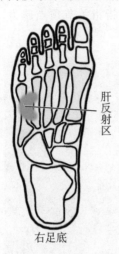

图4-367　肝反射区

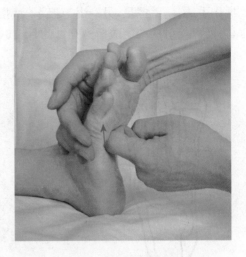

图4-368　肝反射区操作手法

按摩时间：2分钟。

（10）生殖腺

定位：①生殖腺位于双足足底足跟中央处（图4-369）；②生殖腺反射区位于双足外踝后方跟骨腱前方的三角形区域（与前列腺反射区位置相对应），睾丸敏感点在三角形直角顶点附近。（图4-370）

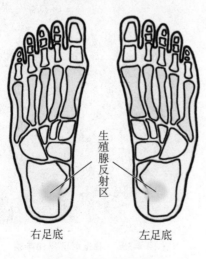

图4-369　生殖腺反射区

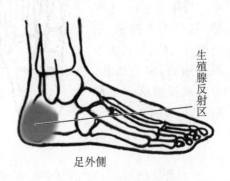

图4-370　生殖腺反射区

操作手法:位置①一手握足,另一手半握拳,示指弯曲,以示指指关节顶点施力按摩(图 4-371);位置②一手握足,另一手以拇指固定,示指弯曲呈镰刀状,以示指内侧缘施力按摩或以拇指指腹施力按摩(图 4-372)。力度以反射区可以耐受及酸痛为宜。

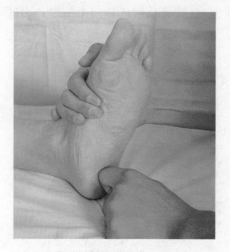

图 4-371　生殖腺反射区操作手法

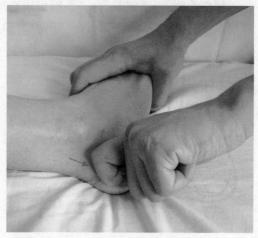

图 4-372　生殖腺反射区操作手法

按摩时间:2分钟。

(11)前列腺

定位:位于双足跟骨内侧,内踝后下方的近似三角形区域。前列腺敏感点在三角形直角顶点附近。(图 4-373)

操作手法:一手握足,另一手拇指固定,示指弯曲呈镰刀状,以示指内侧缘施力按摩;力度以反射区可以耐受及酸痛为宜。(图 4-374)

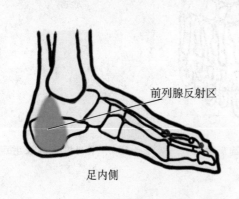

前列腺反射区

足内侧

图 4-373　前列腺反射区

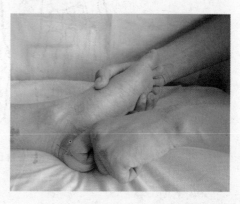

图 4-374　前列腺反射区操作手法

按摩时间:3分钟。

(12)尿道反射区

定位:位于双足内侧,自膀胱反射区斜向后上方延伸,经距骨止于内踝后下方。(图4-375)

操作手法:一手握足,另一手拇指指腹施力,自膀胱反射区斜向上按摩。力度以反射区可以耐受及酸痛为宜。(图4-376)

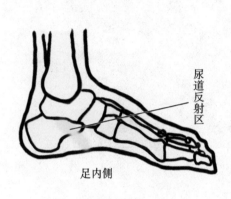

图4-375 **尿道反射区**

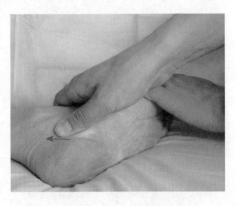

图4-376 **尿道反射区操作手法**

按摩时间:2分钟。

(13)下身淋巴腺反射区

定位:位于双足内踝与胫骨前肌肌腱形成的凹陷部位。(图4-377)

操作手法:一手握足,另一手半握拳,示指弯曲,以示指指关节顶点施力,定点按压,力度以反射区产生酸痛为宜。(图4-378)

按摩时间:1分钟。

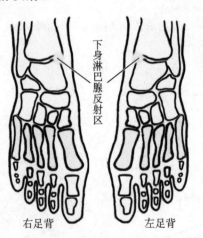

图4-377 **下身淋巴腺反射区**

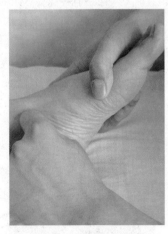

图4-378 **下身淋巴腺反射区操作手法**

【手部反射疗法】

1. **处方**　肾上腺、垂体、心、脾、肝反射区。

2. **定位及操作手法**

(1)肾上腺反射区

定位:位于双手掌第2与第3掌骨体之间,距离第2与第3掌骨头约一拇指宽处。(图4-379)

操作手法:采用拇指指腹定点揉按,力度以反射区可以耐受及酸痛为宜。(图4-380)

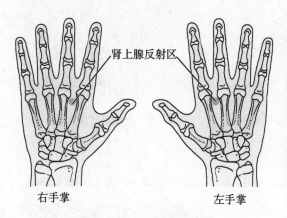

右手掌　　　　　　左手掌

图 4-379　肾上腺反射区

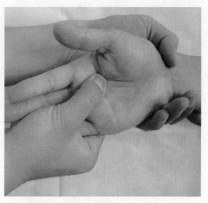

图 4-380　肾上腺反射区操作手法

按摩时间:3分钟。

(2)垂体反射区

定位:位于双手拇指指腹中点,大脑反射区深处。(图4-381)

操作手法:采用拇指指腹揉按,力度以反射区可以耐受及酸痛为宜。(图4-382)

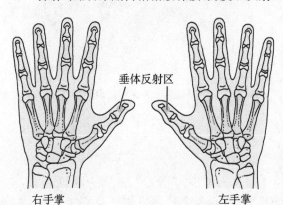

右手掌　　　　　　左手掌

图 4-381　垂体反射区

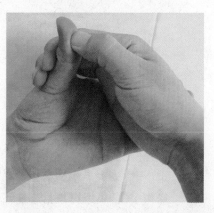

图 4-382　垂体反射区操作手法

按摩时间:2分钟。

(3)心脏反射区

定位:位于左手掌第4与第5掌骨之间,近掌骨头处。(图4-383)

操作手法:用拇指指端从手腕向手指方向推按,力度以反射区可以耐受及酸痛为宜。(图4-384)

按摩时间:3分钟。

(4)脾反射区

定位:位于左手掌第4与第5掌骨间远端,心脏反射区下一拇指处。(图4-385)

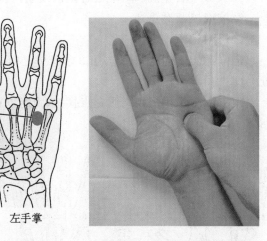

图4-383 心脏反射区　图4-384 心脏反射区操作手法

操作手法:拇指指腹揉按,力度以反射区可以耐受及酸痛为宜。(图4-386)

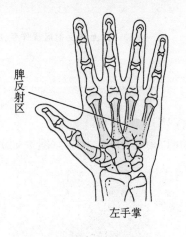

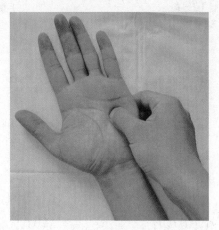

图4-385 脾反射区　　　图4-386 脾反射区操作手法

按摩时间:2.5分钟。

(5)肝反射区

定位:位于右手掌侧第4与第5掌骨之间的中间的一段。(图4-387)

操作手法:采用拇指指腹定点按摩,力度以反射区可以耐受及酸痛为宜。(图4-388)

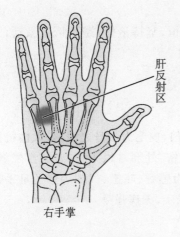

肝反射区

右手掌

图 4-387　肝反射区

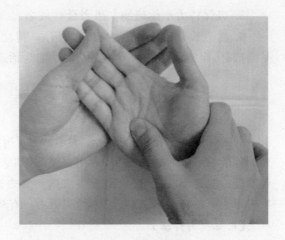

图 4-388　肝反射区操作手法

按摩时间:2分钟。

【食疗方】

方一:石韦 30g,车前子 30g,田螺 250g(田螺水养 2 天,去尽泥污尾尖)。石韦、车前子用布包好,诸药及田螺煲汤,去药袋,饮汤,吃肉。石韦利水通淋;车前子利尿化湿;田螺清热利水,通尿闭。

方二:高粱米 100g,党参 30g,北芪 20g,升麻 10g,绿头鸭 1 只。绿头鸭宰净,药材放入鸭腹内,用线缝口。高粱米放盅内加适量清水隔水炖熟,调味后饮汤吃肉。党参补中益气,健脾胃;北芪固表益气;升麻升阳解毒;高粱米补中益气、止渴利尿;绿头鸭滋阴利水。适于老年人体虚、中气不足、阴阳两虚,尿频,小便不禁或尿不通畅者。

方三:杜仲 30g,牛膝 30g,黄柏 10g,猪腰 1 只,猪腰同药材煲汤。杜仲补腰固肾,益精气,治尿后余沥;牛膝活血祛瘀;黄柏清热滋阴,协同牛膝能滋阴利尿;猪腰补肾为引经药。

【注意事项】

1. 反射疗法对前列腺肥大有一定疗效,治疗 3 次即可见效,30～40 次症状基本消失。

2. 注意个人卫生,尤其是性器官的卫生,保持正常有规律的性生活、既要避免频繁、过度的性交,又不宜禁欲。

3. 患者可进行适当的体育活动以促进血液循环及炎症消退,但应避免直接、持续使前列腺受压的运动,如骑自行车、摩托车、骑马等。不要久坐潮湿之地。

4. 忌食辛辣刺激性食物,多饮水,饮食可选黑豆、绿豆、冬瓜,以及水产品中的鲤鱼等。

5.以保持大小便通畅。患者最好戒烟。

6.树立长期治疗及战胜疾病的信心,持之以恒,坚持治疗,避免情绪激动,尤其要戒怒,保持乐观的精神状态及豁达的生活态度。

二、按摩养生保健法

(一)益肺固表

肺主呼吸,开窍于鼻,外合皮毛。鼻为呼吸之门,皮毛为一身之表,是人体抗御外邪侵袭的屏障。肺气充足,则门户坚固、肌表致密,外邪难以入侵;若肺虚气弱,外邪极易通过鼻、皮毛侵入而发生疾病。常表现为感冒、咳嗽、气喘等症。足手部反射疗法可益肺固表,提高机体的防御力。有病祛疾,无病强身。

【足部反射疗法】

1.处方 大脑、鼻、甲状腺、肺、脾、肝反射区。

2.定位及操作手法

(1)大脑反射区

定位:位于双足拇趾的趾腹全部,大脑左半球反射区在右脚,大脑右半球反射区在左脚。(图4-389)

操作手法:一手握足,另一手半握拳,示指弯曲,以示指指关节顶点施力,由拇趾趾端向根部按摩。力度以反射区可以耐受及酸痛为宜。(图4-390)

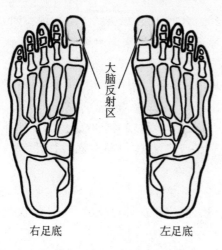

右足底　　　　左足底

图4-389　大脑反射区

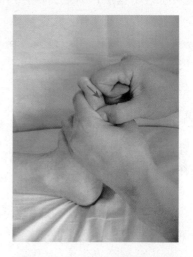

图4-390　大脑反射区操作手法

按摩时间:3分钟。

(2)鼻反射区

定位:位于双足拇趾远节趾骨内侧,自拇趾趾腹边缘延伸到拇趾趾甲根部呈L形。左鼻反射区在右足,右鼻反射区在左足。(图4-391)

操作手法：一手握足，另一手拇指指端（腹）施力。力度以反射区可以耐受及酸痛为宜。（图4-392）

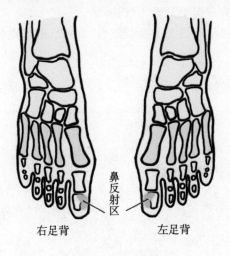

图 4-391　**鼻反射区**

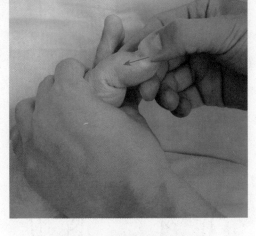

图 4-392　**鼻反射区操作手法**

按摩时间：2分钟。

（3）甲状腺反射区

定位：位于双足足底踇趾与第2趾蹼处沿第1跖骨头向内呈"L"形带状。（图4-393）

操作手法：一手握足，另一手以拇指固定，示指弯曲呈镰刀状，以示指内侧缘施力，由下向上按摩。力度以反射区可以耐受及酸痛为宜。（图4-394）

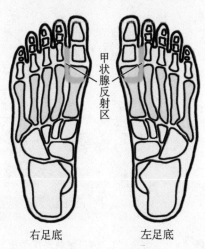

图 4-393　**甲状腺反射区**

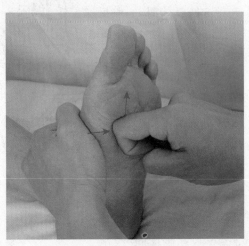

图 4-394　**甲状腺反射区操作手法**

按摩时间:3分钟。

(4)肺反射区

定位:位于双足足底斜方肌反射区下方一拇指宽处。(图4-395)

操作手法:一手握足,另一手半握拳,以示指指关节顶点施力,沿肺反射区由内向外按摩。(图4-396)

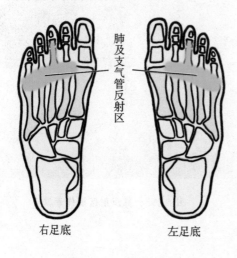

图 4-395　肺反射区

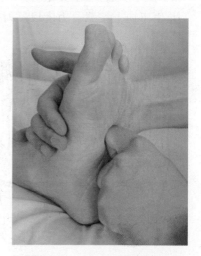

图 4-396　肺反射区操作手法

按摩时间:3分钟。

(5)脾反射区

定位:位于左足底第4与第5跖骨体间,心脏反射区下一拇指宽处。(图4-397)

操作手法:一手握足,另一手半握拳,示指弯曲,以示指指关节顶点施力,定点按压,力度以反射区产生酸痛为宜。(图4-398)

按摩时间:2分钟。

(6)肝反射区

定位:位于右足足底第4与第5跖骨体间。(图4-399)

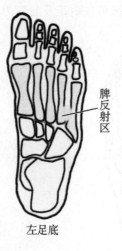

图 4-397　脾反射区

图 4-398　脾反射区操作手法

操作手法:一手握足,另一手半握拳,示指弯曲,以示指指关节顶点施力,向足趾方向按摩,力度以反射区产生酸痛为宜。(图4-400)

按摩时间:2分钟。

【手部反射疗法】

1. 处方 鼻、甲状腺、肺及支气管、脾、肝反射区。

2. 定位及操作手法

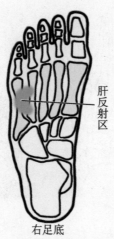

图4-399 肝反射区

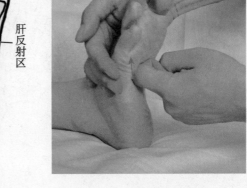

图4-400 肝反射区操作手法

(1)鼻反射区

定位:位于双手掌侧拇指指腹桡侧面,第1指骨远节指骨体中部。右鼻的反射区在左手上,左鼻反射区在右手上。(图4-401)

操作手法:采用拇指指腹施力,力度以反射区可以耐受及酸痛为宜。(图4-402)

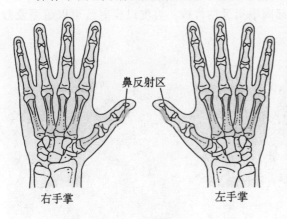

图4-401 鼻反射区

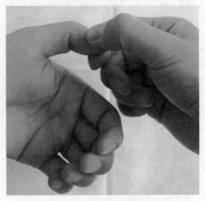

图4-402 鼻反射区操作手法

按摩时间:3分钟。

(2)甲状腺反射区

定位:位于双手掌第1掌骨的掌骨头处至第1与第2掌骨间,再转向指尖方向成一弯曲带。(图4-403)

操作手法:拇指指腹施力,在反射区上推揉,力度以反射区可以耐受及酸痛为宜。(图4-404)

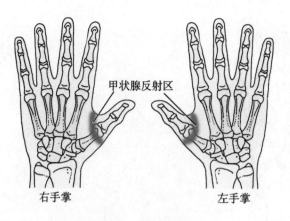
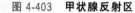

右手掌　　　　　　　　左手掌

图 4-403　甲状腺反射区

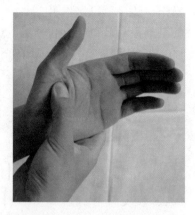

图 4-404　甲状腺反射区操作手法

按摩时间:3 分钟。

(3)肺及支气管反射区

定位:位于双手掌侧,横跨第 2,3,4,5 掌骨,斜方肌反射区下一拇指处。(图 4-405)

操作手法:以拇指指腹对肺反射区施力,从外侧(小指侧)向内侧(拇指侧)推按;按压支气管反射区,由中指根部向中指远端推按。力度以反射区可以耐受及酸痛为宜。(图 4-406)

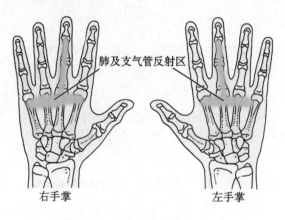

右手掌　　　　　　　左手掌

图 4-405　肺及支气管及射区

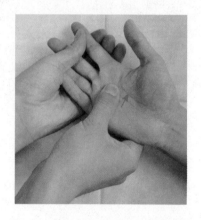

图 4-406　肺及支气管反射区操作手法

按摩时间:3 分钟。

(4)脾反射区

定位:位于左手掌第 4 与第 5 掌骨间远端,心脏反射区下一拇指处。(图 4-407)

操作手法:拇指指腹揉按,力度以反射区可以耐受及酸痛为宜。(图 4-408)

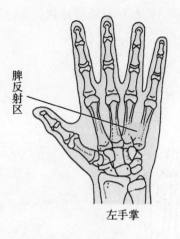

图 4-407　脾反射区

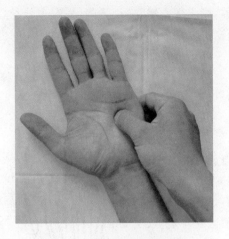

图 4-408　脾反射区操作手法

按摩时间:2.5分钟。

(5)肝反射区

定位:位于右手掌侧第4与第5掌骨之间的中间的一段。(图4-409)

操作手法:采用拇指指腹定点按摩,力度以反射区可以耐受及酸痛为宜。(图4-410)

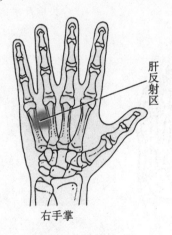

图 4-409　肝反射区

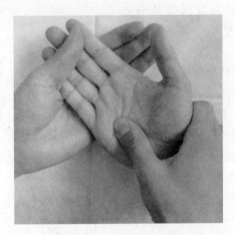

图 4-410　肝反射区操作手法

按摩时间:2分钟。

(二)养心安神

心主血脉,主神明。即心具有推动血液运行、濡养全身及主管人体的精神思维活动的功能。心气充足,血脉旺盛,则人精力充沛,思维敏捷。若气血不足,血脉失养,则出现心悸气短、胸闷、失眠多梦、健忘、反应迟钝、头晕目眩等症状。本法能补益气血,调养心神,健脑益智。

【足部反射疗法】

1. 处方　大脑、颈项、甲状腺、心、脾、胃、十二指肠、肝反射区。

2. 定位及操作手法

(1)大脑反射区

定位:位于双足踇趾的趾腹全部,大脑左半球反射区在右足,大脑右半球反射区在左足。(图4-411)

操作手法:一手握足,另一手半握拳,示指弯曲,以示指指关节顶点施力,由踇趾趾端向根部按摩。力度以反射区可以耐受及酸痛为宜。(图4-412)

按摩时间:3分钟。

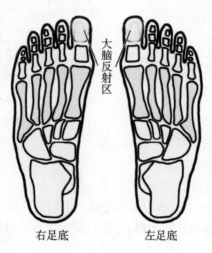

右足底　　　左足底

图 4-411　大脑反射区

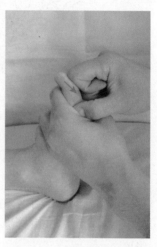

图 4-412　大脑反射区操作手法

(2)颈项反射区

定位:位于双足踇趾趾腹根部横纹处。右侧颈项反射区在左足,左侧颈项反射区在右足。(图4-413)

操作手法:一手握足,另一手拇指指端施力,沿着踇趾根部,由外向内旋转。力度以反射区可以耐受及酸痛为宜。(图4-414)

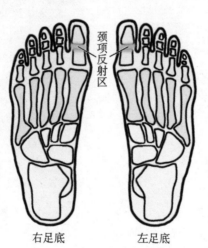

右足底　　　左足底

图 4-413　颈项反射区

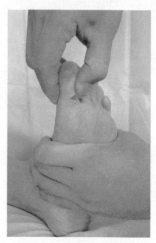

图 4-414　颈项反射区操作手法

按摩时间：2分钟。

（3）甲状腺反射区

定位：位于双足足底姆趾与第2趾蹼处沿第1跖骨头向内呈"L"形带状。（图4-415）

操作手法：一手握足，另一手以拇指固定，示指弯曲呈镰刀状，以示指内侧缘施力，由下向上按摩。力度以反射区可以耐受及酸痛为宜。（图4-416）

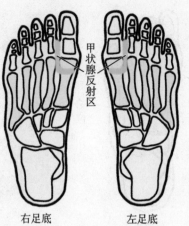

图4-415　甲状腺反射区

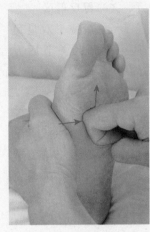

图4-416　甲状腺反射区操作手法

按摩时间：2分钟。

（4）心脏反射区

定位：位于左足底第4与第5跖骨体间，在肺反射区后方（近足跟方向）。（图4-417）

操作手法：一手握足，另一手半握拳，示指弯曲，以示指指关节顶点施力，定点按压，力度以反射区产生酸痛为宜。（图4-418）

按摩时间：3分钟。

（5）脾反射区

定位：位于左足底

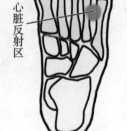

图4-417　心脏反射区

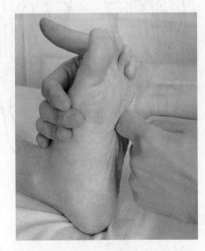

图4-418　心脏反射区操作手法

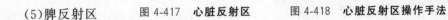

第4与第5跖骨体间，心脏反射区下一拇指宽处。（图4-419）

操作手法：一手握足，另一手半握拳，示指弯曲，以示指指关节顶点施力，定点按压，力度以反射区产生酸痛为宜。（图4-420）

按摩时间：3分钟。

（6）胃反射区

定位:位于双足足底第1跖趾关节后方约一横指宽。（图4-421）

操作手法:一手握足,另一手半握拳,示指弯曲,以示指指关节顶点施力,由足趾向足跟方向按摩。力度以反射区可以耐受及酸痛为宜。（图4-422）

按摩时间:2分钟。

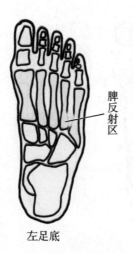

左足底

图 4-419　脾反射区

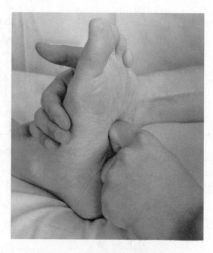

图 4-420　脾反射区操作手法

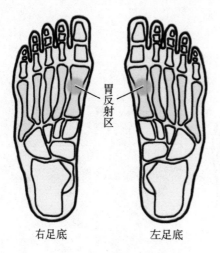

右足底　　　左足底

图 4-421　胃反射区

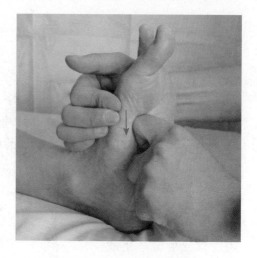

图 4-422　胃反射区操作手法

（7）十二指肠反射区

定位:位于双足足底内侧缘第1跖趾关节前方,胰腺反射区后方。（图4-423）

操作手法:一手握足,另一手半握拳,示指弯曲,以示指指关节顶点施力,由足趾向足跟方向按摩。力度以反射区可以耐受及酸痛为宜。（图4-424）

按摩时间:2分钟。

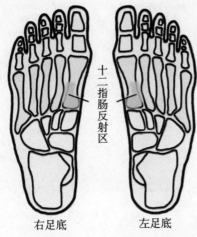

右足底　　　左足底

图 4-423　十二指肠反射区

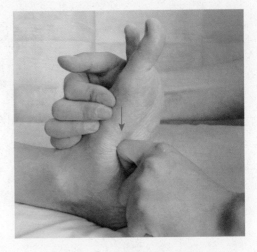

图 4-424　十二指肠反射区操作手法

(8)肝反射区

定位:位于右足足底第 4 与第 5 跖骨体间。(图 4-425)

操作手法:一手握足,另一手半握拳,示指弯曲,以示指指关节顶点施力,向足趾方向按摩,力度以反射区产生酸痛为宜。(图 4-426)

按摩时间:2 分钟。

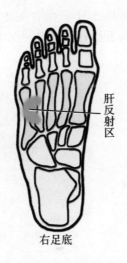

肝反射区

右足底

图 4-425　肝反射区

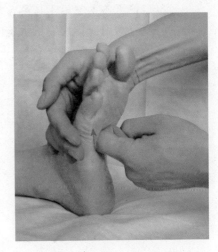

图 4-426　肝反射区操作手法

【手部反射疗法】

1. 处方　甲状腺、心、脾、肝反射区。

2. 定位及操作手法

(1)甲状腺反射区

定位:位于双手掌第 1 掌骨的掌骨头处至第 1 与第 2 掌骨间,再转向指尖方向成一弯曲带。(图 4-427)

操作手法:拇指指腹施力,在反射区上推揉,力度以反射区可以耐受及酸痛为宜。(图 4-428)

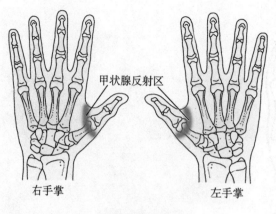

图 4-427 甲状腺反射区

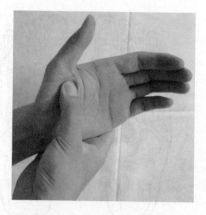

图 4-428 甲状腺反射区操作手法

按摩时间：2分钟。

（2）心脏反射区

定位：位于左手掌第4与第5掌骨之间，近掌骨头处。（图4-429）

操作手法：用拇指指端从手腕向手指方向推按，力度以反射区可以耐受及酸痛为宜。（图4-430）

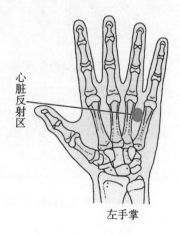

图 4-429 心脏反射区

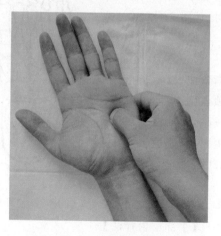

图 4-430 心脏反射区操作手法

按摩时间：3分钟。

（3）脾反射区

定位：位于左手掌第4与第5掌骨间远端，心脏反射区下1拇指处。（图4-431）

操作手法：拇指指腹揉按，力度以反射区可以耐受及酸痛为宜。（图4-432）

按摩时间：3分钟。

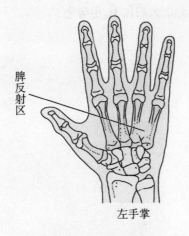

脾反射区

左手掌

图 4-431 **脾反射区**

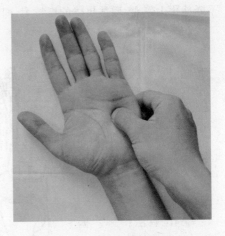

图 4-432 **脾反射区操作手法**

(4)肝反射区

定位:位于右手掌侧第 4 与第 5 掌骨之间的中间的一段。(图 4-433)

操作手法:采用拇指指腹定点按摩,力度以反射区可以耐受及酸痛为宜。(图 4-434)

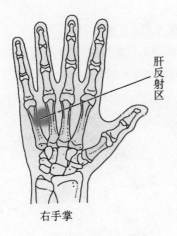

肝反射区

右手掌

图 4-433 **肝反射区**

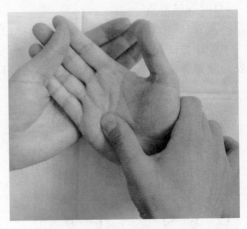

图 4-434 **肝反射区操作手法**

按摩时间:3 分钟。

(三)调和脾胃

脾胃同居腹中,主管饮食的受纳、腐熟、消化、吸收及输布,为气血化生之源,濡养全身的脏腑组织器官,故为后天之本。一旦脾胃的功能失调,则产生泄泻、呕吐、痢疾、便秘、眩晕、消瘦、机体抵抗力低下等一系列病症。俗话说"民以食为天"。只要脾胃调和,不断地化生气血,增强机体的抵抗力,即使有病,也能大病化小,小病化了。

【足部反射疗法】

1. 处方　脾、胃、十二指肠、肝、胆反射区。

2. 定位及操作手法

(1) 脾反射区

定位:位于左足底第4与第5跖骨体间,心脏反射区下一拇指宽处。(图 4-435)

操作手法:一手握足,另一手半握拳,示指弯曲,以示指指关节顶点施力,定点按压,力度以反射区产生酸痛为宜。(图 4-436)

按摩时间:3 分钟。

(2) 胃反射区

定位:位于双足足底第 1 跖趾关节后方约一横指宽。(图 4-437)

操作手法:一手握足,另一手半握拳,示指弯曲,以示指指关节顶点施力,由足趾向足跟方向按摩。力度以反射区可以耐受及酸痛为宜。(图 4-438)

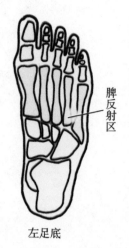
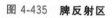

左足底

图 4-435　脾反射区

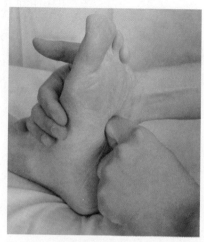

图 4-436　脾反射区操作手法

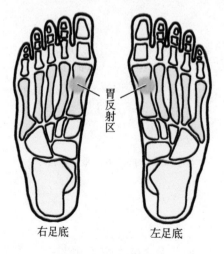

右足底　　　　左足底

图 4-437　胃反射区

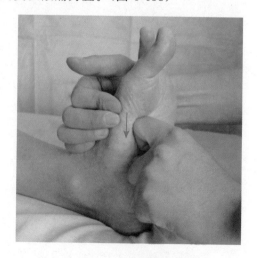

图 4-438　胃反射区操作手法

按摩时间：3分钟。

（3）十二指肠反射区

定位：位于双足足底内侧缘第1跗跖关节前方，胰腺反射区后方。（图4-439）

操作手法：一手握足，另一手半握拳，示指弯曲，以示指指关节顶点施力，由足趾向足跟方向按摩。力度以反射区可以耐受及酸痛为宜。（图4-440）

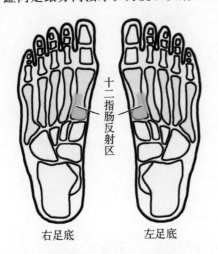

右足底　　　左足底

图4-439　十二指肠反射区

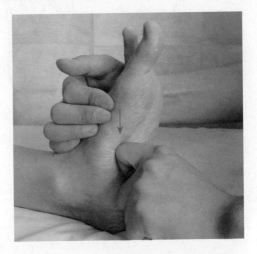

图4-440　十二指肠反射区操作手法

按摩时间：2分钟。

（4）肝反射区

定位：位于右足足底第4与第5跖骨体间。（图4-441）

操作手法：一手握足，另一手半握拳，示指弯曲，以示指指关节顶点施力，向足趾方向按摩，力度以反射区产生酸痛为宜。（图4-442）

按摩时间：3分钟。

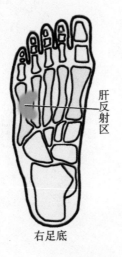

右足底

图4-441　肝反射区

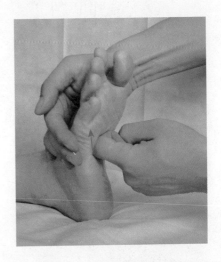

图4-442　肝反射区操作手法

（5）胆反射区

定位：位于右足足底第4与第5跖骨间，肝反射区的内下方。（图4-443）

操作手法：一手握足，另一手半握拳，示指弯曲，以示指指关节顶点施力，定点向深部揉按。力度以反射区可以耐受及酸痛为宜。（图4-444）

按摩时间：2分钟。

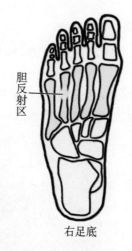

胆反射区

右足底

图4-443 胆反射区

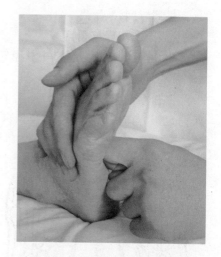

图4-444 胆反射区操作手法

【手部反射疗法】

1. 处方　脾、肝反射区。

2. 定位及操作手法

（1）脾反射区

定位：位于左手掌第4与第5掌骨间远端，心脏反射区下一拇指处。（图4-445）

操作手法：拇指指腹揉按，力度以反射区可以耐受及酸痛为宜。（图4-446）

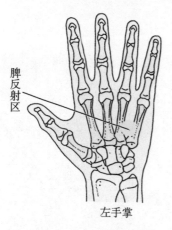

脾反射区

左手掌

图4-445 脾反射区

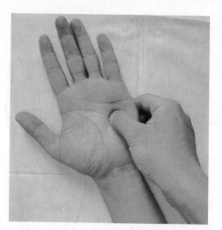

图4-446 脾反射区操作手法

按摩时间：3分钟。

（2）肝反射区

定位：位于右手掌侧第4与第5掌骨之间的中间的一段。（图4-447）

操作手法：采用拇指指腹定点按摩，力度以反射区可以耐受及酸痛为宜。（图 4-448）

按摩时间：3 分钟。

(四)疏肝解郁

肝主疏泄，主管人体的精神情志活动。肝血充足，肝气条达，则精力充沛、心情舒畅。一旦肝有病，则出现肝气郁结，表现为闷闷不乐、无精打采、对任何事失去兴趣，或出现心烦易怒、面红目赤等症。足手部反射疗法可疏肝解郁，降火除烦，调畅情志。

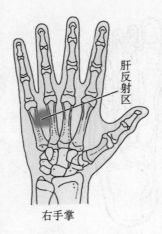

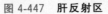

肝反射区

右手掌

图 4-447　肝反射区

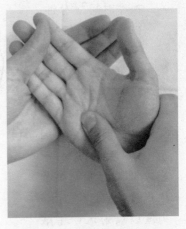

图 4-448　肝反射区操作手法

【足部反射疗法】

1. 处方　甲状腺、心、脾、肝、胆反射区。

2. 定位及操作手法

(1)甲状腺反射区

定位：位于双足足底蹞趾与第 2 趾蹼处沿第 1 跖骨头向内呈"L"形带状。（图 4-449）

操作手法：一手握足，另一手以拇指固定，示指弯曲呈镰刀状，以示指内侧缘施力，由下向上按摩。力度以反射区可以耐受及酸痛为宜。（图 4-450）

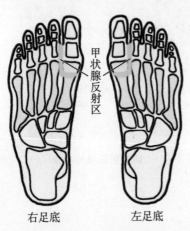

甲状腺反射区

右足底　　左足底

图 4-449　甲状腺反射区

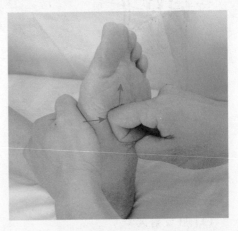

图 4-450　甲状腺反射区操作手法

按摩时间:3分钟。

(2)心脏反射区

定位:位于左足底第4与第5跖骨体间,在肺反射区后方(近足跟方向)。(图4-451)

操作手法:一手握足,另一手半握拳,示指弯曲,以示指指关节顶点施力,定点按压,力度以反射区产生酸痛为宜。(图4-452)

按摩时间:3分钟。

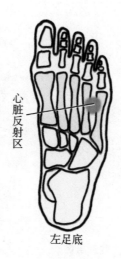

图4-451　心脏反射区

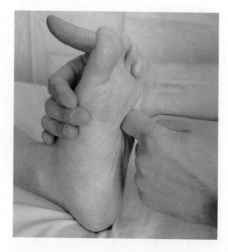

图4-452　心脏反射区操作手法

(3)脾反射区

定位:位于左足底第4与第5跖骨体间,心脏反射区下一拇指宽处。(图4-453)

操作手法:一手握足,另一手半握拳,示指弯曲,以示指指关节顶点施力,定点按压,力度以反射区产生酸痛为宜。(图4-454)

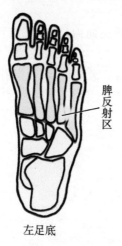

图4-453　脾反射区

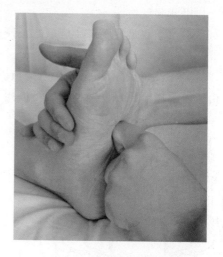

图4-454　脾反射区操作手法

按摩时间:3分钟。

(4)肝反射区

定位:位于右足足底第4与第5跖骨体间。(图4-455)

操作手法：一手握足，另一手半握拳，示指弯曲，以示指指关节顶点施力，向足趾方向按摩，力度以反射区产生酸痛为宜。（图 4-456）

按摩时间：3 分钟。

（5）胆反射区

定位：位于右足足底第 4 与第 5 跖骨间，肝反射区的内下方。（图 4-457）

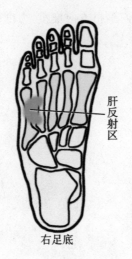

图 4-455　肝反射区

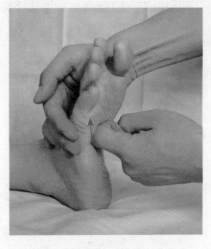

图 4-456　肝反射区操作手法

操作手法：一手握足，另一手半握拳，示指弯曲，以示指指关节顶点施力，定点向深部揉按。力度以反射区可以耐受及酸痛为宜。（图 4-458）

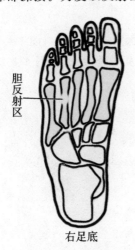

图 4-457　胆反射区

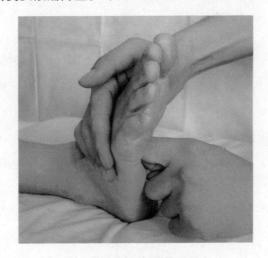

图 4-458　胆反射区操作手法

按摩时间：2 分钟。

【手部反射疗法】

1. 处方　心、脾、肝反射区。

2. 定位及操作手法

（1）心脏反射区

定位：位于左手掌第 4 与第 5 掌骨之间，近掌骨头处。（图 4-459）

操作手法:用拇指指端从手腕向手指方向推按,力度以反射区可以耐受及酸痛为宜。(4-460)

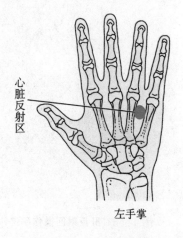

心脏反射区

左手掌

图 4-459　心脏反射区

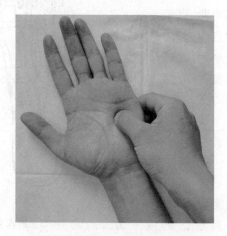

图 4-460　心脏反射区操作手法

按摩时间:3 分钟。

(2)脾反射区

定位:位于左手掌第 4 与第 5 掌骨间远端,心脏反射区下一拇指处。(图 4-461)

操作手法:拇指指腹揉按,力度以反射区可以耐受及酸痛为宜。(图 4-462)

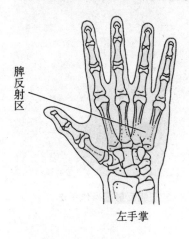

脾反射区

左手掌

图 4-461　脾反射区

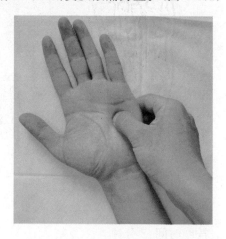

图 4-462　脾反射区操作手法

按摩时间:3 分钟。

(3)肝反射区

定位:位于右手掌侧第 4 与第 5 掌骨之间的中间的一段。(图 4-463)

操作手法:采用拇指指腹定点按摩,力度以反射区可以耐受及酸痛为宜。(图4-464)

按摩时间:3分钟。

(五)强肾生精

肾藏精,主生长、发育、生殖。精分先天与后天之精。先天之精来源于父母,后天之精由脾胃气血所化。二者皆贮藏于肾。肾

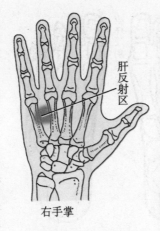

图4-463 肝反射区

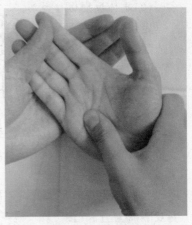

图4-464 肝反射区操作手法

精充盛则可化髓生骨助长,化血充脑强身,化液繁殖后代。若肾气亏耗,藏精不足,则表现为腰脊酸软、腿足无力、阳痿早泄、遗尿或溲多、癃闭、头昏耳鸣、白带不孕、月经不调症。本法可强肾生精,助长发育,延年益寿。

【足部反射疗法】

1. 处方　大脑、垂体、甲状腺、脾、肝、生殖腺、前列腺反射区。

2. 定位及操作手法

(1)大脑反射区

定位:位于双足踇趾的趾腹全部,大脑左半球反射区在右足,人脑右半球反射区在左足。(图4-465)

操作手法:一手握足,另一手半握拳,示指弯曲,以示指近侧指骨间关节顶点施力,由踇趾趾端向根部按摩。力度以反射区可以耐受及酸痛为宜。(图4-466)

按摩时间:2分钟。

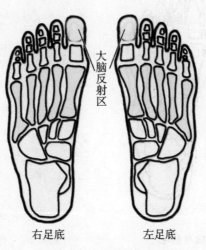

图4-465 大脑反射区

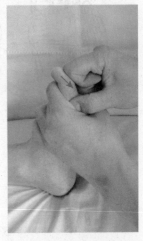

图4-466 大脑反射区操作手法

（2）垂体反射区

定位：位于双足拇趾趾腹中央部位。（图 4-467）

操作手法：一手握足，另一手半握拳，示指弯曲，以示指指关节顶点施力，定点深入按压。力度以反射区可以耐受及酸痛为宜。（图 4-468）

按摩时间：3 分钟。

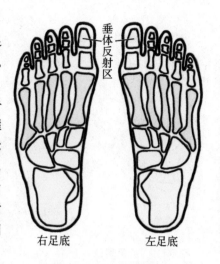

图 4-467　**垂体反射区**

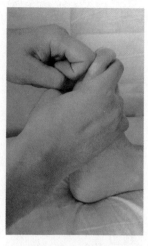

图 4-468　**垂体反射区操作手法**

（3）甲状腺反射区

定位：位于双足足底拇趾与第 2 趾蹼处沿第 1 跖骨头向内呈"L"形带状。（图 4-469）

操作手法：一手握足，另一手以拇指固定，示指弯曲呈镰刀状，以示指内侧缘施力，由下向上按摩。力度以反射区可以耐受及酸痛为宜。（图 4-470）

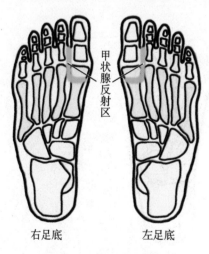

图 4-469　**甲状腺反射区**

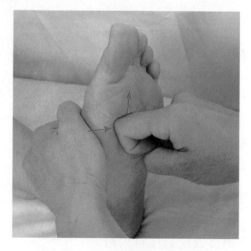

图 4-470　**甲状腺反射区操作手法**

按摩时间：3 分钟。

（4）脾反射区

定位：位于左足底第 4 与第 5 跖骨体间，心脏反射区下一拇指宽处。（图 4-471）

操作手法:一手握足,另一手半握拳,示指弯曲,以示指指关节顶点施力,定点按压,力度以反射区产生酸痛为宜。(图 4-472)

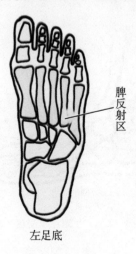

图 4-471　脾反射区

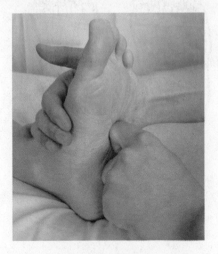

图 4-472　脾反射区操作手法

按摩时间:3 分钟。

(5)肝反射区

定位:位于右足足底第 4 与第 5 跖骨体间。(图 4-473)

操作手法:一手握足,另一手半握拳,示指弯曲,以示指指关节顶点施力,向足趾方向按摩,力度以反射区产生酸痛为宜。(图 4-474)

按摩时间:3 分钟。

(6)生殖腺反射区

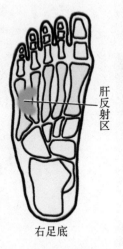

图 4-473　肝反射区

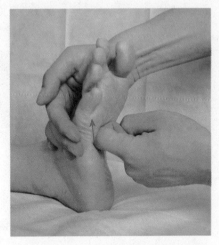

图 4-474　肝反射区操作手法

定位:①生殖腺位于双足足底足跟中央处(图 4-475);②生殖腺反射区位于双足外踝后方跟骨腱前方的三角形区域(与前列腺反射区位置相对应),睾丸敏感点在三角形直角顶点附近。(图 4-476)

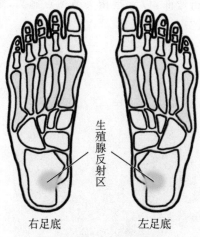

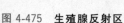

右足底　　　　　左足底

图 4-475　生殖腺反射区

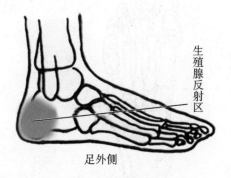

足外侧

图 4-476　生殖腺反射区

操作手法:位置①一手握足,另一手半握拳,示指弯曲,以示指指关节顶点施力按摩(图 4-477);位置②一手握足,另一手以拇指固定,示指弯曲呈镰刀状,以示指内侧缘施力按摩或以拇指指腹施力按摩(图 4-478)。力度以反射区可以耐受及酸痛为宜。

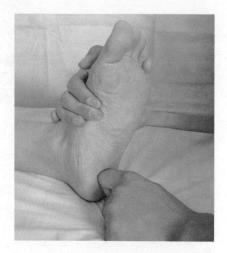

图 4-477　生殖腺反射区操作手法

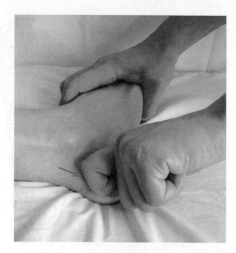

图 4-478　生殖腺反射区操作手法

按摩时间:3 分钟。

(7)前列腺或子宫反射区

定位:位于双足跟骨内侧,内踝后下方的近似三角形区域。前列腺敏感点在三角形直角顶点附近。(图 4-479)

操作手法:一手握足,另一手拇指固定,示指弯曲呈镰刀状,以示指内侧缘施力按摩;力度以反射区可以耐受及酸痛为宜。(图4-480)

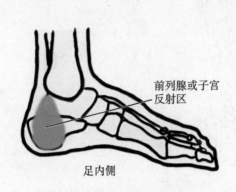

前列腺或子宫
反射区

足内侧

图4-479 前列腺或子宫反射区

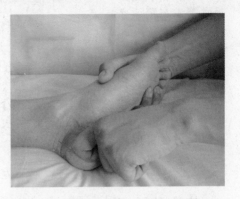

图4-480 前列腺或子宫反射区操作手法

按摩时间:3分钟。

【手部反射疗法】

1. 处方 肾、心、脾、肝反射区。

2. 定位及操作手法

(1)肾反射区

定位:位于双手掌中央(肾上腺反射区下一横指处)。(图4-481)

操作手法:采用拇指指腹,从手指端向手腕方向推按,力度以反射区可以耐受及酸痛为宜。(图4-482)

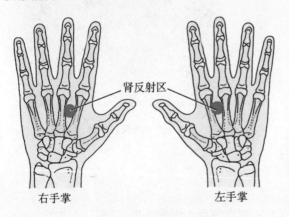

肾反射区

右手掌 左手掌

图4-481 肾反射区

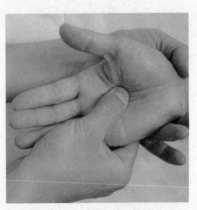

图4-482 肾反射区操作手法

按摩时间:3分钟。

（2）心脏反射区

定位：位于左手掌第4与第5掌骨之间，近掌骨头处。（图4-483）

操作手法：用拇指指端从手腕向手指方向推按，力度以反射区可以耐受及酸痛为宜。（图4-484）

按摩时间：3分钟。

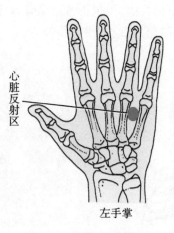

图 4-483　心脏反射区

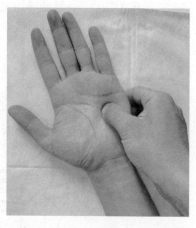

图 4-484　心脏反射区操作手法

（3）脾反射区

定位：位于左手掌第4与第5掌骨间远端，心脏反射区下一拇指处。（图4-485）

操作手法：拇指指腹揉按，力度以反射区可以耐受及酸痛为宜。（图4-486）

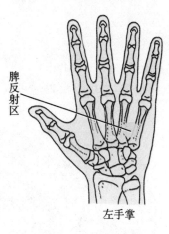

图 4-485　脾反射区

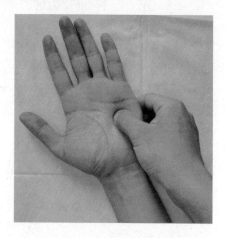

图 4-486　脾反射区操作手法

按摩时间：3分钟。

（4）肝反射区

定位：位于右手掌侧第4与第5掌骨之间的中间的一段。（图4-487）

操作手法：采用拇指指腹定点按摩，力度以反射区可以耐受及酸痛为宜。（图4-488）

按摩时间：3分钟。

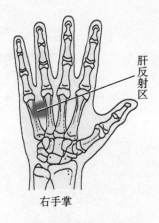

右手掌

图 4-487 肝反射区

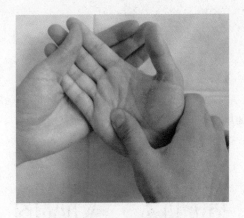

图 4-488 肝反射区操作手法

(六)消除疲劳

疲劳,有因强烈的体力劳动造成的,有因长期的脑力劳动、精神过度紧张所致的。前者经夜晚的休息,大多能恢复。而后者较前者难以恢复,如长此以往,可能引起体内内分泌功能的失调而产生一系列的病症。据医学统计人类 75%～80% 的不适与病痛,是由于精神紧张造成的。足手部反射疗法能及时地消除疲劳、控制紧张,从而可避免病痛的发生。

【足部反射疗法】

1. 处方 大脑、颈项、垂体、甲状腺、脾、胃、十二指肠、肝反射区。

2. 定位及操作手法

(1)大脑反射区

定位:位于双足姆趾的趾腹全部,大脑左半球反射区在右足,大脑右半球反射区在左足。(图 4-489)

操作手法:一手握足,另一手半握拳,示指弯曲,以示指指关节顶点施力,由姆趾趾端向根部按摩。力度以反射区可以耐受及酸痛为宜。(图 4-490)

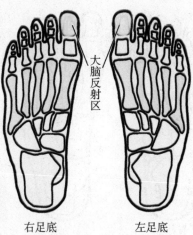

右足底　　　　左足底

图 4-489 大脑反射区

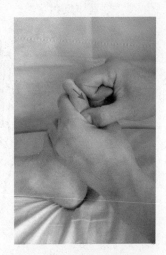

图 4-490 大脑反射区操作手法

按摩时间:2 分钟。

(2)颈项反射区

定位:位于双足蹈趾趾腹根部横纹处。右侧颈项反射区在左足,左侧颈项反射区在右足。(图 4-491)

操作手法:一手握足,另一手拇指指端施力,沿着蹈趾根部,由外向内旋转。力度以反射区可以耐受及酸痛为宜。(图 4-492)

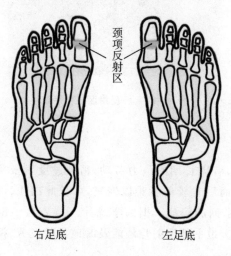

右足底　　　　左足底

图 4-491　颈项反射区

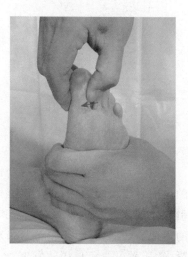

图 4-492　颈项反射区操作手法

按摩时间:3 分钟。

(3)垂体反射区

定位:位于双足蹈趾趾腹中央部位。(图 4-493)

操作手法:一手握足,另一手半握拳,示指弯曲,以示指指关节顶点施力,定点深入按压。力度以反射区可以耐受及酸痛为宜。(图4-494)

按摩时间:3 分钟。

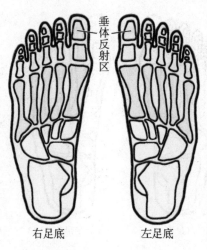

右足底　　　　左足底

图 4-493　垂体反射区

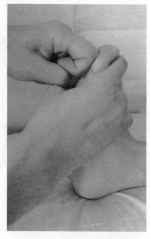

图 4-494　垂体反射区操作手法

（4）甲状腺反射区

定位:位于双足足底姆趾与第2趾蹼处沿第1跖骨头向内呈"L"形带状。（图4-495）

操作手法:一手握足,另一手以拇指固定,示指弯曲呈镰刀状,以示指内侧缘施力,由下向上按摩。力度以反射区可以耐受及酸痛为宜。（图4-496）

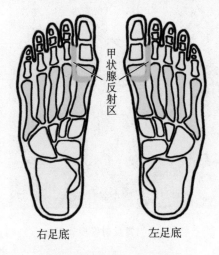

右足底　　　　左足底

图 4-495　甲状腺反射区

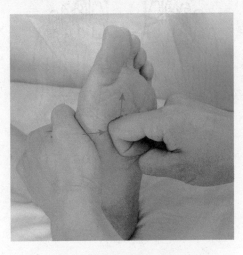

图 4-496　甲状腺反射区操作手法

按摩时间:3分钟。

（5）脾反射区

定位:位于左足底第4与第5跖骨体间,心脏反射区下一拇指宽处。（图4-497）

操作手法:一手握足,另一手半握拳,示指弯曲,以示指指关节顶点施力,定点按压,力度以反射区产生酸痛为宜。（图4-598）

按摩时间:3分钟。

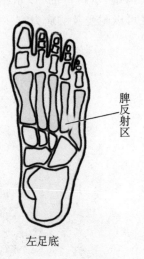

左足底

图 4-497　脾反射区

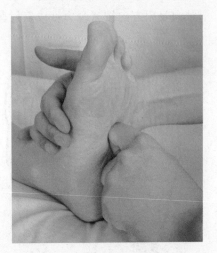

图 4-498　脾反射区操作手法

335

（6）胃反射区

定位：位于双足足底第1跖趾关节后方约一横指宽。（图4-499）

操作手法：一手握足，另一手半握拳，示指弯曲，以示指指关节顶点施力，由足趾向足跟方向按摩。力度以反射区可以耐受及酸痛为宜。（图4-500）

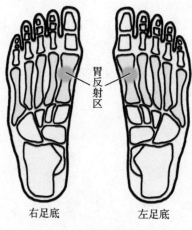

图4-499　胃反射区

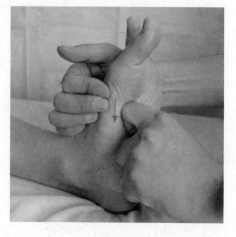

图4-500　胃反射区操作手法

按摩时间：2分钟。

（7）十二指肠反射区

定位：位于双足足底内侧缘第1跗跖关节前方，胰腺反射区后方。（图4-501）

操作手法：一手握足，另一手半握拳，示指弯曲，以示指指关节顶点施力，由足趾向足跟方向按摩。力度以反射区可以耐受及酸痛为宜。（图4-502）

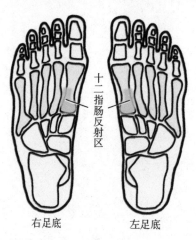

图4-501　十二指肠反射区

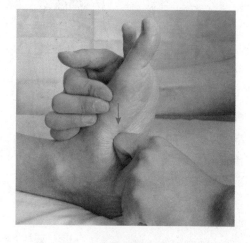

图4-502　十二指肠反射区操作手法

按摩时间：2分钟。

（8）肝反射区

定位：位于右足足底第4与第5跖骨体间。（图4-503）

操作手法：一手握足，另一手半握拳，示指弯曲，以示指指关节顶点施力，向足趾方向按摩，力度以反射区产生酸痛为宜。（图4-504）

按摩时间：3分钟。

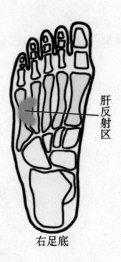

图4-503　肝反射区

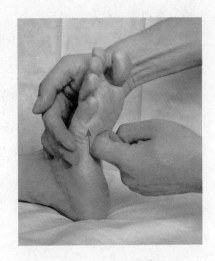

图4-504　肝反射区操作手法

【手部反射疗法】

1. 处方　垂体、甲状腺、心、脾、肝反射区。

2. 定位及操作手法

（1）垂体反射区

位置：位于双手拇指指腹中点，大脑反射区深处。（图4-505）

操作手法：采用拇指指腹揉按，力度以反射区可以耐受及酸痛为宜。（图4-506）

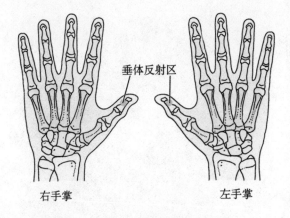

图4-505　垂体反射区

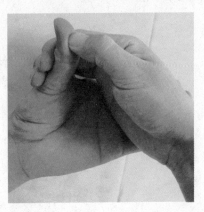

图4-506　垂体反射区操作手法

按摩时间：3分钟。

（2）甲状腺反射区

定位：位于双手掌第1掌骨的掌骨头处至第1与第2掌骨间，再转向指尖方向

成一弯曲带。(图 4-507)

操作手法:拇指指腹施力,在反射区上推揉,力度以反射区可以耐受及酸痛为宜。(图 4-508)

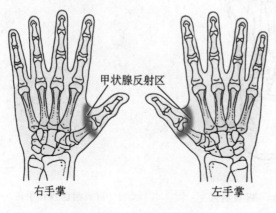

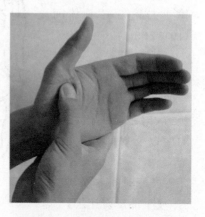

图 4-507　甲状腺反射区

图 4-508　甲状腺反射区操作手法

按摩时间:3 分钟。

(3)心脏反射区

定位:位于左手掌第 4 与第 5 掌骨之间,近掌骨头处。(图 4-509)

操作手法:用拇指指端从手腕向手指方向推按,力度以反射区可以耐受及酸痛为宜。(图 4-510)

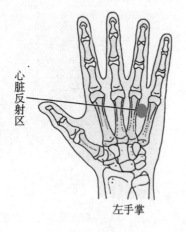

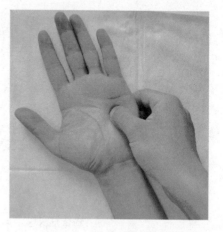

图 4-509　心脏反射区

图 4-510　心脏反射区操作手法

按摩时间:3 分钟。

(4)脾反射区

定位:位于左手掌第 4 与第 5 掌骨间远端,心脏反射区下一拇指处。(图 4-511)

操作手法:拇指指腹揉按,力度以反射区可以耐受及酸痛为宜。(图 4-512)

按摩时间:3 分钟。

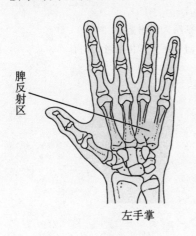

图 4-511　脾反射区

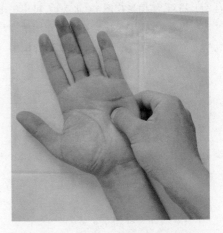

图 4-512　脾反射区操作手法

(5)肝反射区

定位:位于右手掌侧第 4 与第 5 掌骨之间的中间的一段。(图 4-513)

操作手法:采用拇指指腹定点按摩,力度以反射区可以耐受及酸痛为宜。(图 4-514)

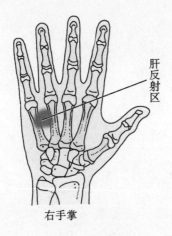

图 4-513　肝反射区

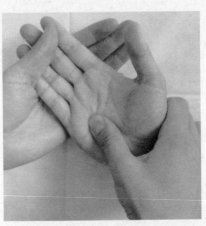

图 4-514　肝反射区操作手法

按摩时间:3 分钟。

参 考 文 献

［1］ 周新.足反射疗法临床书册.北京:中国医药科技出版社,2009
［2］ 周新.实用足疗图解.北京:人民军医出版社,2016
［3］ 周新.儿童手足按摩对症治疗图解.西安:第四军医大学出版社,2011
［4］ 周新.中老年手足按摩对症治疗图解.西安:第四军医大学出版社,2011